全国中医药行业高等教育"十四五"创新教材

中医养生学

（第二版）

（供中医药类专业用）

主　编　刘占文

全国百佳图书出版单位
中国中医药出版社
·北京·

图书在版编目（CIP）数据

中医养生学 / 刘占文主编 . -- 2 版 . -- 北京 : 中
国中医药出版社 , 2024.6
全国中医药行业高等教育"十四五"创新教材
ISBN 978-7-5132-8622-0

Ⅰ.①中… Ⅱ.①刘… Ⅲ.①养生（中医）—中医学院
—教材 Ⅳ.① R212

中国国家版本馆 CIP 数据核字 (2023) 第 246191 号

中国中医药出版社出版
北京经济技术开发区科创十三街 31 号院二区 8 号楼
邮政编码   100176
传真   010-64405721
唐山市润丰印务有限公司印刷
各地新华书店经销

开本 787×1092   1/16   印张 18.25   字数 408 千字
2024 年 6 月第 2 版   2024 年 6 月第 1 次印刷
书号   ISBN 978 - 7 - 5132 - 8622 - 0

定价   69.00 元
网址   www.cptcm.com

服 务 热 线   010-64405510
购 书 热 线   010-89535836
维 权 打 假   010-64405753

微信服务号   zgzyycbs
微商城网址   https://kdt.im/LIdUGr
官 方 微 博   http://e.weibo.com/cptcm
天猫旗舰店网址   https://zgzyycbs.tmall.com

如有印装质量问题请与本社出版部联系（010-64405510）
版权专有   侵权必究

全国中医药行业高等教育"十四五"创新教材

《中医养生学》编委会

主　编　刘占文（北京中医药大学）

副主编　张玉苹（北京中医药大学）

　　　　　周　俭（北京中医药大学）

　　　　　李　玮（北京中医药大学）

　　　　　赵鲲鹏（甘肃中医药大学）

　　　　　樊　旭（辽宁中医药大学）

　　　　　吕立江（浙江中医药大学）

编　委（以姓氏笔画为序）

　　　　　王　彭（天津中医药大学）

　　　　　王　攀（北京中医药大学东方学院）

　　　　　卞　镝（辽宁中医药大学）

　　　　　冯前进（山西中医药大学）

　　　　　张　煜（北京中医药大学）

　　　　　胡立胜（北京中医药大学）

　　　　　谈　博（广州中医药大学）

　　　　　熊常初（湖北中医药大学）

前　言

　　《中医养生学》第 1 版是于 2012 年由北京中医药大学东方学院组织中医药院校的专家、教授编写，中国中医药出版社出版的高等中医药院校本科教材。此次再版补充了最新研究成果，完善了原有内容，并经过全国中医药院校中医养生教学相关的专家探讨论证。

　　本教材的编写在坚持"三基"（基础理论、基本知识、基本技能）和"五性"（科学性、先进性、系统性、启发性、实用性）的基础上，特别强调立足改革创新，更新观念，吸取古今、国内外专家学者的研究成果，突出应用性和实践性，以适应培养中医药高素质应用型创新人才的需要。

　　现今的医学模式已从原来的生物医学模式向生理－心理－社会医学模式转变，在新的医学模式中进一步完善了医学新的健康观和生命观。随着健康意识的不断提高，人们对于养生的需求也越来越高。中医养生学以其独特的方法和理论，备受大众关注。

　　中医养生学是中医学的有机组成部分，它深深扎根于中国历史和文化之中，它也是中华民族优秀传统文化的一部分。千百年来，各种养生实践技能代代相传，为中华民族的繁衍昌盛做出了巨大贡献。本版《中医养生学》教材具有以下特点：

　　1. 理念新。中医养生学以弘扬中华养生文化、共享健康新生活为宗旨，探讨人类社会的养生康复保健之道，更好地促进人类和谐健康发展。教材的编写理念以"两新"为原则：一是适应"新时代"，与时俱进，与时代接轨；二是"创新"，理念新、体例新、内容新，使教学内容更加科学化、合理化，更有利于学生创新能力和实践能力的培养，为学生的知识、能力、素质全面协调发展创造条件。

　　2. 结构新。本教材整体结构是"三篇四环节"，并增加了学习指导的内容。三篇是指上、中、下三篇，四环节是说本教材的主题是以历史、理论、方法、运用为主线。编写指导思想是理论原则精讲，养生方法系统、具体，强调实用性、生活化。因此，本教材不仅适合本科教学，也适合自学者使用。

3. 体现中华养生文化特色。中医养生文化具有独特的文化特征。本教材对博大精深的多元养生文化进行了扼要的梳理、归纳和总结，汇集了各流派养生智慧的思想精华，有代表性地概括总结了历代中医养生医家、名人贤达的养生思想和方法。

4. 具有先进性和时代感。本教材有的篇章除主体内容吸收国内外的研究成果，以保证教材的先进性和时代感外，还增加了拓展内容，以便更好地开阔学生视野，增加学生的学习兴趣，扩大本教材的应用范围，使其既可用于本科教学，亦可供研究生选修。

5. 实用价值高。为增加教材的实用性，为相关养生保健方面的科研提供一些标准，有些篇章增加了一些科研量表。同时，本教材紧跟学科发展前沿，在国家科研成果的基础上，增加了中医体质测评方法内容，以突出其实用性，使科研成果更好地服务于健康产业和健康服务行业，有利于提高国民的健康素养。

本次再版经过编委会的多次集中研讨确定，召开了统稿会和定稿会，旨在保证教材的质量。中医药全面走向世界与中华文化走向世界密切相关，愿本教材在弘扬中华民族优秀养生文化，造福人类健康，培养中医药高素质应用型创新人才教学中，做出有益的贡献。

编写教材是一项繁重的工作，如有错误、遗漏之处，欢迎提出宝贵意见，以便再版时修订提高。

《中医养生学》编委会

2024 年 3 月

目 录

上篇 中医养生学基础

第一章 绪 论 ▷▷▷▷

　　自古以来，健康与长寿一直是人类美好的愿望。中国历代中医学家、养生家和劳动人民经过漫长的实践和探索，总结出一系列防治疾病、延缓衰老的独特方法，创造了一整套具有民族特色的养生理论和方法，形成了博大精深的中华养生文化，为后人留下了极其珍贵的财富。

　　中医养生学是中华民族优秀文化的一个重要组成部分，是中国传统医学宝藏中的一颗璀璨明珠，它历史悠久，源远流长。在漫长的历史进程中，中国人民非常重视养生益寿，并在生活实践中积累了丰富的经验。历代养生家、医学家创立了既有系统理论、多种流派、多种方法，又有民族特色的中医养生学，为中国人民的保健事业和中华民族的繁衍昌盛作出了杰出的贡献。

第一节　基本概念

一、养生的概念

　　养生就是根据生命的发生发展规律，学习防病保健的知识和方法，主动进行保养身心、适应环境、增强体质、延年益寿的实践，这种自觉的强身益寿保健活动叫作养生。

　　养生，在中医学中又称养性、摄生、道生、保生等。后来，人们把侧重老年延年益寿方面的内容又衍生出寿老、寿亲、养老、寿世等。这是养生概念发展的主要轮廓。因此，养生的本质就是增进健康、保养生命的意思。

　　"养"，即保养、调养、培养、补养、护养之意；"生"，即生命、生存、生长、生殖之活力。"命"，原意为指使，此指"天赋之命""非人力所能为者"，即不以人的意识为转移的自然规律。"生命"一词见于《北史》，其云："人之所宝，莫宝于生命。"总之，生命具有生长、发育活力，并按自然规律发展变化。养生是人类有意识地通过各种手段和方法保养生命的一种主客观行为，是人类进一步深刻地认识生命发展规律全过程的再现，是物质和精神统一的身心保健活动。养生活动，贯穿于人类生、长、壮、老、已全过程。它是通过养精神、调饮食、练形体、慎房事、适寒温等各种方法实现的综合性的强身益寿活动。

养生一词最早见于《庄子·养生主》，典出"庖丁解牛"。文惠君曰："善哉！吾闻庖丁之言，得养生焉。"当时的含义与现在有所不同。到《黄帝内经》时期，养生的科学理论体系已经建立，且人们把养生的理论和方法统称为"养生之道"。正如《灵枢·本神》曰："故智者之养生也，必顺四时而适寒暑，和喜怒而安居处，节阴阳而调刚柔，如是则僻邪不至，长生久视。"并且明确指出养生与寿夭的密切关系。《素问·上古天真论》非常明确地写道："余闻上古之人，春秋皆度百岁，而动作不衰；今时之人，年半百而动作皆衰者，时世异耶？人将失之耶？岐伯对曰，上古之人，其知道者，法于阴阳，和于术数，食饮有节，起居有常，不妄作劳，故能形与神俱，而尽终其天年，度百岁乃去。今时之人不然也，以酒为浆，以妄为常，醉以入房，以欲竭其精，以耗散其真，不知持满，不时御神，务快其心，逆于生乐，起居无节，故半百而衰也。"这里的"半百而衰"，就是由于不懂得或不实行养生之道；而"尽终其天年"，活到自己应该活到的岁数，就是认真实行了养生之道的结果。这段论述指出了身体健康、益寿延年的关键，是在于人们是否懂得和实行了养生之道。

二、中医养生学的概念

中医养生学是指在中医理论的指导下，探索人类健康的理论，研究中国传统的颐养身心、增强体质、预防疾病、延年益寿的方法，并运用这种理论和方法指导人们保健活动的实用学科。

历代养生家由于各自的实践和体会不同，他们的养生之道在静神、动形、固精、调气、食养及药饵等方面各有侧重，各有所长。从学术流派来看，可分为道家养生、儒家养生、医家养生、释家养生和武术养生等流派。他们都从不同角度阐述了养生理论和方法，丰富了养生学的内容。

在中医理论指导下，养生学吸取各学术流派之精华，提出了一系列养生原则和具体的方法，如形神兼养、协调阴阳、顺应自然等原则。饮食养生要遵循食养、食节、食忌、食禁等原则；药饵养生要遵循药养、药治、药忌、药禁等原则；睡眠养生中，正确的睡眠姿态及卧向、失眠的预防与睡眠的禁忌方法；部位养生中，人体皮肤、颜面、牙齿、手足及眼睛的保健方法；房事养生中，有房事原则、方法及禁忌等。诸如此类的方法，不仅深受中国人民喜爱，而且远传世界各地，为世界各国人民的保健事业作出了应有的贡献。这些实用性很强的养生方法将人类带入自然医学、身心医学、社会医学等领域，以全新的视角，形成人类健康保健、延年益寿的新的思维理念。

第二节 中医养生学的性质和特点

中医养生学的指导思想源于中国古代哲学思想，主旨在于效法自然，而其成功的程度亦决定其养生的效果。

一、中医养生学的性质

中医养生学是从实践经验中总结出来的科学，是历代劳动人民智慧的结晶，它经历了漫长时间的实践，由实践上升为理论，归纳出方法，又回到实践中去验证，如此循环往复，不断丰富和发展，进而形成一门独立的学科。养生既是一个生理学概念，又是一个社会学概念。养生学的性质：理论联系实际的独立学科，是自然学科和社会学科的综合产物，是多学科领域的综合，包括医学、营养学、心理学、哲学、文学、史学、天文气象学、地理学、艺术、音乐、宗教等学科领域，是当代生命科学中的实用性学科。

中医养生学所宣扬的健康理念是一种综合的维持健康的行为和能力的提高。养生的目的不仅仅是长寿，更重要的是生命质量的提高，所以养生是人生必修课。一方面，人们需要健全的人格和体魄实现人生价值，去完成人生使命，为人类社会创造价值，使社会的发展保持和谐；另一方面，人们需要健康的身体享受社会科技发展带来的物质文明和精神文明。

因此，从本质上讲，养生是一种文化，文化是一种生活，生活又是一个过程，它与日常生活、工作融为一体，而非独立存在。养生的过程是通过人文知识、自然科学知识和社会知识的教育，从而认识自然、领悟人类生命的哲理。它是一种生活方式和生活质量的提高，是人体素质的综合性提高。

二、中医养生学的基本特点

中医养生学的形成和发展过程中，传承了数千年光辉灿烂的传统文化，因此具有独特的东方色彩和民族风格。自古以来，东方人、西方人对养生保健都进行了长期、大量的实践和理论探讨，但由于各自的文化背景不同，其养生的观点也有差异。中华养生文化的生命特征是养生而不苟生，养生而不伤生；强化生命的内省力和凝聚力，反对虚无主义的消极养生，反对急功近利的养身。

1. 多元化的文化特征 传统的中华民族文化具有多元性、包容性，是各民族的智慧和文化的融合。中医养生理论与实践是以深厚的古代哲学思想和中医基本理论为底蕴，所以显得尤为博大精深。它汇集了儒、道、佛及诸子百家的思想精华，集中了中华文化养生的精髓，在其发展过程中融合了自然科学、人文科学和社会科学等诸多因素，集中华民族数千年养生文化于一身。它的基本特征不是仅仅囿于人体生物模式之中，而是结合社会、经济、政治、哲学，乃至艺术的诸多层面加以综合考察。

由此可见，中华养生文化乃民族精髓，源远流长。从伏羲观天的《周易》到神农法地的《神农本草经》，从轩辕济人的《黄帝内经》到医术昌明的明清时代，各种养生流派各有千秋，从不同角度发展和丰富了中医养生学，最终汇成了独具民族风格、博大精深、内涵深邃的中华养生文化。探索和研究中华养生文化不但有利于弘扬传统文化，而且符合当今世界科学发展趋势。

我们提倡的科学养生是面对现代社会，针对自己将来的发展而设计的生活方式和养生实践活动。养生和生活的密切关系也决定了养生文化的多面性和养生实践的生活化。每个人要想真正掌握养生思想，就应从养生文化的角度领略其健康理念的深厚文化渊源。文化决定心态，心态决定健康。只有这样，才能积极地面对人生、面对社会、面对生活，全面提高生活质量和健康水平。

2. 整体动态的养生理念　传统养生理论是以"天人相应""形神合一"的整体观念为出发点，去认识人体生命活动及其与自然、社会的关系，特别强调人与自然环境与社会环境的协调，讲究体内气化升降，以及心理与生理的协调一致；并有阴阳学说、脏腑经络理论来阐述人体生老病死的规律，尤其把"精""气""神"作为养生保健的核心，进而确定了指导养生实践的种种原则，提出养生之道必须"法于阴阳，和于术数""顺应自然"，遵循自然变化的规律，使生命过程的节奏随着时间、空间的移动和自然气候的改变而进行调整。

健康人包括机体内部阴阳的相对平衡和机体与外部环境的相对平衡，即对环境变化的适应这样两个方面，而前者是后者的基础。

人体生命过程是一个动态平衡过程。养生学非常重视人体生命过程的动态平衡协调，人之生命以阴平阳秘为贵。中医学认为人的内与外、表与里、上与下各部分之间，以及物质与功能之间，都必须保持阴阳的动态平衡协调关系，才能维持正常的生理活动。人体生命过程的生、长、壮、老、已的各个阶段，总是处于动态的相对平衡之中，但其平衡的内容是不同的，不是停留在某一水平线上的平衡。人体的动态平衡是前进中的平衡，动态平衡观贯穿于人体的生理、病理、养生、康复等医疗养生实践的各个方面。总之，中医养生学应用古代对立统一学说，分析人体健康和疾病的矛盾，提出了维持人体阴阳动态平衡的观念，为古代的医学和养生做出了独创性的贡献。

3. 和谐适度的养生法则　中医养生学无论在理论上还是方法上都强调和谐适度，不偏不倚。宇宙万物生生息息、生克制化，在这个生物链的法则下维系着平衡与和谐。和谐，人类共同追求的主题，充满着协调与完美，和谐是健康的基础。什么是和谐呢？和谐是一种状态，它是天、地、人的统一整体状态；和谐的本质就是自然，它是符合自然规律的一种结果。和谐也是人体符合自然规律生命的过程。在现代信息社会里，人们应当如何去和谐社会、和谐自然、和谐饮食、和谐家庭，在和谐中加强自我保健，都是养生实践中需要解决的问题。人与人之间的和谐、人与社会之间的和谐及人与自然之间的和谐是养生实践必须遵循的原则。养生保健贯穿于食、衣、住、行、坐、卧之间，寓养生于日常生活之中，必须整体和谐。

如何才能保持整体和谐呢？其核心是保持"适度"，避免"失度"。适度和失度，可以被看成是一种状态，智者自然地来选择养生的适度，无论是生活、工作、学习，还是休闲、娱乐及美食等，都要保持适度。适度的心态使生命和谐，人人和善，生活美好；

适度的心态使人的心身放松、舒适而充满活力；适度的锻炼，会使人增强体质；适度的饮食，使人精力充沛；睡眠适度，使人神清气爽；适度饮酒，可以养生，过度饮酒，轻者伤害自己的身体，重者导致疾病，等等。

事事和谐适度，体内气血才能不妄动，体内阴阳平衡，才能守其中正、保其冲和，才可健康长寿。不偏不倚、中和适度等都体现了这种思想。晋代养生家葛洪提出"养生以不伤为本"的观点，不伤的关键即在于遵循自然及生命过程的变化规律，掌握适度，注意调节。由此观之，调控好"度"，就会获得和谐平衡的效果。

4. 综合调摄的养生方法 养生保健是一种综合的维持健康的行为。养生保健追求的不仅仅是长寿，更重要的是增强体质、提高生活质量，人活得更健康、快乐。综合保健是融预防、保健、康复为一体，采用多方法、多途径、多措施，以自我保健为主要方式的保健养生方法。其包括生活方式、生活习惯、饮食营养、情趣爱好、心理卫生、运动锻炼、环境气候、家庭保健、健康查体等。中医养生的特色是生活，养生的优势是整体。养生保健，寓于生活。养生者要从调整日常生活做起，涉及的方面也很广泛，如衣、食、住、行等各个方面。

人类的生命活动是非常复杂的活动，人体的状态无时无刻都在发生着变化。养生活动必须要结合人体健康状态的变化而变化。人类健康长寿并非靠一朝一夕、一功一法的摄养能实现的，要针对人体各个方面的状态，采取多种调养方法综合辨证调摄，持之以恒地进行审因施养，才能达到目的。因此，中医养生学一方面强调从自然环境到衣食住行，从生活爱好到精神卫生，从药饵强身到运动保健等，进行较为全面的、综合的养生保健；另一方面又十分重视按照不同的体质状态和年龄阶段、所患疾病程度和状态，进行有的放矢的调养。对不同性别、不同地区的人也都有相应的养生措施。中医养生的特点是强调个体行为，所采用的方法应因人之不同采用不同的养生方法。反对千篇一律、一个模式，体现中医养生的动态整体平衡和审因施养的思想。

历代养生家都主张养生要因人、因时、因地制宜，综合辨证施养。如因年龄而异，注意分阶段养生；又如气功养生的运用原则，提倡根据自身的需要，可分别选用动功、静功或动静结合之功，又可配合导引、按摩等法。这样，不但可补偏救弊、导气归经，又有益寿延年之效，从而收到最佳摄生保健效果。

5. 实用广泛的应用范围 人在生、长、壮、老、已的生命过程中都需要养生，且养生的要求亦因其情况不同而异。养生实践不只是老年人的事，也是年轻人的事，与每个人的一生相始终。人的日常生活中的思想、理念，或者行为、爱好等，都可能涉及养生问题。生命自妊娠于母体之始，直至耄耋老年，每个年龄阶段都存在着养生的内容。人在未病之时、患病之际、病愈之后，都存在养生的问题，因此，养生学的适应范围是非常广泛的。它应引起人们的高度重视，进行全面普及，提高养生保健的自觉性，把养生保健活动看作是人生命活动的一个重要组成部分。世界卫生组织前总干事马勒博士说过："是任凭人们吸烟、酗酒、吃甘咽肥，得心脏病，我们再建医院为他们治好呢，还是把饮食、锻炼、不吸烟等卫生知识告诉群众，使他们建立健康的生活方式，从而不得病好呢？"显而易见，人人都要养成良好的生活习惯，建立健康的生活方式，将养生的实践作为自己生活的一部分。

养生文化、养生知识和日常保健的实用方法全面普及，可有利于提高人们的健康素养，改进和完善生活方式，可促成学习者在养生之道上的进阶升级。

第三节 中医养生学的时代意义

20世纪以来，国内外对养生学的研究日趋活跃，国外重点在于理论研究及实验，探索衰老的形成原因及机理，包括生物内在的决定因素与生物生存过程中的有害积累两个方面；国内则侧重于传统理论的整理及对抗衰老具体方法的探索。养生的出发点和落脚点都是为了健康。追求健康，渴望长寿是人类长久以来就有的梦想。重视养生，说明现代人对自己生命质量的重视。对养生的探索情况在很大程度上反映了社会的文明程度。越是文明发达的社会，人们就越是重视生存之外的精神需求和物质享受。当今日新月异的科技发展使养生之道获得了更加宽阔的发展平台。人可以驾驭客观规律，但不能违背客观规律。仅仅认识到生命的可贵、养生的重要是不够的，只有倡导养生，通过科学、文明、健康的生活方式和行为方式，才能达到健康长寿的目的。

一、医学模式和疾病谱的改变

医学模式是随着社会的发展和科学的进步不断演变和完善的。从远古时代的"神灵医学模式"、文艺复兴后的生物医学模式，逐步演变为现在的生物—心理—社会医学模式，这种模式的主要任务是控制和降低慢性病的发病率。而与现在疾病谱、医学模式变化相适应的医学就是中医养生学，它的基本思想是防患于未然，主要采取的方法是增进健康和特殊的预防保健措施等手段，进行预防疾病，建立健康的生活理念。

当前，随着社会的不断进步，心理性、社会性疾病急剧增加，疾病谱随之发生变化，可见现代的人们更加强调生命的质量，注重对于生命的保健和护养。中医学在这方面则早有较系统的论述并形成了学术思想，而且在某些方面还体现了突破和发挥。目前，全球的疾病和死因结构与以前相比发生了根本性的变化，影响人类健康的主要疾病和死亡原因，已由过去的急慢性传染病为主，逐步转变到以慢性非传染性疾病为主。世界各国都出现了以心脏病、脑血管病、糖尿病、恶性肿瘤等占据疾病和死因的主要位置的趋势，而这些疾病的发生与生活方式和行为有着密切的关系。在新的疾病谱和新的适应疾病谱变化的医学模式下，对生活方式的控制是当前研究的重要课题，这是医学社会化的必然结果，反映了现代的疾病观和健康观。弘扬中医养生文化，普及养生知识，改变不良的生活习惯，建立科学的生活方式，将有利于减少现代生活方式疾病的发生，有利于疾病谱的改变。

二、激烈的社会竞争与"亚健康"

激烈的社会竞争给人类健康带来新的问题——生活方式疾病。世界卫生组织指出，75%以上的人处于亚健康状态，其中大多数或绝大多数是患"富裕病"或有患"富裕病"初期症状和趋势的人。随着人们生活水平的提高,产生了"文明病",或叫"生活方式病"。不科学的生活方式是引起文明病的主要原因。生活节奏快,运动减少,压力增大,高热量饮食摄入,脂肪过剩,饮酒吸烟等,导致了许多"文明病"的发生,如心脑血管病、高血压、脂肪肝、肥胖症、糖尿病、骨质疏松、肿瘤等多种慢性病。调查发现,都市化程度越高,这些病的发病率也就越高。

随着人类社会文明的进步,生活节奏不断加快,激烈的社会竞争已成为生活不可回避的内容,给人们的生活、学习、工作带来了很大的压力,使很多中青年人处于亚健康状态。中医养生学恰恰为此类人群提供了健康的养生方法,如静心养性、调整睡眠及发泄情志等方法。这些方法是目前合理调整的最佳方法,同时,激烈的社会竞争也急需养生学的方法尽快地生活化、社会化,更好地为社会服务。

社会在转型,经济在发展,激烈的社会竞争、市场竞争使人们不断地透支健康。从少年到青年、中年,再到老年,有不少人因不懂得科学养生,导致不断地透支健康。哲人说,以健康为代价的财富积累成为了社会最大的不道德。如何使当代人和下一代人在现代竞争社会里维护健康,已成为社会共同关注的课题。

三、"治未病"与普及养生

中医养生文化在其历史长河中,逐渐形成了一套独具特色的思想原则,这些原则充分体现出中国传统文化的背景,就是防重于治、未老养生的治未病思想。中医养生的最高境界是"治未病",《黄帝内经》曰:"圣人不治已病治未病,不治已乱治未乱。此之谓也。夫病已成而后药之,乱已成而后治之,譬犹渴而穿井,斗而铸锥,不亦晚乎?"喻示人们从生命开始就要注意养生,才能保健防衰和防病于未然。《淮南子》云:"良医者,常治无病之病,故无病;圣人者,常治无患之患,故无患也。"唐代医家孙思邈将疾病分为"未病""欲病""已病"三个层次,认为:"上医医未病之病,中医医欲病之病,下医医已病之病。"可见,在"未病"的时候防止疾病发生尤为重要。"治未病"是中医养生学的健康观,是中医学奉献给人类的"人人享有健康"的健康医学模式。

1996 年,WHO 在《迎接 21 世纪的挑战》报告中指出:"21 世纪的医学,不应继续以疾病为主要研究对象,而应以人类健康作为医学研究的主要方向。"从重治疗向重预防发展;从针对病源的对抗治疗向整体治疗发展;从重视对病灶的改善向重视人体生态环境的改善发展;从群体治疗向个体治疗发展;从生物治疗向心身综合治疗发展;从强调医生作用向重视患者的自我保健作用发展。在医疗服务方面,则是以疾病为中心向患者为中心发展等。这正符合中医"治未病"的观念,解决问题的办法是普及和发展养生学,推动中医养生现代化。

陈竺教授认为:"用现代生物学手段,用中医原始和质朴的、讲究整体、注重变化为特色的治未病和辨证施治理念来研究亚健康以及慢性复杂性疾病,是东西方两种认知力量的汇聚,是现代医学向更高境界提升和发展的一种必然性趋势。"针对医疗制度改革问题,强调预防为主,转换医学的模式,提出"关口前移、重心下沉"的战略思想,只有这样才可走出一条可持续发展的道路。

中医养生学的基本思想是强身防病，强调正气作用，防微杜渐治未病；把握生命和健康的整体观念及辨证思想；重视心理因素，贯穿始终；把人类、社会和环境联系起来，去理解和对待人体的健康和疾病。当代医学模式转变后的主要任务是控制和降低慢性病的发病率，其特征是从治疗扩大到预防，从生理扩大到心理，从个体扩大到群体，从医院扩大到社会。当前首先要处理好医疗和预防的关系，把整个卫生事业纳入预防的轨道，推行"三级预防"。在"三级预防"中，一级预防是最积极的预防，是社会预防的主干，是预防的前沿，其基本思想是防患于未然，采取的主要手段是增进健康和采取特殊的预防保健措施。

中医养生学的思维方式与现代科学发展的思维方法是一致的，中医养生学将在今后人类防病保健事业中占有重要地位。我们有五千多年的养生文化，缺乏养生教育则是人类社会发展当中的极大缺陷，因此，当前最紧迫的工作是开展社会普及性的、系统的养生健康教育。我们有责任、有义务在全世界做养生教育的带头人。

第四节　学习的任务、目的和方法

一、学习任务

中医养生学是一门古老而又新兴的学科，中华养生文化博大精深，虽说其研究对象直指人体健康与长寿，但是就其学理本身而言，养生的任务是实现人的身心在自然环境与社会环境中保持和谐与统一。

它的基本任务概括起来有三个方面：一是以科学的观点和方法全面地、系统地发掘、整理中医养生理论和方法；二是运用现代科学手段，对中医行之有效的方法进行分析研究，探讨其实质；三是针对当前人们面临的新问题，提出新理论，创立新方法，使之成为个体养生和群体保健的指导原则和方法。

二、学习目的和方法

学习养生学知识要有明确的学习目的，即继承中医药学遗产，发展独具特色的预防保健科学，以便更好地为人类保健事业服务。学习养生，一定要与时俱进，面对社会。针对自己将来的发展而设计自己的养生实践活动，以平静的健康心态，积极地对待人生和社会，而不是采取消极的态度，所谓看破红尘，道迹山林，脱离现实去养生。中医养生学体现了中国文化心态内省力的高度发展，主张凝练内在的生命深度，充分调动自身体内的生命力，体现了中华民族的养生而不苟生，养生而不贪生的精神。在生活中的养生实践要体现在以下方面：不断调整和完善自己科学的健康观念；积极参加养生实践活动，增强身心健康；完善社会适应能力，提高在社会实践的竞争力；建立科学的生活方式，改变不良的生活习惯；增强体质，提高生活质量和品位；乐观进取，适应社会角色，安身立命，实现自己的人生价值。

由于中医养生学既融入了自然科学元素，又融入了社会科学元素，既体现出与传统医学之间存在着密切关系，又体现出与中国古代哲学存在着逻辑关系。学习及实践养生理论和知识要以辩证唯物主义为指导思想来解读养生，认识人类与生态自然、社会生活的密切关系，揭示中华养生文化在新时期里不断获得的外延。与此同时，根据养生文化趋于多元化发展的导向，凡与人类生活相关的内容，都将分门别类纳入养生实践范畴之中。

在学习过程中本着理论联系实践的原则，按照循序渐进的规律，采用授课和自学自练相结合的方法。养生学发展过程中某一时代的内容具有明显的时代特色，其先进性与局限性并存，这就要求学习者必须以历史唯物观科学地继承精华、剔除糟粕；同时养生学发展的进程随着其理论和实践的不断深入而不断加快，当代养生学的内容更是日新月异，这就要求学习者必须与时俱进，不断接受新观念、新方法，充实自己的专业知识。

学好养生学，要深入理解、掌握本门课程的基本理论、基本知识与基本技能。本学科的基本理论知识包括各种养生流派的思想精华，各有特点，范围广，特别要掌握其养生理论要点，从而较全面了解中医养生学的理论体系和特点，加深对本学科的学习和理解。基本技能包括历代养生家的养生实践经验与方法，经过自身的练习成为自己生活的一部分。学习中医养生方法不仅要全面掌握其养生机理、适用范围、注意事项，还要结合其他相关学科的学习，较熟练地掌握动作要领和技能。养生学的基本着眼点在于指导人们的生活实践，提高健康水平。因此，要学以致用，身体力行，指导自己和他人的养生保健实践活动。

由于历史条件的限制，它并非已完美无缺，如何运用现代科学技术，使其养生理论更加完整、方法更加科学，是我们面临的重大课题。当前，中医养生文化在神州大地日益兴盛，并正以高昂的姿态走向世界。本课程本着弘扬中国优秀传统文化的宗旨，积极推广国内外先进的养生文化，而且还要在养生实践中运用现代科学知识与方法，进一步充实、丰富、发展中医养生学，更好地为人类健康服务。

第二章 中医养生学的形成和发展 ▷▷▷

数千年的中国医学史，反映出我国劳动人民同疾病作斗争的丰富实践，记录着无数先辈对养生防病、益寿延年的大量探索，以及有关养生的学术成就与业绩。中医养生学源远流长，凭借历代养生家、医家和广大劳动人民的不断实践、不断补充而逐步完善；经过漫长的由实践上升为理论，归纳方法，又回到实践中去验证的循环往复，逐渐形成一门独立的学科。纵观中医养生学术与事业的发展，大致可分为以下几个历史阶段。

第一节 起源萌芽（上古时期）

原始社会生产力极为低下，先民过着茹毛饮血的生活，生存作为一种本能需要，促使人们去探求却病延年的方法。春秋以前尚无完整的医学体系，养生学处于萌芽状态，没有明确的学术理论指导，只是在人们为生存而与大自然艰苦搏斗的过程中，开始发现、总结和运用一些以顺应自然为特点的养生方法。此时期的养生发展是由一个无意识的生产、生活技能锻炼上升到有意识、有目的的健身活动的过程。传说其间最有养生体验的应属彭祖，由于种种原因，他的学说没有完整流传下来，而历代道家或医家著作中却零散地保存着其养生内容，大致可分为烹调术、导引术、房中术等。

一、食养文化的起源

膳食养生的起源与先民的狩猎和食谱改变过程密切相关。原始人类为了生存而寻找食物，在此过程中，偶然发现食用某些动植物后可使体质增强，或使疾病减轻，而某些动植物食用后会产生不适甚至中毒，这些发现重复多次后遂形成经验，先民便开始主动采摘或狩猎一些有益于身体健康的动植物来食用，这就是食养的最初起源。当然，早期人们能力有限，只能生食，获得的食物仅能果腹，尚不可能有更高的要求，因此肠胃疾病颇多，人的寿命也很短。

旧石器时代，火已被运用于生活之中，火的应用彻底改变了先民的食性。熟食缩短了人体对食物的消化过程，防止了一些消化道疾病的发生，对于人类的生存和发展具有非常重大的意义。伴随着食物由植物为主向动物为主、由生食向熟食的转化，先民开始对动植物食物的作用进行总结和有意识的获取，这些食物才真正发挥出它们的养生保健效果。故而火的发明和利用，是真正的食养、食治的伊始。另外，据《战国策》记载，在大禹时代出现了酒的使用，并很快与医疗养生紧密结合起来，这又是先民的一大发现。后世许多养生药也都用酒来炮制，酒剂是养生方剂的一大类型，其起源正在此期。

彭祖者姓篯名铿，是历史上有名的寿星。他生活于上古三代，是位大名鼎鼎、誉满华夏的圣贤人物，被称之为"上古大贤""中华寿神"。彭祖深得养生之道，养生文化是彭祖文化的精髓，包括饮食养生、导引养生等内容。其在后人的长寿著作中广为流传，有的便托名彭祖所著。如《彭祖养性经》《彭祖摄生养性论》《彭祖养性备急方》等。彭祖对人类文明做出了贡献，首创雉羹，开创了中国食养的先河。除饮食文化外，还有摄养术、导引术、服气术、房中术等。故后世有的学者认为养生之道滥觞于彭祖。这一历史时期虽然缺乏理论总结，但其养生实践几乎涵盖了后世养生的各个方面，实为我国养生保健的起源。

二、居住环境的选择

原始人由于改造自然的能力有限，为了生存必须顺应外界环境，尽量选择自然生存条件较好的平原、河谷区域群居，因为水源充足、土壤肥沃、食源丰富，能满足生存的基本需要；由于禽兽威胁生命，使人们只能在树上筑巢生活；又为适应自然气候变化，于是在冬日地面威胁减少的时候则寻找山洞、窟穴居住以躲避寒冷，夏天则回到树巢之中，这些便是顺应环境养生的最早起源。随着生产力的发展，古人改造自然的能力得以增强，改造环境以养生的方法逐渐出现和运用。

三、传统健身术的萌芽

针灸按摩和导引吐纳等养疗术的起源可以追溯到遥远的古代。在原始社会早期，先民便开始模仿禽兽的动作而舞蹈，但这时的舞蹈多是人们对所崇拜图腾的一种表达尊敬的方式，尚不能算作是主动的养生行为。及至原始社会中后期，随着生产力水平的提高和人们抽象思维能力的提高，先民开始懂得学习和利用大自然的有利条件，从而发明了拟声的鸡笛和鹿哨，跳着模拟动物的舞蹈，并有意识地运用走、跑、跳、投等各种运动来健身祛病。如在《吕氏春秋》中就记载了相当于原始社会后期的古人，开始将舞蹈用来宣导肢体、关节的阴湿邪气。而在模仿动物动作的时候，不仅要形似，还要模仿其表情和神态，这就要求古人在舞蹈的时候要将心神和形体全部投入其中，故而这种有目的、有意识、形神合一的舞蹈健身行为，可以说是导引吐纳养生的萌芽。另外，古人在日常作息时发现，当疲劳体乏之时，只要宁神静息片刻、伸展活动一下肢体或捶击、捏拿身体局部，就能恢复体力、神清气爽，于是有意识地总结经验而发展为按摩之术。

上古时期，多种保健方法在先民与大自然的斗争中已经萌芽和形成，在从被动适应自然到主动改造自然的过程中，特别是火种的发现和应用是人类历史上的一个重大转折，为人类的生存和发展起了巨大作用。火给人类带来了光明，驱散黑暗，战胜严寒，扩大视野；作为武器，火可以改造自然，保护人类；人类懂得了用火防治疾病，并逐渐总结发明了灸焫、热熨之术。

到了新石器时代，先民已能磨制石器、骨器，而有砭石、石针的应用，这正是传统健身术的萌芽阶段，为后世的发展奠定了良好的基础。

第二节　文化奠基（春秋战国时期）

在春秋战国时期，随着社会生产力的提高，科学文化进步很快，诸子百家总结各个领域的经验，上升为理论，其中包括了许多养生保健的精辟论述，养生文化形成百家争鸣的局面。尤其是上层阶级更加注重对自身健康的保养，养生方法和实践经验得以进一步积累，例如，个人卫生、环境卫生、道德和行为等方面。在食养方面，史载商朝的开国宰相伊尹精于烹调技术，颇谙养生之道，相传其作《汤液论》是一部食疗专著。而且当时人们对一些食物的养生作用已观察得比较细致，《山海经》中记载的大量药品中不少具有食疗性质。

春秋战国和秦汉时期是中医养生文化形成期。春秋战国时期，文化领域出现了"诸子峰起，百家争鸣"的局面，形成了"九流十家"等学术流派，中国古哲学开始形成自己独特的风格，并影响着自然科学及其他科学的产生与发展。中医养生文化就是在这种文化背景中形成，它深深地打上了古文化的烙印。

在探讨自然规律及生命奥秘的过程中，先贤提出了有关养生的思想观点。在这一阶段，易经、儒家、道家的学术思想较有代表性。中国养生学的内容，不管三教九流，还是"九流十家"，都兼收并蓄，内容更宏富，堪称东方养生文化之宝库。

一、《周易》的养生思想

在漫长的中国古代社会，《周易》被列为"五经"之首，"大道之源"，称为中华第一经。它是一部中国古代关于研究宇宙万物运动变化发展规律的中国自然哲学典籍，阐明自然宇宙之理、人生之理，是中国传统养生文化的一部开山著作。

《周易》是我们祖先生活及生产斗争实践的产物，是对自然界发生、发展、变化规律的总结。《周易》强调"天人合一"，核心思想是和谐平衡，这正是中医养生整体观的基本原则。主要表现在如下几个方面。

1. 确定了"天人合一"的生态整体观　《周易》曰："日往则月来，月往则日来，日月相推而明生焉；寒往则暑来，暑往则寒来，寒暑相推而岁成焉。"它主张人应该主动适应自然，顺从自然规律活动，即要达到"天人合一"的状态，从而确定了养生思想的核心——人生知变、应变、适变之三大生存法则。

2. 建立了人体阴阳稳态观　《周易》中的阴阳观对中医养生文化起了奠基作用。《易传·系辞》说"一阴一阳之谓道"，建立了人体的阴阳稳态观。《黄帝内经》把其升华为"阴阳应象"的系统理论，其中最重要的是阴阳平衡的法则，认为阴阳相交为泰，不交为否；阴阳平秘是稳态，是健康，阴阳失衡是偏态，是疾病。

3. 明确了从整体有机论人体观　《易传·系辞》曾说："近取诸身，远取诸物。"易学把人体脏腑器官纳入易的框架，例如《易传·说卦》："乾为首，坤为腹，震为足，巽为股，坎为耳，离为目，艮为手，兑为口。"在古代科学未分化以前，医学和易学源出一家。人体知识曾是易学素材之一，可谓"医易同源"。大医孙思邈说："不知易，不足以言知医。"充分说明了《周易》对中医养生学的重要影响。

4. 提出了居安思危的"治未病"思想　《周易》指出："君子安而不忘危，存而不忘亡，治而不忘乱，是以身安而国家可保也。"又指出："君子思患而预防之。"这种防重于治、防微杜渐、未老养生的辩证哲学思想是中医养生学的精华，开启了"上工治未病"思想之心智，开发了武术、导引、气功等养生保健手段。为此，《黄帝内经》把"法于阴阳，和于术数"作为理论纲领，这正是最恰当的概括。

5. 奠定了正确的养生理念　《周易》中专门讲养生的"颐卦"开篇就提出："颐，贞吉。观颐，自求口实。"就是说，养生要有正确的理念，要用正道养生，才能吉祥。一个人会不会养生，要看两条，一是看他能否处理好与社会的关系，也就是养人；二是自我养生。古人把养德与养身、养人与养己、养言与节食作为一个整体，认为都是养生不可缺少的，体现了中国古人爱己及人的博大胸怀和高尚情操。

上述理论观点为后世医家和养生家研究和实践中医养生学奠定了理论基础和原则，还有很多理论原则亦源于易经。如万物本原的天道观、动静互涵的运动观、阴阳和调的平衡观、顺应天时的达生观、柔静顺缓的静养观、抑阳益阴的调养观等，使中医养生的理论更完整。因此，《周易》的思想体系实为养生文化的理论源头。

二、道家的养生思想

道家文化对中医养生文化的形成起了主导作用。道家泛指以老庄学说为中心的哲学流派及后世的道教而言，道家的宗旨之一就是通过养生、避世、清心、寡欲等方法而却病延年、长生不老。

（一）老子的养生思想

老子，又称老聃，姓李，名耳，字伯阳，楚国苦县（今鹿邑县）人。他不仅是一位伟大的思想家、道家创始人，还是一位伟大的养生家。他的著作《道德经》，亦称《老子》，是道家的经典著作。其核心思想是"道生万物"的宇宙生成说，而"道"就是世界的本源，是天地万物生成衍化的自然规律；"德"是人与自然社会和谐统一的本质体现和准则。《道德经》被视为中华民族养生保健知识的经典著作，对中华养生文化的发展产生了深远的影响。

据《史记》记述："老子百有六十余岁或二百余岁，以自修道而养寿也。"历史上虽有不知其所终之说，但据考证是一位超百岁的寿星。老子曾曰："吾欲独异于人，而贵食母。"这食母就是食气，是古人养生的主要方法。他认为，追逐无穷的名利必会劳神伤身，因此，主张"见素抱朴，少私寡欲"。他是个以气养生的实践者，为人类的健康做出了巨大贡献。

1. 返璞归真，崇尚自然　道家以"道"为核心概念，以"道法自然""尊道贵德""清静无为"等为基本原则。老子指出："含德之厚，比于赤子。"善养者应该保持质朴、醇厚和纯真的自然本色，这样才可以"道法自然"，力求达到"天人合一"的境界。老子说："人法地，地法天，天法道，道法自然。"人效法地，地效法天，天效法道，道效法自然。这种朴素辩证的养生观指出了人的养生必须顺应自然规律，因时、因地，根据人的生长自然规律，选择相应方法进行养生实践，才能健康长寿。如果人与自然失去平衡，就可能发生疾病，导致衰老。

2. 清心寡欲，虚静养神 老子倡导的静神养生观，其精髓可用八个字来概括：少私寡欲，虚静养神。老子说："祸莫大于不知足，咎莫大于欲得。"就是说，灾祸莫过于不知足，罪过莫过于贪得无厌。老子又说："知足不辱，知止不殆，可以长久。"知足就不会遭到困辱，知道适可而止，就不会遭到危险，而可以长久安全。告诫人们不要贪心追求名荣，要有寡欲清心、体泰神清的心理状态，自然可获得健身延年。无欲则刚，无私才博大，这是少私寡欲的另一个体现。若把利益、名声、地位、权势看得高于一切，情势稍有变化，就会感到痛苦。只有解脱名利的羁绊和生死的束缚，心灵世界就像浩瀚的天空，任鸟儿自由飞翔。

万物的根源是"虚静"状态的，老子主张"静胜躁""静为躁君"，只有"清静"才"为天下正"。面对世事的纷争，能够致虚守静，就可把握根本，就是要"致虚极，守静笃"。例如，在日常生活中，静坐，"闭目养神"就是简单有效恢复精力的方法，非常有益于全身放松，调养气血，增进身心健康。

3. 重人贵生，以柔为贵 "重人贵生"既是中国传统思想文化的重要命题，也是中国传统养生文化的基础和出发点。所以，《道德经》曰："道大，天大，地大，人亦大。域中有四大，而人居其一焉。"道家提倡乐生、重生，鼓励人们去争取天年。老子主张不要听天由命，而要崇尚自然。西汉时的道教典籍《西升经》说："我命在我不在天。"这是根据老子的思想对养生学的突破性进展。

老子歌颂水的柔德，指出："天下莫柔弱于水，而攻坚强者莫之能先也。"天下没有比水更柔弱的东西，但是攻击坚强的没有能胜过水。大海之所以浩瀚无边，是因为它水谦卑处下，这就是海纳百川，有容乃大。进而指出"守柔曰强"。养生之道在守柔，要懂得"坚强者死之徒，柔弱者生之徒"的道理。其中有两层含意：一是"专气致柔，柔弱平和"，这里强调的是以柔为贵、弱者变强的原理，中国传统的健身术也是以柔见长，如导引、气功、太极拳、导引保健功等；二是守柔、不争，以至天下莫能与争，目的就是实现天人和谐。只有守柔、不争，才能实现人与自然的和谐，人与人的和谐。

（二）庄子的养生思想

庄子，本名庄周，是战国时期杰出的哲学家，是道家道学派老子哲学思想的继承者和发展者，后世将他与老子并称为"老庄"。他享年84岁，是古代的老寿星。他的哲学著作《庄子》是我国古代哲学的重要文献，名篇有《逍遥游》《齐物论》《养生主》等，《养生主》中的"庖丁解牛"尤为后世传诵，在此典故中首次从广义的角度提出"养生"一词，寓含着养生、育民、治国等多重内容。庄子养生主张"无为"，强调一切顺应自然、达到天人合一境界的重要性。

庄子是一个愤世嫉俗的人，在道德上是一位非常廉洁、正直，有相当棱角和锋芒的人，他主张精神上的逍遥自在，重视内在德性的修养，生命的核心是追求精神的自由而非物质的享受。他的人生态度可以用八个字概括，即少私、清静、寡欲、乐观。这种超然豁达的人生态度对后世有深远的影响。

庄子提倡顺应自然的养生之学，他的养生观点是形神兼养，更重视精神的修养。有了永恒的精神，才会有生命的永恒。其养生思想主要体现在以下几个方面。

1. 修身养性，少私寡欲　修身养性首先要做到少私寡欲。庄子说："平易恬淡则忧患不能入，邪气不能袭，故其德全而神不亏。"他认为"私心"是万恶之源，百病之根。人一旦被"私心"掌握，就会变得贪得无厌，就必然会伤身害命。一个人如果能够保持平易恬淡的心态，"无为而治"，心底坦荡，气定神闲，以平常心态对待人生，知足常乐才能益寿延年。

庄子在《庄子·天地》里指出人的五种欲望的"失性"后果："一曰五色乱目，使目不明；二曰五声乱耳，使耳不聪；三曰五臭熏鼻，困扰中颡；四曰五味浊口，使口厉爽；五曰趣舍滑心，使性飞扬。此五者皆生之害也。"他认为人的欲望应该顺其自然，满足其要求，同时应把握好尺度，决不能放纵。"人欲不可饱，亦不可纵"，纵欲必招祸染病。少性欲不会损精伤神，节食欲不会劳气伤身，寡得欲不会积虑伤心。一旦放纵就会出现"失性"的行为，所以，《庄子·天道》强调，"夫虚静恬淡寂寞无为者，万物之本也"。只要重视内在德性的修养，生命自然流露出一种自足的精神的力量。

2. 清静无为，乐观豁达　庄子认为忘我、无欲是保持平静心态的基础，也是身心健康的前提。只有做到气定神闲，无欲无求，心境平和，超然自在，才能保持身体健康。《庄子·在宥》中"黄帝求道"的故事告诉世人，心理修养着重于两个字：静、清。内心清静，外物就不会干扰。中医学认为，神是人的生命主宰，易动难静，只有静才能养神，而静养的关键是养心。心静则神清，心定则神凝，心神清明，就会使人体气血充盈而身健体康。庄子认为，人生在世要乐观豁达，他曾形象地比喻说，水泽里的野鹤，十步一啄，百步一饮，逍遥自得，情绪乐观，因之得以保生；而笼中的鸟儿，郁郁寡欢，意志消沉，羽毛憔悴，低头不鸣，因之难以全生。

3. 导引吐纳，动静结合　庄子不仅崇尚老子"致虚极，守静笃"的虚静之观，而且还崇尚像彭祖那样导引吐纳、动静结合的养生方法。他在"刻意"篇中说："吹嘘呼吸，吐故纳新，熊经鸟伸，为寿而已矣；此导引之士，养形之人，彭祖寿考者之所好也。"彭祖养生术比较丰富，导引吐纳是其中一种。在《庄子》一书中有许多导引吐纳的事例，而且达到了忘身的境界；养生之法，还要注意动与静的结合。庄子的导引吐纳思想法则已为气功界的指导用语，足见影响之深。

4. 形神共养，众术合修　人的生命是形和神的统一体，庄子曰："形劳而不休则弊，精用而不已则劳，劳则竭。""形全精复，与道合一。"由此，他提出了养生的三部曲：养形以锻炼身体；修性以适应社会；注重养神，与道合一。庄子首先提出了一些养形的法术。道家在理论上强调"生道合一"，在实践上重视众术合修，所以，后世道家功法很多。我国古代的导引术是道家所倡导的性命双修的思路。"性功"，即指精神意识和思想道德的修炼；"命功"，即指对身体保健的修炼。全真道的开创者王重阳在《五篇灵文》中指出："命无性不灵，性无命不立。"将形体的修炼和精神意识合而为一。

三、儒家的养生思想

以孔孟为代表的儒家文化促进和丰富了中医养生文化。儒家养生是一种"以心为本"的养生体系，把生命的价值与养生的要旨统一在修身、齐家、治国、平天下理想信念中，体现了修身养性、仁寿相兼的儒家养生哲学真谛。

(一) 孔子的养生思想

孔子，名丘，字仲尼（公元前 551—公元前 479 年），春秋末年鲁国人，是我国历史上伟大的思想家、教育家，儒家学派的创始人。其在世时已被誉为"千古圣人"，是当时社会上的博学者，并且被后世尊为至圣、万世师表。他一生培养出了一大批有学识、有才干的学生，其言论由他的弟子们记录整理成《论语》，成为后世儒家学派的经典。他的儒家思想对中华民族的文化精神影响重大而深远；他的养生之道同样是华夏五千年文明史中的瑰宝，对中华传统养生文化的形成和发展产生了极大的影响。孔子一生奔波劳碌，注意养身，乐而忘忧，讲究饮食起居，不忘健身，故得以颐养天年。在"人生七十古来稀"的古代，享年 73 岁，为后世留下了宝贵的精神财富。

1. 道德养生　孔子的养生思想体系中最精辟、具突出特点的是道德养生。他认为养生要从修德开始，修身修善，其曰，"崇德，修慝，辨惑"，其意即崇尚道德，改正不足，辨别是非。孔子曰："见贤思齐焉，见不贤而内自省也。"他倡导"仁者寿"的养生理念，指出："修身以道，修道以仁。"又说："知者乐水，仁者乐山；知者动，仁者静；知者乐，仁者寿。"强调用"仁"和"忠恕之道"修养道德，克己制欲。孔子曰："克己复礼为仁。"具体方法是"非礼勿视，非礼勿听，非礼勿言，非礼勿动"。指出了节制私欲、知足不贪以达"仁"，以达到道德上的高境界。唐代韩愈对孔子所说的"仁"做了高度概括，即"博爱之谓仁"。孔子又提倡君子之风，"君子坦荡荡，小人长戚戚"。君子富有爱心，襟怀坦白，淡泊名利，心地光明，走得正、站得直、做得对，心理平衡。这些都是长寿的根本，故而可见"仁者寿"是颠扑不破的真理。

2. 中庸平和　孔子倡导"中庸之道"，力赞中和原则，已成为儒家养生思想文化的一大显著特征。他主张勤俭节用，其曰："欲而不贪，泰而不骄。"又倡导"和为贵"的人生理念。孔子在《论语》中曰："礼之用，和为贵。""和"的思想是中华民族普遍具有的价值观念和人生追求。"和"就是强调"天人调谐"，其包括和谐、和睦、和平、和善、祥和、中和等含义，蕴涵着和以处众、和衷共济、共生共荣、政通人和、内和外顺等深刻的处世哲学，也是养生健身之道。

3. 阶段养生　孔子在《论语》中率先提出了著名的阶段养生法："君子有三戒，少之时，血气未定，戒之在色；及其壮也，血气方刚，戒之在斗；及其老也，血气既衰，戒之在得。"这就表明孔子已经注意到人类生、长、壮、老、已的生命过程的基本规律，从少、壮、老三阶段不同身心状况出发，提出相应的养生之道，堪称开创阶段养生理论之先河。

4. 乐食养生　孔子的饮食养生不尚奢华，而是"乐其食"，其曰："士志于道，而耻恶衣恶食（布衣粗食）者，未足与议也。"不论饮食丰盛与否，均应随欲而食，随食而甘，虽粗茶淡饭也乐食之，这种乐观的饮食观念对健康非常有益。孔子的"乐食"观是一种高尚的品德修养，与其"食不厌精，脍不厌细"形成了辩证统一，即提倡在现有条件下尽量合理烹调，增加食欲，促进吸收，有利健康。

孔子非常重视饮食卫生，在《论语·乡党》中强调"不多食"，饮食当有节，"中和"为其度。为了饮食健康，又提出"八不食"的膳食禁忌："食饐而餲不食，鱼馁而肉败不食，色恶不食，臭恶不食，失饪不食，不时不食，割不正不食，不得酱不食。"他对进食卫生提出："食不言，寝不语。"这些饮食卫生要求对健康是有益的。

5. 娱乐养生 孔子自言他的一生是"志于道，据于德，依于仁，游于艺"。这的确是他一生生活的概括。孔子博学多才，精通六艺，他对"六艺"（礼、乐、射、御、书、数）等各种活动都非常有兴趣。正是这种广泛的兴趣爱好，陶冶了性情，促进了健康。

孔子很重视健身活动，坚持全面健身，持之以恒。射箭、驾车、弹琴、拜舞，他都很喜爱。其箭技很高，每次射箭，围观者如墙。在教学中，他把射箭、驾车、奏乐、礼拜、武舞，作为学生的必修课。所谓武舞，犹今之武术活动。他还经常跟学生一起郊游、登山，强身健体，增进健康。

（二）孟子的养生思想

孟子，名轲，字子舆。战国时邹国（现山东邹县）人，约生于公元前372年，卒于公元前289年，享年84岁。他是中国古代思想家、教育家，是继孔子之后的又一儒学大师。他生活在百家争鸣的时代，继承和发展了孔子的思想，提出一套完整的思想体系，对后世产生了极大的影响，被尊奉为"亚圣"。《孟子》一书是孟子与他的弟子合著的，是儒家经典著作。他在养生方面也有自己独到的见解。他从儒家的道义出发，提出胸中有其浩然之气，寡欲养心的养生理念，具有一种强烈的道德色彩，成为通过陶冶道德情操以养生流派的鼻祖。

1. 赤子之心，浩然之气 孟子继承和发展了孔子"以德增寿"的思想，提出了两个对后世影响深远的概念：赤子之心和浩然之气。孟子"人性本善"的观点，认为人生来是善良的，具有恻隐之心、羞恶之心、恭敬之心、是非之心。他还提出"大人者，不失其赤子之心也"，认为有高尚品德的人，保持所有"善"的本性，会使心理轻松，身心健康。

孟子还颇富创见地提出了"浩然之气"的概念，并说"我善养吾浩然之气"。浩然之气可以理解为天地自然之正气和人心中之正气。如何养"浩然之气"？他认为要"配义与道"，即从道义出发，修炼良好的道德品格，正大光明，胸怀坦荡，从而保持一种旺盛的精神状态，此乃重道德、讲仁义的儒家养气法。修炼浩然之气与练气功一样，有益于人体健康，所以每一个人都应"善养浩然之气"，以此来调节自己的欲望和言行，保持良好的心理状态，会使身心感到无比充实。

2. 清心寡欲，乐天知命 孟子在继承先师孔子养生思想的同时，沿着"尽心、知性、知天"的思维模式，颇富创见地提出"养心莫善于寡欲"说和"乐天知命"的养生理念。孟子认为"存其心，养其性，所以事天也"。人之欲不可绝，也不可纵，只有"清心寡欲"。何谓养心？古人认为是"恬淡虚无"，即平淡宁静、乐观豁达、凝神自娱的心境。寡欲，就是少欲，有名言叫作"壁立千仞，无欲则刚"。现实生活中的人做不到无欲，但可以努力做到寡欲。只要做到寡欲，懂得取舍，就会胸襟开阔，身心康泰。

虽然孟子怀抱"如欲治天下，当今之世，舍我其谁也"之志，而不得诸侯重用，仍用乐观的态度对待生活。他举出三乐：家安康，无祸患疾病；一生不放弃自己的追求，不忘记自己的责任，做事光明正大；虽不能匡扶天下，却得天下英才而教之。这就是所谓"君子三乐，而王天下不与存焉"，清楚地反映了其"穷则独善其身，达则兼善天下"，乐天知命的人生态度。

3. 养生而不苟生　生命是宝贵的，孟子很重视养生，热爱生命，但在"生"和"义"矛盾面前，他的回答是："生亦我所欲，所欲有甚于生者，故不为苟得也。"做出"舍生取义"的选择。比生命更宝贵的东西，那就是高尚的人格、信仰和道义，他不会以牺牲这些为前提而苟且偷生。这就是孟子"爱生而不苟生"的积极养生观。

养生的目的不只是长寿，还包括生命的质量和精神追求。这种积极的养生观体现了孟子养生思想的全面性和深刻性。他一方面告诉人们养生要拥有强健的体魄，又要有高尚的人格和品质。表面看来，似乎有点矛盾，其实本质是一致的。为了保证生命的质量"舍生取义"，体现了孟子的"富贵不能淫，贫贱不能移，威武不能屈"的大丈夫的崇高理想。他不愿意看到人为了生存而道德沦丧、苟且偷生，当一个人放弃尊严、人格和道德去苟且偷生时，他生命的价值和意义已经黯然失色了，这就背离了养生的主旨。

后世编辑的《孟府养生经》以修品德、悟做人、调阴阳、和气血、保精神为框架，从修心、气养、形养、食养、药养、四时调摄等方面入手，对孟府的养生之道做了较为全面的总结，体现了孟子养生的特点：修其身，悟做人之道；养其生，享受快乐人生。

四、先秦杂家的养生思想

《吕氏春秋》是先秦杂家的代表作。就养生思想而论，它是先秦诸子著作中，内容最丰富的。其思想体系不仅承袭了道、儒两家的内容，也旁采了墨、法等家之说，涉及养生内容很丰富，主要学术观点简述如下。

1. 养生应知本　《吕氏春秋·尽数》指出："故凡养生，莫若知本，知本则疾无由至矣。"所谓"本"，既包括知本求因、趋利避害，又包括颐养神形。《吕氏春秋·先己》记载："凡事之本，必先治身，啬其大宝。用其新，弃其陈，腠理遂通。精气日新，邪气尽去，及其天年，此之为真人。"由此可见，被视为"大宝"的是人之精气神，只要颐养神形，调补正气，驱除邪气，就可颐养天年。

2. 趋利避害，顺应自然　认识和掌握自然规律，发挥人的主观能动性，趋利避害，这是杂家养生的重要原则。《吕氏春秋·尽数》说："天生阴阳，寒暑燥湿，四时之化，万物之变，莫不为利，莫不为害。圣人察阴阳之宜，辨万物之利，以便生，故精神安乎形，而年寿得长焉。长也者，非短而续之也，毕其数也。毕数之务，在乎去害。"如果采取措施排除这些危害和干扰，则有可能使人长寿，达到自然寿限。何为害？《吕氏春秋》进一步明确指出："五味太过，五者充形则生害，此其一，乃饮食为害；七情太胜，过胜则伤神，乃情志为害，此其二；六淫太过，太过则伤精，乃六淫为害，此其三。知其三害而避之，使之无过，自然神安而形壮，年寿得长。"知本求因、趋利避害、顺应自然等是杂家养生思想的重要观点。

3. 修节以止欲 道家、儒家养生家倡导寡欲甚则节欲修行摄养，而《吕氏春秋》对"欲"主张修节以求适，若久处其适，就可长生。一味地压抑，制止情欲，反而有害健康。《吕氏春秋·情欲》曰："天生人而使有贪有欲。欲有情，情有节。圣人修节以止欲，故不过行其情也。"天地造就人类具有一定的贪心和欲望，欲望之中有感情，不论是什么人，都有同样的情欲，情有适度的限度。圣人之所以与众不同，是因为他们能够把握适度的感情，从珍爱生命出发做事就能把握适度的感情，不从珍爱生命出发就会失去适度的感情，这两种态度是决定生死存亡的根本因素。

4. 动形以达郁 《吕氏春秋·达郁》指出："凡人三百六十节、九窍、五脏、六腑、肌肤，欲其比也；血脉，欲其通也；筋骨，欲其固也；心志，欲其和也；精气，欲其行也。若此，则病无所居，而恶无所由生矣。病之留恶之生也，精气郁也。"人之精气血脉以通利流畅为贵，若郁而不畅达，则百病由之而生。同时指出，活动形体可使体内精气流通以保障机体生理功能。《吕氏春秋·尽数》："流水不腐，户枢不蠹，动也，形气亦然，形不动则精不流，精不流则气郁。"经常运动形体，则精气流行，恶无由生。吕氏提出的这种动形达郁的主张是对养生学的一个重大贡献。

第三节 成熟形成（秦汉晋唐时期）

公元前221年，秦统一中国，封建制代替了奴隶制，中国社会出现了暂时稳定的局面。汉唐两代都曾出现过封建经济高度繁荣的景象，开辟了丝绸之路，促进了中外文化交流；秦汉时期，秦皇、汉武都是长生不老的追求者，对社会造成了一定的影响；汉明帝时，佛教传入中国，逐渐影响了我国意识形态，对医学及养生的发展也产生了积极的影响。这一时期内，医、道、佛、儒、方、术各家都有人研究养生，多途径地探索延年益寿之法，出现了不少著名医家和养生家，以及养生专论、专著，中医养生学渐进成熟，从而形成了较为完整的体系。兹将这一时期内养生理论及实践发展的主要内容概括如下。

一、《黄帝内经》

《黄帝内经》是我国现存最早的中医经典理论著作。它不仅集先秦诸子理论及医学之大成，而且成为"医家之宗，奉生之始"；在"天人相应""内外兼修"思想指导下，对于养生从理论、原则和方法等方面，都做了较为全面的论述，奠定了中医养生学的理论基础，对中医养生学的形成和发展起到了承前启后的作用。

1. 天地合气的生命观 《黄帝内经》对人类生命有着精妙的宏观观察和科学概括。《素问·宝命全形论》指出"天地合气，命之曰人"，"人以天地之气生，四时之法成"。

《素问·生气通天论》曰："夫自古通天者，生之本，本于阴阳。"意思是说，自古以来，人体的阳气就是与自然界息息相通的，所以生命的本源，本于天地阴阳的变化。人是"天地合气"的产物，是自然界的一部分；自然界的四时转换、气候变化等都会影响人体的生理功能及病理变化，正确认识"天人"关系，"天人合一"才能为生命活动和健康而用。

《黄帝内经》对生命本质的认识是形神合一，相辅相成。《灵枢·本神》云："生之来，谓之精，两精相搏谓之神。"《灵枢·平人绝谷》："故神者，水谷之精气也。"《素问·上古天真论》指出："形体不敝，精神不散。"人之"形与神俱"才可"尽其天年"，充分说明《黄帝内经》对生命的起源和本质的认识是唯物的、符合实际的。

2. 不可违背的生命规律　《黄帝内经》对人体生、长、壮、老、已的生命规律有精妙的观察和科学的概括，不仅注意到人生历程中年龄阶段的差异，而且充分注意到了性别上的生理区别。如在《素问·上古天真论》中提出了男子以 8 岁为一生理阶段、女子以 7 岁为一生理阶段的递变规律，分别详细阐述了人的生理变化规律和特点，例如，女子 7 岁，男子 8 岁，"齿更发长"，处于发育阶段；女子 14 岁，男子 16 岁，一种能促进生殖生育的物质"天癸"发育成熟，故女子出现"月事以时下"，男子出现"精气溢泻"，从此时开始，男女交合，就可怀孕生育。"男不过八八，女不过七七，而天地之精气皆竭矣"，这种认识具有普遍的规律性和客观性。《黄帝内经》又详细论述了衰老变化的过程及其衰老的表现，为防病保健提供了理论依据。

3. 应天顺时的养生思想　《黄帝内经》确立了天人相应、应天顺时的整体养生观念，人的生命是"天地合气"的结果，天地孕育着四时节律。那么作为天地万物中的一物，人也只有顺着这种规律的变化才能和大自然和谐相处，就叫"顺天者昌"；不和谐相处为"逆天者亡"。故《素问·四气调神大论》提出："故阴阳四时者，万物之终始也，死生之本也，逆之则灾害生，从之则苛疾不起，是谓得道。"《灵枢·本神》记载："故智者之养生也，必顺四时而适寒暑……如是，则僻邪不至，长生久视。"就是说懂得养生之道的人，顺应时节变化而养生就能长寿。

4. 预防为主的"治未病"思想　养生防患乃医学之要道，预防为主，是中医养生学一贯强调的中心思想。《素问·四气调神大论》曰："圣人不治已病治未病，不治已乱治未乱。此之谓也。夫病已成而后药之，乱已成而后治之，譬犹渴而穿井，斗而铸锥，不亦晚乎？"这段话从正反两个方面强调治未病的重要性，已成为预防医学的座右铭。积极地预防，主要可通过养生来增进健康，改善体质状态。惜精固本，保养正气。《素问·上古天真论》指出："恬淡虚无，真气从之，精神内守，病安从来。"这是别具特色的预防医学理论，只有强身才能防病，只有重视摄生才能强身。

5. 养生的基本原则和方法　《黄帝内经》强调四时养生，在天人合一整体思想的指导下，提出了"春夏养阳，秋冬养阴"的基本原则，阐发了许多行之有效的养生原则和大量方法。主张外避贼风，内守精神，中养形体，要食饮有节、起居有常、不妄作劳、动静结合、疏通经络、劳逸适度、节制房事，等等。这是对人在未病之先，对养生防病的一种高层次的理念和追求。这不仅仅是一个用治疗方法来解决的医学问题，也是一个如何正确处理生活方式的问题，更重要的还是一个社会问题。《黄帝内经》中广泛应用针刺、灸熨、气功、按摩、温熨，以及阳光、空气、饮食、运动、时序、色彩、音乐、香气、声音等以却病延年，对后世产生了深远的影响。

总之，先秦诸子的"百花齐放，百家争鸣"为中医学科学体系打下了深厚的文化底蕴，而《黄帝内经》则是这一时期内医学发展的系统总结和科学结晶，对中医养生学的形成和发展起到了承前启后的关键作用。

二、《神农本草经》

《神农本草经》是我国第一部药物学专著，成书于东汉时期，共载中药365种，分为上、中、下三品。其中，上品药物为补养之品，计120种，并在多种药注有"耐劳""增年""长年""不老""轻身""延年"等字样，多具有补益强身、抗老防衰之功效，提倡以药物增强身体健康，如人参、黄芪、茯苓、地黄、杜仲、枸杞等，均为强身益寿之品。后世医家据此而创制了不少防老延衰的方药。由此可见，其用药思想将养生保健置于治病之先，也标志着药饵养生的开端。

三、王充的先天养生说

王充，东汉唯物主义哲学家，著有《论衡》，这是我国较早的养生学专著。他提出了先天养生的问题。对于子辈的长寿来说，首先跟父母的体质、父母的房事生活以及疏字、胎教等优生优育问题相关，揭示了人体生命健康长寿的深层秘密。

王充认为，人体生命的强弱寿夭，乃禀气使然。"气"，是产生万物的本源，万物皆禀气所生，人当然也不例外。"气寿篇"曰："夫禀气渥（厚也）则其体强，体强则其命长。气薄则其体弱，体弱则命短。""人禀气而生，含气而长。"这种决定人体生、长、壮、老、已的"气"，首先是禀受于父母，父母之精气血气即下一代所禀之气。父母之气强，则子女所禀之气亦强；父母之气弱，子女所禀之气亦弱。所以他得出了这样逻辑性的结论："强弱寿夭，谓禀气渥薄也。"王充指出，子女禀气受命之时，正是其父母"交合施气之时"，这是科学的遗传学论。

他还提出了疏字稀生、少生优育之论："妇人疏字者子活，数乳者子死，何则？疏而气渥，子坚强；数而气薄，子软弱也。""命义篇"还提出了循《礼》胎教之法可使子贤良康强。如此，依法施气交合、稀生优育、注重胎教，皆先天养生之道。王充认识到养生应从胎孕时开始，这种将少生优生与长寿联系起来探讨的思想，大大丰富了养生学的内容。

四、医圣张仲景的养生之道

张仲景是东汉末年杰出的医学家，他奠定了中医学辨证论治的基础，为方书之祖，被称为"医圣"。大凡学养深厚，造诣高深的中医学家，都知养生、重养生、善养生，张仲景更是如此。张仲景的养生之道主要可概括为如下几点。

1. 健康为本　张仲景从医之目的为"上以疗君亲之疾，下以救贫贱之厄，中以保身长全，以养其生"。他批评当时的一些读书人"孜孜汲汲，唯名利是务，崇饰其末，忽弃其本，华其外而悴其内"，告诫他们"皮之不存，毛将安附焉"？基于这种认识，在日常生活中他自己就有养生保健的良好习惯。起居有常，导引吐纳，按摩腹部，注意口腔保健，五味适中，勤而不懒，乐观旷达，内守正气，外慎邪气等，形成良好的素养。

2. 修德养生 张仲景创立了中医的病因学说，他在《金匮要略》中指出："千般疢难，不越三条，一者，经络受邪入脏腑，为内所因也；二者，四肢九窍，血脉相传，壅塞不通，为外皮肤所中也；三者，房事、金刃、虫兽所伤。以此详之，病由都尽。"而怡神畅志，修德养生，是防病却病的首务。他任长沙太守时，给人看病不取钱；后来弃官归里，看病收费也很少。曾有一个嫉妒他的医生得了病，此病只有张仲景能治，那人心有顾虑，不好意思就医，张仲景却坦然地治好了他的病，使那人很感动。济世利民，救死扶伤，医者之首务。孔子云"仁者寿"，此亦养生之道也。

3. 顺应时气 《金匮要略》指出："夫人禀五常，因风气而生长，风气虽能生万物，亦能害万物，水能浮舟，亦能覆舟。"天时"有未至而至，有至而不至，有至而不去，有至而太过"，强调机体应当顺应四时之变，体现了中医防治结合、预防为主的原则。中医养生学的理论和方法中很重要的一点就是顺时养生。正如《灵枢·本神》所说："故智者之养生也，必顺四时而适寒暑……如是，则僻邪不至，长生久视。"就是说懂得养生之道的人，顺应时节变化而养生，就会长寿。

4. "养慎"思想 《金匮要略》第一篇就提出"养慎"思想。养慎的核心是外避六淫，内养正气。方法是多方面的，如张仲景提倡清心寡欲、节制房事、调节饮食、按摩针灸、气功导引、谨防外邪、本分守法等，以祛除病邪，并提出预防为主的思想。《金匮要略》云："夫治未病者，见肝之病，知肝传脾，当先实脾。"张仲景"养慎"思想的本质就是养生一定要生活化，养生的效果来自细节："养慎""不伤"，人体易伤难养，不伤就是养。因此，养生应树立"勿以善小而不为，勿以恶小而为之"的态度，利小也养，弊小也伤，年年月月，积少成多，会由量变引起质变。

5. 五味调和 张仲景指出："凡饮食滋味，以养于生，食之有妨，反能为害。""所食之味，有与病相宜，有与身为害，若得宜则益体，害则成疾，以此致危，例皆难疗。"这说明饮食养生的科学化、合理化，在人们的实际生活中是非常重要的。张仲景提倡科学地配膳，这是特别值得注意和重视的。关于这一点，《金匮要略》中有大量论述，归纳起来就是"两五配四加新鲜"。所谓"两五"，是指五谷和五味，即主食为五谷相兼，粗细搭配，副食中菜肴的性味与烹制成的味道要五味适合；所谓"配四"，是指饮食要与四季气候相配合，摄取的食物一定要新鲜，不能腐败。

五、神医华佗的养生术

华佗是东汉末年的著名医家，医术高超，精通内外妇儿，方药针灸无不谙熟，有"神医"之称；又晓养性之术，史称"年且百岁，犹有壮容"。他继承了先秦《吕氏春秋》动则不衰之说，从理论上进一步阐述了动形养生的学说。

他提出了动作不衰的思想："流水不腐，户枢不蠹。"又继承了《庄子》的"吐故纳新，熊经鸟伸"的法则，从理论上进一步阐释动形养生的道理。在实践中创立了五禽之戏：一曰虎，二曰鹿，三曰熊，四曰猿，五曰鸟。华佗坚持做五禽戏，"年且百岁而尤有壮容"，其弟子吴普仿之，"年九十余，耳目聪明，齿牙完坚"。师徒二人都是养生有道的典范。

五禽戏的作用是增强脏腑的功能，具有祛病强身、延年益寿之效。华佗的五禽戏虽没有书面流传下来，但由于代代口传身授，这种健身法仍然广泛流传于民间。而且发展演化为多种流派，形式多样，如气功界的鹤翔桩、大雁功、太极拳及武术中的某些术式，都与其有渊源关系。

六、魏晋著名养生学家嵇康

嵇康，魏晋时期著名的文学家、思想家、音乐家、养生学家，其所著《养生论》是中国养生学史上第一篇养生学专论。他从小就受老庄思想影响，故使他毕生倾心于养生之学。

嵇康是全面的养生家，他主张形神兼养，尤重养神。他提出的养生方法首先是要清虚静泰，少私寡欲，守一抱真。他亦重服食养生。

嵇康明乐理，善操琴，注重音乐养生，其可调神养性，陶冶情操。他还重视住宅环境的养生，指出住宅的位置要"远近适宜"，房舍的布局要"堂廉有制"，环境要"坦然殊观"，以"利人为福"。他自己在宅前种了一棵树，并在宅院四周挖了河围成乌龟状，显得坦然殊观，清静幽雅。他的环境养生说对后世影响深远。

嵇康亦重视劳动养生，勤奋写作锻炼脑力，还爱郊游养生，常与道士孙登游于汲郡山中。他说："游山泽，观鱼鸟，心甚乐之。"有一次他上山采药忘归，山中打柴人见之，观其风姿以为神仙，可见其养生之验。

总之，嵇康是深于理论、重视实践的养生家。但最终因被诬陷而遭杀害，年仅四十岁，这是一件非常遗憾之事。

七、道教养生家

道教是我国土生土长的传统宗教，一般认为它创立于东汉中叶，其思想渊源是"杂而多端"。道教养生学的基本理论是建立在道教哲学和古代养生观基础上的，养生方法门类众多，方法奇特，庞大繁杂，其特点是多而全面，具体实用。道教注重养生，崇信神仙，因而，道教经书的内容广泛而丰富，有关养生的书籍多收其内。下面介绍两位道教养生家的养生思想。

（一）丹术养生家葛洪

葛洪，东晋著名的道教理论家、医药学家和炼丹术家，建立了系统养生法。葛洪自幼好学，通晓百家之术，尤好神仙养生之道。他兼通医术，著有《肘后备急方》，是晋代唯一流传至今的方书，颇为历代医家重视；又著《抱朴子内篇》论述养生之术。

他精研道教理论，从预防为主的思想出发，首先提出"养生以不伤为本"，认为养生要尽早着手，而且要养成良好的生活习惯才有利于健康。他谆谆告诫养生者，生活起居要有规律，养生除疾要讲究法术才奏效。

他的养生方法概括起来有宝精、行气、服药、辟谷。所谓宝精，即男女房中交合之道要注重节欲保精，在这个问题上既反对"绝阴阳"禁情欲，又反对纵情欲任施泄，主张保持有节制的、和谐的性生活，这为后世养生家所重视。所谓行气，即气功导引。在他所著的《抱朴子》中指出："行气可以治百病……或可以延年命，其大要者，胎息而已。"首次提出了"胎息"功法，并详述其要领。所谓服药，又名"大药"，即"金丹"。他对炼丹之术也进行了研究，丹砂与金石类都有毒，选择不慎，反致殒命，故不可取；而草木之品，确有延年益寿之功。它在"仙药"篇中论及的植物药，如松柏脂、灵芝、茯苓、地黄、麦冬、巨胜子、楮实子、黄精、槐实、菊花等，经现代研究分析证实，确有抗衰防老、益寿延年的作用。所谓辟谷，乃古人修行养生的一种重要方法。当然，辟谷要和胎息服气同步进行，才有养生之效。

（二）山中宰相陶弘景

南朝著名养生家陶弘景，精于医学，旁通佛、道，长于养生。他自幼好学，四五岁时即学书法，八九岁时读书千卷，六经已烂熟于心。10 岁得葛洪《神仙传》，爱不释手，遂有学道修仙之想。不满 20 岁的陶弘景被宰相推荐为诸王侍读，公元 492 年，上表辞官，入山修道，自此隐居句曲山，自号"华阳陶隐居"。梁武帝即位，甚器重之，屡召不至，而每有大事则使人咨询，时人称之为"山中宰相"。著作有《养性延命录》《神农本草经集注》等。

陶弘景辑录了"上自炎黄以来，下及魏晋之际"的许多养生文献，著成《养性延命录》一书，为现存最早的一部养生学专著，较全面地辑录了此前历朝名贤的养生论述，涵盖了各种传统的养生之道。概括起来，大致有顺应四时、调神养性、爱气保精、导引按摩、服食养生、行气吐纳等几个方面。《养性延命录》收集了先秦及两汉时期的养生文献，也反映了陶弘景的养生思想，这本养生专集对于推动养生学发展有着重要的研究价值。

八、唐代"药王"孙思邈

孙思邈，京兆华原（今陕西省铜川市耀州区）人，亦道亦医的著名医学家、养生学家。他精通道、佛之学，广集医、道、儒、佛诸家养生之说，结合自己多年丰富的实践经验，有两部影响极大的巨著，即《备急千金要方》和《千金翼方》。书中内容不求玄虚，但求实用，以便后人能够行之有效。他还著有养生专论《摄养枕中方》，内容丰富，功法众多，在我国养生学发展史上具有承前启后的作用，对养生学做出了很大贡献。孙思邈养生思想主要有以下几个方面。

1. 修身养性，道德为先　养生大法，德行为本。孙思邈全面继承和发挥了儒家养生重视伦理道德修养的思想，把德行看作延年益寿的根本法则，这在当今社会仍具有重要的现实意义。孙思邈认为善养生者，必须具备高尚的道德情操，"道之所在，其德不孤"，"得道者多助"，一贯做好事的人，最终必得到人民的支持和爱戴。孙思邈本人正是以德高艺精、"终生为善"在民间赢得了崇高的信誉，也得到了最大的精神愉悦。

2. 调摄情志，心性平和 精神养生在于七情平和，精神内守。凡事不可恣意过用，用得中正，益于养生，用得其过，损性伤神，这是一种儒家中庸之道的养生观。孙思邈曰："善摄生者，常少思、少念、少欲、少事、少语、少笑、少愁、少乐、少喜、少怒、少好、少恶行。"并把"十二少"上升为"养性之都契也"。这种道家清静无为的思想有益于心神保养，其核心是排除外界不良干扰，独立守神，善于调摄不良情绪，保持平和的心态。

3. 食养食疗，不贪厚味 《备急千金要方》指出"安身之本，必资于食"，"凡欲治病，先以食疗，既食疗不愈，后乃用药尔"，并进一步指出"不知食宜者，不足以存生"。食疗可避免药物的副作用，减少医源性疾病，强调食疗胜于药疗。

孙思邈主张荤素搭配，五味调和，提倡饮食清淡，多吃蔬菜，即主张少吃动物性食品，多食植物性食品，反对贪图厚味。凡饮食节俭的地方，人们大多健康长寿；经常恣意饱食而无节制的地方，人们反而多病。研究证明，节食有助于延年益寿。

4. 顺时摄养，起居有常 《备急千金要方》中说："是以善摄生者，卧起有四时之早晚，兴居有至和之常制。"就是说，睡眠、休息和劳作都必须安排合理，要做到有规律地生活，养成良好的卫生习惯。孙思邈的顺四时变化而依时摄养的方法，对强身延年确有积极意义。孙思邈还主张按四季的变化调整睡卧方向，他说："凡人卧，春夏向东，秋冬向西，头勿北卧，及墙北亦勿安床。"

5. 膏用小炷，常欲小劳 "养生之道，常欲小劳，但莫大疲，及强所不能堪耳。且流水不腐，户枢不蠹，以其运动故也。"孙思邈常用的是普通慢速散步和摩腹散步，有良好的养生保健效果。旨在强调劳逸适中，因人而异，既反对单纯的静养，又不可运动过量。

6. 导引按摩，针灸药饵 孙思邈十分重视气功、导引按摩等动静结合的修炼方法在养生中的作用。《备急千金要方·养性》载："常闻道人蒯京已年一百七十八，而甚丁壮。言人当朝朝食玉泉，琢齿，使人丁壮有颜色，去三虫而坚齿。玉泉者，口中唾也。朝旦未起，早数漱津令满口乃吞之，琢齿二七遍，如此者乃名炼精。"孙思邈还很重视针灸和药饵养生。

7. 房中补益，优生优育 孙思邈认为，性欲要求是人的生理需要，不可禁锢情欲，故提出房中补益养生法。他总结前人的经验，对房中养生的基本原则、方法、禁忌等都做了专门阐发，对提高生活质量非常有益，并提出了节制房事和优孕优生的原则和方法。

8. 重视养老，综合调理 养老之原则，强调综合养生，从多方面入手，综合养护，方法切实可行。首先要陶冶性情，保持精神的愉快。其次，要注意全面调摄，在日常生活中应顺应自然，谨避外邪，起居规律，劳逸适度，适当运动，按摩导引等。在饮食调养方面，他指出老年人宜清淡多样、温软易消化食物，切忌生冷油腻肥甘之物。

九、佛家养生思想的传入

随着佛教的传入，大量经论被翻译过来，佛学理论在我国得到了很大发展。公元6世纪末至9世纪中叶的隋唐时期，是中国佛教的极盛时期。佛界的基本特征是以摆脱现世苦海为中心，这就决定了佛界不可能明确提倡养生，更不可能崇尚长寿。但是，佛界的某些教义与修行方法，客观上却具有不同程度的养生意义与价值，而且纵观古今，佛界长寿之士不乏其人。因此，佛家的养生可从以下几方面体验。

1. "四大调和" 佛家应世，讲"因果关系"。佛学认为，人体也是由自然界构成物质的四大元素——地、水、火、风和合而成。地为骨肉，水为血液，火为人之体温、热量，风为呼吸。一般说来，"四大调和"，人方可健康，如果不调和就会生病。所以，佛家也强调身体的和谐统一，这一思想与中医理论近似。

2. 专心修禅 佛界养生主要体现在以"戒、定、慧"所统括的佛学之中，尤以定、慧的禅定之学，因其与气功的养生之道多有相通，故最具养生意义与价值，也对我国传统气功产生了相当的影响。"禅"汉译为静虑，即佛家的静坐气功。禅定的锻炼有助于排除外来和内生不良因素的干扰，保持良好心态。因此，我们可以吸取"制心一处"的精神实质，根据个人的兴趣爱好，专心某项有益的活动，如抚琴、绘画、下棋、书法、育花、养鸟、钓鱼、打拳等，乐而为之，持之以恒，能怡养性情，健身防病。

3. 养心炼性 初期出家僧侣多以所谓"跳出三界外，不在五行中"为指导思想，是一种所谓看破红尘、悲观厌世的态度。后来出家之僧侣修"菩萨行"，遵循"自利利人"的教义，采取积极入世的态度。佛家很重视修身养性，即淡漠名利，多能以忍耐、宽容、达观的态度对待人生，处世从容不迫，善于控制自己的感情，保持心理稳定、个性温和、乐善好施、恬静的心灵。这是佛家养生的一大真谛。

4. 恪守戒律 佛教制定了很多戒律，其中五戒是最基本的，包括不杀生、不偷盗、不淫邪、不妄语、不饮酒。这些戒律虽说出于宗教目的，但实践中却体现出摄生保健的效能。佛家以宽大为怀，慈善为本，主张修身洁行，惩恶扬善。佛家强调"因果报应"，即要求人要有一颗慈善的心，一生做好事，助人为乐，扶困济贫。这样会给自己精神上带来愉快，即所谓"外因内果""厚德载福"。这的确是保障人们心理健康的重要措施。

5. 素食养生 素食是我国汉传佛教饮食文化的核心内容，是佛教养生之道的一个重要组成部分。从科学营养的角度来看，素食有以下几点优势。

首先，营养丰富而全面。合理的素食结构能够获得丰富而全面的营养素。植物性食物维生素与矿物质含量更丰富；植物性脂肪里含有丰富的脂肪酸，多为非饱和脂肪酸，有利于使胆固醇降低，可避免心脏病和各种血管病症。

其次，有利于提高智慧。两千多年以前的《大戴礼记》云："食肉者勇敢而悍，食谷者智慧而巧。"认为多肉食使人勇猛彪悍，但思维欠灵敏；多素食使人神志清灵，大脑思维敏捷。科学家研究建议，多吃碱性食品、蔬果类食物可提高智商。

再次，可防治多种疾病和预防癌症。医学研究证实，健康的身体，免疫功能稳定，血液应呈弱碱性，血液中富有钙和钾等矿物质。而动物性食品多半容易使血液呈酸性，血液若为酸性反应时，会加速细胞老化，是多种慢性病的温床，癌细胞更易扩散。植物性食品含有丰富的维生素和矿物质，使血液呈弱碱性，能强化人体的免疫系统，增强抗病能力。

6.环境优美 自古以来就有"天下名山僧占多"之说。寺院多建在青峰翠恋之间，那里山清水秀，景色幽雅，空气新鲜，苍松翠柏，鸟语花香，没有空气污染，没有噪音污染，充满诗情画意。僧侣经常植树造林，行医施药，长期生活在这样的自然环境中，处在一种乐观超逸的心理状态，十分有利于身心健康。

第四节 完善提高（宋金元时期）

宋金元时期，是中国封建社会的中期。在思想上倡导融道、儒、佛三教于一炉的所谓"理学"，又出现"新学"哲学流派。在中医学术领域内，出现了流派争鸣的局面，涌现了一大批著名养生家。同时由于宋代帝王对养生学十分关注，组织力量编写了《太平圣惠方》《圣济总录》等大型官修医书，医学著作大量问世，老年医学、中医养生学著作也大量涌现，从而大大促进了中医养生学沿着《黄帝内经》开创的思路继续向前发展，并形成了一些自己的特色。

一、朱熹的养生思想

朱熹是继孔子之后中国历史伟大的思想家、哲学家和教育家，是儒学思想的代表人物。朱熹认为理是世界的本质，"理在先，气在后"，提出"存天理，灭人欲"。他的"理学文化养生"有两层基本涵义：一是标志着理学文化本身存在养生的思想；二是标志着理学文化可以转换为养生方法。概括起来，基本精神主要表现在以下几个方面。

1.存理制欲，"德智双修" 在儒家看来，随着年龄的增长，人心就被唤醒，情欲也随之而起。当此之际，应该以"理"制之。朱熹所谓的"灭人欲，存天理"理念，并不是否定一切欲望的存在，因为人本来就有动物的欲望本能，朱熹的意思只是要求在满足基本欲望后，去除那些多余的欲望。这种防止纵欲的思想不仅具有社会道德的意义，而且具有个人身心健康的理趣。因为"纵欲"既损耗了精气，也造成自我心理畸形，那是有损健康的。因此，只有控制过分的情欲，才能伸展正气，培元固本。为此，朱熹强调德智双修，这实际上也可以从养生的立场来认识，因为"德智双修"包含着人生关怀和安身立命的内涵，在深层次中与身心健康的养生境界相通。

2."格物致知"，身心合一 朱熹提出"格物致知"和"即物穷理"的理念。"格物致知"的过程也是文化养生的提升历练，"即物穷理"也蕴涵着向养生思想转换的可能。因为"即物穷理"的过程实际上可以看作是精神专注的过程，这种专注恰好是身心健康的基本条件之一。生命的基本内涵是形神合一，其中包含着专心致志的心性状态。专心致志不仅是成就事业所必需的思想状态，而且是身心健康的精神条件之一。思想高度专注，心态平和，平日间人情世事的烦扰会一扫而光，这样自身的情绪得到了很好的调整，在客观上是有益健康的。著名的哲学家有不少人是长寿的，其中的原因固然比较复杂，但他们的思维习惯具有文化养生意义。

3. 立志明道，着眼于行　朱熹十分向往"超凡入圣"的理想境界，一生遵循立志明道的人生理念。他说："学者须思所以超凡入圣。""学者大要立志，才学便要做圣人是也。"由此可以看出，所谓立志，其实就是给自己定一个高尚的目标，通过效法圣人的理想人格，不断完善自我人格。立志之后怎么办呢？儒家倡导"笃行"。在朱熹看来，"笃行"就是在"穷理"基础上，把"理"落实到自己的行动中，在这个过程中可以达到修身养性的目的。

如何去行？朱熹认为应该从现实细小的事情开始做起，从平凡的事情做起。这就是说，"行"并不是要好高骛远，而是在日常生活中下工夫。这对于指导人们正确修身养性具有重要的意义。朱熹一生经历坎坷，但在复杂的政治斗争和人生历练中活到古稀之年，这与他的理学文化养生的作用是分不开的。

4. 静坐养生　在朱熹看来，静可使人气理平和，从而达到涵养阳气的目的。另外，主静可使人精神刚健和道心坚固。因此，他十分倾心静坐养生法。继朱熹之后，南宋诸多儒家养生家认为"运气之术，甚近养生之道"，于是采集诸家养生之要，编成《卫生歌》。这表明当时的理学家已经注意对各种养生功法加以兼收并蓄，也预示着中国养生文化开始向通俗与普及的方向发展，成为一种大众文化。

5. 传承孝道，亲身实践　朱熹认为理为万物之本，孝也就是理的产物。在孝与仁的关系上，仁是人性，孝是行仁之本。他认为孝是教人做人的根本。

《朱子文钞》有一封家信，信中道："慈母年高，当以心平气和为上。少食勤餐，果蔬时伴。阿胶丹参之物，时以佐之。延庚续寿，儿之祈焉。"信中提到的养生之道有三个要点：第一是劝告老年人增进精神修养，保持良好平和心态；第二是注意饮食方式及营养结构；第三是在正常饮食之余进行必要的补养，而阿胶、丹参是比较适合服用的滋补物。朱熹给自己慈母开出的那张养生清单，劝告于母亲，其实也是他自己的生活实践，其寿至71岁，这在当时也属于高寿。

二、老年医学的不断完善

中国从西汉时开始就很重视老年保健，唐代的孙思邈更对此有专门的论述。宋元医家、养生家寻求新的老年保健方法，全面认识老年人的生理病理特点，丰富老年人的治疗保健原则和方法，促进了老年医学的发展。

宋代陈直撰著有《养老奉亲书》一卷，该书是我国现存最早的老年医学专著，书中对老年人的生理、病理、心理以及高年老人的戒忌、保护、四季调养等方面，都有详细的论述，提出了老年人的"七养"，并继承发扬了《黄帝内经》以来的四时顺养思想，提出"四时养老论"。书中既有理论，又有方法，对后世影响很大。元代邹铉一家三代用此书中之法养生，皆年寿过90岁。邹铉广收秘方和老年人养生之道，将该书增补3卷，合为四卷，定名为《寿亲养老新书》，流传至今。

1. 精神摄养　根据老年人的精神情志特点，陈直指出："凡丧藏凶祸不可令吊，疾病危困不可令惊，悲哀忧愁不可令人预报……暗昧之室不可令孤，凶祸远报不可令知，轻薄婢使不可令亲。"说明保持老年人情绪稳定，维持心理健康是非常必要的。邹铉还指出了心病心医的情志保健原则。《寿亲养老新书》中载有一首诗："自身有病自身知，身病还将心自医，心境静时身亦静，心生还是病生时。"说明了只有进行自身心理保健，才可杜绝情志疾病。

2. 饮食调养　对于老年人，合理调节饮食是非常重要的，因为"高年之人，真气耗竭，五脏衰弱，全仰饮食，以资气血；若生冷不节，饥饱失宜，调停无度，动则疾患"。因此，提出"老人之食，大抵宜温热、熟软，忌其粗硬生冷"及"善治病者，不如善慎疾；善治药者，不如善治食"（《寿亲养老新书》）的主张，这符合老年人的生理病理特点。忽思慧的《饮膳正要》更丰富了饮食调养的内容。

3. 四时养老论　宋元时期，尊崇《黄帝内经》四时养生之说，并增广其法，从而丰富了顺时养老的内容。对于老年人，顺应四时的阴阳消长来保养身体更为重要。故陈直指出，老年人要"依四时摄养之方，顺五行休王之气，恭怡奉亲，慎无懈怠"。朱丹溪《格致余论》亦指出："善摄养者……各自珍摄，以保天和。"故养老大法必然要依据天和的性质，顺四时变化而摄养，才能老当益壮。

邱处机《摄生消息论》论四时养生，从不同角度对四时的精神调养、起居调摄、饮食保健等，都有所阐发和发挥。邱处机是道教养生家，但其养生理论又总与《黄帝内经》紧密结合在一起，是道与医的结合，精辟深刻，切实可行。

4. 起居护养　老年之人，体力衰弱，动作多有不便，故对其起居作息、行动坐卧，都须合理安排，"竭力将护，以免非横之虞"（《寿亲养老新书》）。护养方法是："凡行住坐卧，宴处起居，皆须巧立制度。"例如，老年之居室宜洁雅，夏则虚敞，冬则温密；床榻不宜太高，应坐可垂足履地，起卧方便；被褥务要松软，枕头宜低长，可用药枕保健；衣服不可宽长，宜全体贴身，以利气血流畅；药物调治，汗、吐、下等攻伐之剂切宜详审，防止不良后果。总之，处处为老人提供便利条件，细心护养。

5. 药物扶持　老年人气色已衰，精神减耗，所以不能像对待年轻人那样，施用峻猛方药，欲速则不达，反而危及生命。《寿亲养老新书》提出，老年人医药调治应采取"扶持"之法，即用温平、顺气、补虚和中、促进食欲之方来调治，切不可峻补猛泻，这些原则均符合老年人的生理特点。

三、医药养生方法日臻完善

从宋代开始，自朝廷至民间都很注重药方的搜集和研究。公元992年，官修《太平圣惠方》百卷，载有许多摄生保健的内容，尤其注意药物与食物相结合的方法，如记述了各种药粥、药酒等。《圣济总录》是在《太平圣惠方》的基础上广泛搜集当时民间验方，并结合内府所藏秘方，由政府召集全国名医加以整理，于公元1111～1117年编成。全书共200卷，将汉以后官府所藏和民间流传的延年益寿、强身驻颜单方、验方搜罗殆尽。书中还对金石类药服后的毒副作用做了详细记载，反映了宋金元时期药物养生的发展状况和取得的巨大成就。

针灸学在宋元时期有很大的发展，出现了许多新的针灸专著及闻名国内外的"针灸铜人"，同时，又出现了子午流注针法，主张依据不同时间选择不同穴位，达到治疗保健的目的。宋代整理的《正统道藏》及其辑要本《云笈七签》，虽为道家书籍，但书中记述了较多导引、气功、按摩等有关方法，对防病保健具有重要的价值。

四、丰富多彩的饮食养生

历代医家和养生家都非常重视饮食保健，因为这是防病治病、保健延年的基础。在宋元时期，由于实践经验的不断积累，食养食疗理论和方法都取得了显著的成就。

1.四时五味养脏法　宋元时期，对食养理论的认识更加深化。陈直对先秦时期"春多酸，夏多苦，秋多辛，冬多咸"的原则进行了一定的修正。在具体运用上，《寿亲养老新书》卷一明确提出了"当春之时，其饮食之味宜减酸增甘，以养脾气"；"当夏之时，其饮食之味宜减苦增辛，以养肺气"；"当秋之时，其饮食之味宜减辛增酸，以养肝气"；"当冬之时，其饮食之味宜减咸而增苦，以养心气"。这种饮食原则的好处在于既不使当旺之脏气过于亢盛，又不使所克之辨气有所伤伐，这在食膳发展史上有一定的意义。

宋代的《太平圣惠方》《圣济总录》两部医学巨著中，都记载了大量食养的内容。陈直是宋代对食养食治贡献最大者，他总结了唐以来在老年养生方面，特别是食养食疗方面的经验，并在其专著《养老奉亲书》中介绍了大量食养食疗的内容，全书共列方232首，其中食养食疗方有162首。该书所载食养食疗方剂具有很高的科学价值和实用价值，如"益气牛乳方"，陈直认为：牛乳补血脉，益心，长肌肉，最适宜老人。现代也将牛乳列为三种长寿乳制剂之一，其抗衰强身的作用已得到肯定。另外，陈直认识到饮食在调节人体阴阳平衡上的重要作用，从理论上阐明了食养的根本机制；他还认为老人肠胃虚弱，不可顿饱，而宜少食多餐，这种重视脾胃的观点，可以说是李东垣"脾胃内伤，百病由生"观点的先肇。

2.古代营养专著的发行　元代饮膳太医忽思慧撰写的《饮膳正要》成书于天历1331年，是一部古代营养学专著，具体阐发了饮食卫生、营养疗法，乃至食物中毒的防治等，为我国现存的第一部完整的饮食卫生食疗专著。特别值得注意的是，它突破了以往食养书籍多注重患者的藩篱，从健康人的饮食保健立论，给食养学注入了新的内容。它从健康人饮食的实际需要出发，制定了一套饮食卫生法则。《饮膳正要》还收载有西域和其他民族的食品，对食养的推广与普及起了重大促进作用。元代贾铭所著的《饮食须知》也是元代一部有名的食养著作。

五、"金元四大家"对养生学的影响

宋元之交，由于长期战乱，人民生活困苦，疾病严重，迫切要求医学有进一步的发展，因此产生了一大批著名医家，其中影响最大的是"金元四大家"。他们不仅是临床家、理论家，也是养生家，他们将医学观点、理论运用于养生学，对养生学理论的创新与发展起了很大的作用。

（一）刘完素养生重养气

刘完素在王充寿夭在于"先天禀赋"说的基础上，进一步强调人之寿命的长短实际是掌握在自己手中的。这种"人主性命"说，说明只要发挥摄养的主观能动性，就能达到延年益寿的目的。他重视气、神、精、形的调养，但尤其强调气的保养。对于养气方法，他认为当从调气、守气、交气三方面着手，他在《素问·病机气宜保命集》中指出："吹嘘呼吸，吐故纳新，熊经鸟伸，导引按跷，所以调气也；平气定息，握固凝神，神宫内视，五脏昭彻，所以守其气也；法则天地，顺理阴阳，交媾坎离，济用水火，所以交其气也。"这种调养之法可达到舒畅阴阳、灌溉五脏、调畅气血的作用。

（二）张子和养生重祛邪以扶正

张子和在治疗上创汗、吐、下三法，主张攻邪而反对药补，且说："圣人只有三法，无第四法也，从不言补。"但在康复阶段，在饮食补养上有精细的研究。他在《儒门事亲》一文中云："养生当用食补，治病当用药攻。"疾病的康复阶段当用食补："以五谷养之，五果助之，五畜益之，五菜充之。相五脏所宜，毋使偏倾可也。"意为食用谷、果、肉、菜补养人体要根据人体五脏所适宜的气味性能，不要偏食偏味。很多他提出的在康复阶段的食补方法都得到了验证，如对于感冒风、寒、暑、湿四种不正之气而患热病的患者，在使用过辛凉之剂后，食以酸醋酱粥之物，可使热立解。可知张从正食治养生的特点："善用药者，使病者而进五谷者，真得补之道也。"他既以食治病，又以食助养，治养结合，形成他独到的食治及康复养生医学思想。

（三）李东垣养生重调理脾胃

李东垣认为，元气为人生之根本，它虽来自先天，但却要靠后天脾胃不断运化水谷精微来补充和护养，元气才能充盛，身体才能健康。如果脾胃受到损伤，人就会得病。所以他提出"脾胃内伤，百病由生"的理论。根据这一理论，人要保持健康，就要有强健的脾胃。李东垣提出"养生当实元气"，主要就是从护养脾胃入手，这是防病治病、延年益寿的一条重要原则。李东垣调养脾胃的方法主要概括为三方面：一是调节饮食护养脾胃；二是调摄情志保护脾胃；三是防病治病顾护脾胃。

保护脾胃首先在于调养饮食，强调饮食要定时定量，要有规律，忌生冷和过于太咸、太热和辛辣之品，饮酒要适量等。其次要注意日常生活起居等方面的调养，既要防止六淫外邪的侵入，又要避免七情过盛。最后要劳逸结合，保证有充分的睡眠，衣服要适寒温。李东垣防治疾病之立法，注重调补脾胃，他以顾护脾胃而益寿延年的精辟理论为养生别树一帜，为后世实践所肯定。

（四）朱丹溪养生重养阴

朱丹溪生活在元代，是金元四大家最晚出的一位。他广泛吸收刘完素、李东垣、张子和三家的学说和经验，创立新说，成就最大。朱丹溪医学思想的基本观点是人体阴常不足而阳常有余，人体阴精来迟而去早，再加上相火即情欲之火容易妄动，如色欲过度、饮食厚味等的欲望都会耗伤阴精，所以人的一生当中总是处于阴不足阳有余的状态。无论治病养生都要念念不忘保阴二字，由此奠定了丹溪养生思想的理论基础。

朱丹溪的养生主要从两方面着手，一是饮食，二是色欲。他在《饮食箴》中用对比的手法阐明了纵口恣食伤身致病和安于淡食素味身安体健两种不同的结果，使人明白节制饮食以养生康体的道理和方法。

他在《色欲箴》中批评那些终日沉溺房帷之人，贪恋女色，恣情纵欲，甚至借助药物，以求片时欢乐，结果残害自身，危及家庭；指出只有远帷幕，收心寡欲，才是保健康的唯一方法。

总之，宋元时期不仅充实和发展了前人的养生理论、原则和方法，而且对老年病的防治和老年摄生保健有了突出的发展，形成了比较完备的体系。中医养生学发展至此，其理论日趋完备，方法更加丰富。

第五节　全面发展（明清时期）

到了明清时代，中医药学已经进入了大整理、大总结的时期。医药学的发展必然带动着养生学的发展，在这一时期，中医养生保健专著的撰辑、出版是养生史的鼎盛时期。此期所出版和刊行的养生类著作比明清以前2200多年间所发行的总量还要多，其发展之迅速和传播之广泛，在历史上是空前的。这一时期，由于中外交通的发展，中外医学交流活动亦日益频繁，有的养生专著被译成外文出版发行，中医养生学得到了全面的发展。

在明清时期，研究养生保健的对象非常重视老年人，养生专著大都联系到老年人的养生和长寿问题，而且还有不少养老专著。此期养生学的成就主要体现在以下几方面。

一、养生重阳气和"治形宝精"说

至明代，随着命门学说的发展，产生了以赵献可、张景岳为代表的温补派，他们反对滥用寒凉药物，主张用药物温补命门。如赵献可《医贯》认为：命门真火是人身之宝，人的一切生理机能都靠命门真火的推动，命门火旺则生命力旺盛，命门火息则生命终结。因此，养生及治病均以保养真火为要。

张景岳《景岳全书》提出阳气旺盛则寿命长，阳气衰微则寿命短的论点。其重视命门，在理论上较赵献可更全面，他认为命门为阳气阴精的根本所在，命门亏损，则五脏六腑都会丧失其根本而变生各种病症。因此，他特别注重用甘温固本法预防疾病。这在当时滥用寒凉，败胃伤阳，致成时弊的情况下，是有重要意义的。

张景岳特别重视先天养生，即子代要从父母那里得到一个健康的体质。至于后天防衰老，应从中年做起，他提出"四慎"的养生原则："慎情志可以保心神，慎寒暑可以保肺气，慎酒色可以保肝肾，慎劳倦饮食可以保脾胃。"所以他提醒，人到中年"当大为修理一番，则再振根基"。

张景岳特别强调护养阳气和保养精血对于养生长寿的重要作用。他在《治形论》中说："善养生者何不先养此形以为神明之宅？"所谓治形，就是养精血，"精血即形也"，"治形者，必以精血为主"。因而他常用温补药以养精血，以达到养精血保健康、益寿延年之目的。他告诫道："后天之养，在于人为。养生家可不以此为首务？"并进一步指出："凡孽由自作而不可活者有六焉。何以见之？则如酒、色、财、气、功、名之累，庸医之害皆是也。"

二、丰富多彩的养生方法

明清时期的养生家对于养生理论的认识，虽然在精气神的保养上各有侧重，但都强调全面综合调理，尤其重视调理方法的研究和阐述。

1. 调养五脏法　尤乘在总结前人经验的基础上编著《寿世青编》一书，这是一部养生学著作，该书认为养生应以五脏为核心，顺应四时，适应环境，注重饮食及导引等养生方法，并具体从五脏、时间、饮食、环境、导引调息等五个方面论述其养生学思想，为五脏调养的完善做出了一定贡献。

高濂的《遵生八笺》从气功角度提出了养心坐功法、养肝坐功法、养脾坐功法、养肺坐功法、养肾坐功法，又对心神调养、四时调摄、起居安乐、饮馔服食及药物保健等方面做了详细论述，极大丰富了调养五脏学说。明末医家汪绮石著《理虚元鉴》，对虚劳病机的阐发、论治的大法、预防的措施都自成体系；主张肺脾肾三脏俱重，提出了治虚以肺、脾、肾为根本的观点；对虚劳的预防，提出了六节、七防、四护、三候、二守、三禁的原则，对延缓衰老有很大意义。

2. 药饵、饮食保健法　明代开始，药饵学说的发展进入了鼎盛时期，万密斋、龚廷贤、李时珍等医家继承了前人的成就，在理论和方药的运用原则方法上都有阐发和提高，对药饵养生形成比较完整的体系做出了贡献。

万密斋的《养生四要》指出，阴阳互根互用互化，凡养生祛邪方剂，寒热温凉都不可过偏，这是其制方大则。这种中和平衡既济的制方原则，对老年的药饵养生有直接指导意义。万氏认为这种保健方法要从中年开始，未老先防，保健重点在于调补脾肾。同时，他还提出了老年用药禁忌。

龚廷贤在《寿世保元》中主张老年保健用药应温清结合以平补，不宜过寒过热，并对老年的药饵摄生强调了两个原则：一是调补脾胃；二是提倡运用血肉有情之品，补益气血，填精补髓，从而健身抗老，延年益寿，如用鹿茸、鹿角，配合人参、地黄、枸杞子、天冬、麦冬、黄精等制方。

他强调老年人养生有五戒："一戒广筵专席，勉强支陪；二戒在得，家之成败，尽付儿孙，优游自如，清心寡欲；三戒风寒暑热之侵，小心调摄；四戒寒凉生硬，食温暖而远寒凉，食细软而避生硬；五戒寻幽望远而早起，同少壮尽欢而晚归。"对老年人养生亦实用。

李时珍的《本草纲目》对于药饵和食养的论述都极为丰富。书中仅谷、菜、果三部就有300多种，虫、介、禽、兽等多种。书中还收集了很多食疗方法。他对于药物的营养作用和食疗作用很重视，他说："饮食者，人之命脉也，而营卫以赖之。"对于饮用水，他注意到水质对人体健康的影响："凡井水，有远从地脉来者为上，有从近处江湖渗来者次之。"还对沟渠水的饮用提出其沉淀的方法："其城市近沟渠，污水杂入者成碱，用汤煮碱，停一时碱沉乃用之。"对于日常生活中食用的粮食、蔬菜、果品、肉类，其食疗、养生作用都有阐述。

3. 杂合以养法　明清时期的养生保健专书很多，多是强调综合调理，杂合以养，且要简要易行。冷谦撰著的《修龄要旨》是一部内容丰富的气功与养生保健专书，详细论述了四时起居调摄、四季却病、延年长生、八段锦导引法、导引却病法等，书中多以歌诀形式介绍养生要点及具体方法，易于领会践行。

三、动静结合养生

虽然在先秦时期就已初步提出了动静结合的养生理念，但动静结合的养生理论和方法，则在明清时期才进一步明确提出来。李梴在《医学入门》中阐发了静养精神、动养形体的辩证关系。方开的《摩腹运气图考》（又名《延年九转法》）指出，人身之阴需要静，人身之阳需要动，动静适度，则气血和畅，百病不生，尽其天年，从而提出了静以养阴、动以养阳的主张。人体要保持"阴平阳秘"的健康状态，就必须动静适宜，切忌过动过静，否则就会造成阴阳失衡，导致疾病发生。

清代养生家曹庭栋虽强调养静为摄生首务，但他却很重视动以养生的重要作用。他在《老老恒言·导引》中指出：导引之法甚多，其作用在于宣扬气血，舒展筋骸，对人体有益无损。并创卧功、坐功、立功三项，以供老年锻炼之用。《老老恒言》载有散步专论，对散步的作用和要求等做了较为全面的论述。

四、导引武术健身

历代养生家都十分重视运动养生，导引、气功、按摩共同成为动形养生的三大支柱。导引之术，历史悠久，源远流长。马王堆西汉墓出土的《导引图》就绘有40余种导引姿态的图像，内容十分丰富。以后历代都有不同的发展，到了宋代，在动作和方法上有了很大改进，如太极拳、八段锦等。明代以后，由于武术的发展和《道藏》的成书，又推动了导引术的进步和发展。《遵生八笺》载有八种导引，除在国内广为流传外，还于1895年译成英文出版发行国外。明代正德年间罗洪先所撰《仙传四十九方》，载录华佗"五禽图"极为详尽，并指出：如果人身体感觉到不舒服，即练习五禽戏，使汗出，疾病就会好转，说明了导引保健的重要作用。清代乾隆年间，沈金鳌的《杂病源流犀烛》一书中，卷首列有"运动规法"，包括导引、气功和按摩等。可见，导引保健具有很高的实用价值。

在明清时期，经过很多养生家、医家及众人的辛勤工作、提炼更新，使导引养生更加系统、科学，导引的形式更加丰富。例如，静功和动功与武术的结合，促进了太极拳的发展，使其以独特的风格流传于国内外，深受人们喜爱，在养生保健中发挥了积极的作用。

鸦片战争之后，卫国保家和练功健身的思想兴起，专论气功、导引、武术的著作也随之增多。在此时期，由于武术流派的空前发展，不论道、佛寺院，还是山寨水乡，都有练功习武的时尚，使武术健身得到了很大范围的普及，发挥了良好的健身作用。这种独特的健身防身术至今仍受广大群众的喜爱。

五、重视老年颐养

自从唐代孙思邈提出"养老大例"之后，研究养生保健的对象都非常重视老年人，明清时期更为普及。明代嘉靖皇帝晚年追求长生之举，对社会上重视老年人颐养保健起到了推动作用。清代曹庭栋根据自己的长寿经验，参阅了300多家的养生著作，针对老人的特点进行了全面的论述，具体且实用，继承和发扬了中医养生学，为中医老年医学作出了重要贡献。

曹庭栋的养生经验主要有以下几点：

兴趣广泛心态好。曹氏75岁后，不但学而不厌，经史子集无所不读，而且吟诗作赋抒情怀，写字画画保聪明，奏乐鼓琴悦心志，栽花植木劳身形，著书立说缓脑衰。他在院内垒土为山，广植花木，以奉其母，名曰慈山，此乃自号慈山居士的缘由。

养静调养心神安。曹氏体会到要想长寿，必须养阴精。其法一是养静，静则心神安定，真气不耗；二是专心，心专则精神内守，五脏安和。另外要忌怒，其法是遇事当以一"耐"字处之。

胃和卧安寿自长。《黄帝内经》云："胃不和，卧不安。"曹氏经验是饮食清淡，不过饱，右侧睡，默数鼻息，反视丹田，可胃和卧安，是通往睡乡之路。

糜粥滋养益健康。他认为老人食养多喝粥，因此广征博引，搜集药粥方100首，其中有14首是他自创。其中植物药粥77方，动物药粥36方，矿物药粥5方，都很实用，而且效果很好。

第六节 振兴弘扬（近代和现代）

中华人民共和国成立以前，中医养生学同中医药学一样，受到排斥、限制，其发展遇到了严重的阻力，养生著作很少，理论和方法亦无多大进展。新中国成立后，特别是近年来随着医学模式的转变，养生学受到了越来越多的关注，医学科学研究的重点已开始从临床医学逐渐转向预防医学和康复医学，传统的养生保健得到更加迅速的振兴和发展，传统文化中优秀的养生文化正在被重新挖掘和运用，出现了蓬勃向上的局面。弘扬中华养生文化，共享和谐健康新生活，已经成为时代的潮流。因此，中医养生学正以高昂的态势走向世界。其主要表现有以下几个方面。

一、建立养生保健的科研机构

我国20世纪50年代末60年代初，就系统地开展现代老年病学研究，之后成立了老年研究室。近年来全国各地又相继成立老年病防治研究所（室）及很多老年保健委员会等组织机构，广泛开展老年病防治的科研活动。为了适应形势的需要，普遍建立了中医养生研究院所及养生保健健康中心，全面研究养生保健的理论和方法，有效地指导人们的健康保健活动。与之相适应的旅游、温泉养生等休闲保健和康复疗养产业事业迅速发展，促使中国传统养生康复的理论和方法得到了广泛的应用。

二、理论研究不断取得进展

近几十年，我国各地探索衰老与长寿的奥秘，进行流行病学调查及老年病学基础研究和临床研究，各方面的工作都不断取得新进展。对于抗衰老的理论研究，从中医延年学说和现代科学的角度进行多方面的探索，提出了各种各样的衰老学说和延年益寿的方法，可能从不同角度和深度反映了衰老的部分本质。同样，对养生保健是有重要指导意义的。不仅如此，有关科学研究单位对很多中国传统的养生保健方法，使用现代科学方法进行研究。例如对气功、太极拳的作用机制进行多方面的研究，对抗衰老药物和饮食等方面的研究也正在积极进行中，在很多方面取得了满意的结果。实践证明，对养生理论和方法的研究，进一步促进了养生保健实践活动。

三、中医养生保健专业人才培养

为了提高全民健康素质，改善全民健康状况，采取多层次、多渠道、多形式的措施和方法培养人才，建立起中医养生保健体系，担负起全国人民的健康保健任务。首先培养养生保健专业复合型人才，全国中医药高等院校中部分院校设置了中医养生康复专业，大部分中医药院校开设相关选修课程如养生、营养、美容、推拿按摩等；亦有不少非医药专业的院校也开设了养生保健的相关课程。其次，国家相关主管部门从职业工种角度培养专业技能人才，如营养师、保健按摩师、体质养生师、生活美容师等，增加养生保健专业技能从业人员，提高健康服务行业的专业水平。与此同时，开展社会性普及健康教育，普及推广中医传统的体育运动项目，如太极拳、太极剑、导引保健功等。又开办多种培训班、养生康复班、营养保健班或在专业培训中设置中医养生保健的课程等。

四、养生保健社会化

在当前多元社会经济文化背景下，出现了社会的养生热潮，人们对养生保健的自主意识已日益增强。近几十年来，大量重印或校勘注释出版了一些历代养生名著，包括道、儒、佛、武等家的有关摄生著作。在整理古代文献、总结临床经验并结合现代研究的基础上，对养生理论和方法进行了系统的整理，从而先后编著出版了多种专著和科普著作，又翻译了不少国外有关养生保健的书刊，特别是普及养生保健的科普期刊。同时，各种新闻媒体都广泛宣传养生保健知识，普及健康教育，提高民族素质和全社会的健康水平。

纵观古今，中医养生学事业源远流长，内容丰富，代有发展，为中华民族的繁衍昌盛建立了丰功伟绩。今天，我们对这份宝贵的民族文化遗产进行系统发掘、整理、继承、提高，中医养生学定会走向世界，为人类健康做出新的贡献。

第三章 中医养生学的寿夭观 ▷▷▷▷

中医养生学继承了传统中医学的理论和古代哲学思想的精华，以"天人相应"和"形神合一"的整体观为出发点，主张从综合分析的角度去看待生命和生命活动。养生方法以保持生命活动的动静互涵、平衡协调为基本准则。主张"正气为本"，提倡"预防为主"，强调辨证思想。要求人们用持之以恒的精神，自觉地、正确地运用养生保健的知识和方法，通过自养自疗，提高身体素质和抗衰防病的能力，达到延年益寿的目的。

第一节 中医的生命观

生命是具有生长、发育活力，并按自然规律发展变化的过程。"生、长、壮、老、已"，是人类生命的自然规律。探索生命的规律，对于中医养生学来说，有着极为深远的意义。

一、生命的本源

《内经》认为，生命物质是宇宙中的"太虚元气"，是在天、地、日、月、水、火相互作用下，由无生命的物质演变化生出来的。天地之间之所以有无限多样的物种，都是物质自己的运动和变化，在时间进行中形成的。《素问·天元纪大论》所说"太虚廖廓，肇基化元……生生化化，品物咸章"，就是这个意思。人是高等动物，但也不过是"物之一种"，是从万物群生中分化出来的。所以《素问·宝命全形论》说："人以天地之气生，四时之法成。"

"人以天地之气生"，是说人类生命源于天地日月，其中主要源于太阳的火和地球的水。太阳是生命能量的动力，地球的水（凡其所溶解的各种营养物质）是生命形质原料的源泉。有生命的万物必须依靠天上的太阳和地上的水才能生存，人类当然也不例外。

"四时之法成"，是说人类还要适应四时阴阳变化的规律才能发育成长。因为人生天地之间，自然界中的一切运动变化必然会直接或间接地对人体的内环境产生影响，而人体内环境的平衡协调和人体外界环境的整体统一，是人体得以生存的基础。在正常情况下，通过人体内部的调节可使内环境与外界自然环境的变化相适应，保持正常的生理功能。如果人的活动违反自然变化的规律，或外界自然环境发生反常的剧变，而人体的调节功能又不能适应时，人体内、外环境的相对平衡和谐的状态就会遭到破坏而发生疾病。这说明"适者生存"仍是生物界不可逾越的客观规律。人类只有认识自然，才能更好地适应自然。

二、生命的时空特征

《素问·生气通天论》里有"生之本，本于阴阳"，这就是说，生命的根本是阴阳。究其原因，是由于"阳化气，阴成形"，而生命过程就是不断的化气与成形的过程，即有机体同外界进行不断的物质交换和能量交换的过程。化气与成形，是生命本质自身中的矛盾，两个对立面是不断斗争的，又是统一的。化气与成形，互为消长；任何一方的太过或不及，均可导致另一方受损。但二者又结合于生命的统一体内，互相依存，互相转化。阳气化为阴精，阴精又化为阳气，否则"孤阳不生，独阴不长"。

相对于"形"，中医理论往往更注重"气"的概念，气之盛衰、气之运行。气是无形的，是生命运转的机制所在。人之所以有生命，在于构成人体的"气"具有生命力。人体生命力的强弱，生命的寿夭，就在于元气的盛衰存在；新陈代谢的生化过程，称之为气化生理；生命的现象，本源于气机的升降出入等，这都反映出气既是构成人体的基本物质，又是人体的生命动力。正因为气是生命活动的根本和动力。宋代《圣济总录》提出"万物壮老，由气盛衰"的观点，并认为"人之有是形也，因气而荣，因气而病"。这里的气既是指正气之盛衰，也指血气之运行状态。张景岳则反复强调气化在防病延年中的重大意义，指出气化是人体盛衰寿夭的根本，曰："盖以大地万物皆由气化；气存数亦存，气尽数亦尽，所以生者由乎此，所以死者亦由乎此，此气不可不宝，能宝其气，则延年之道也。"

气、精、血、津液亦是构成人体及促进人体生长发育的基本物质，如《灵枢·经脉》说："人始生，先成精，精成而脑髓生，骨为干、脉为营、筋为刚、肉为墙、皮肤坚而毛发长。"这就说明人体的产生必先从精始，由精而后生成身形五脏，皮肉筋骨脉等。不仅如此，人出生之后，犹赖阴精的充盈，从而维持人体正常的生命活动，故《素问·金匮真言论》说："精者，身之本也。"若阴精充盈，则生命活动旺盛，身健少病；若阴精衰虚，则生命活动减退，早衰多病。

生命的维持还依赖于神的健康，《灵枢·天年》说："失神者死，得神者生。"可见，神的得失关系到生命的存亡。从人体来说，神是机体生命活动的总称，整个人体生命活动的外在表现，无不属于神的范围。它包括精神意识、运动、知觉在内，以精血为物质基础，是气血阴阳对立的两个方面共同作用的产物。

综上所述，人体的生命活动是以体内脏腑阴阳气血为依据的。脏腑阴阳气血平衡，人体才会健康无病，不易衰老，寿命才能得以延长。这就是《素问·生气通天论》中"阴平阳秘，精神乃治；阴阳离决，精气乃绝"的理论。

但有生必有死，这是不以人们的意志为转移的客观规律。恩格斯说："生命首先就在于：生命在每一瞬间是它自身，但却又是别的什么。所以生命也是存在于物体和过程本身中的不断自行产生和自行解决的矛盾；这一矛盾一停止，生命亦即停止，于是死就来到。"

三、生命的运动形式

《庄子·知北游》说:"人之生,气之聚也,聚则为生,散则为死。"这就是说,生命活动是自然界最根本的物质——气的聚、散、离、合运动的结果,生命是物质运动的形式。活着的人体,是一个运动变化着的人体。《素问·六微旨大论》进一步指出物质运动的基本形式是"升降出入","出入废则神机化灭,升降息则气立孤危,故非出入,则无以生长壮老已;非升降,则无以生长化收藏,是以升降出入,无器不有"。这说明只有运动,才能化生万物;宇宙间的一切物质,尽管有大小和生存的时间长短不同,但运动是一致的。

升降出入运动,是人体气化功能的基本形式,也是脏腑经络、阴阳气血矛盾的基本过程。因此,在生理上人体脏腑经络的功能活动无不依赖于气机的升降出入,如肺的宣发与肃降,脾的升清与胃的降浊,心肾的水火相济,都是气机升降出入运动的具体体现。在预防疾病方面,同样要保持人体气机升降正常,才能抗御邪气侵犯,免生疾病。

第二节　中医养生学的健康观

一、天年的概念

"天年",是我国古代对人的寿命提出的一个有意义的命题。天年,就是天赋的年寿,即自然寿命。人的生命是有一定期限的,古代养生家、医家认为天年在百岁到百二十岁之间。如《素问·上古天真论》:"尽终其天年,度百岁乃去。"如《尚书·洪范》曰:"寿,百二十岁也。"《养生论》亦说:"上寿百二十,古今所同。"此外,老子、王冰也都认为天年为 120 岁。西德著名学者 H.Franke 在 1971 年提出:"如果一个人既未患过疾病,又未遭到外源性因素的不良作用,则单纯性高龄老衰要到 120 岁才出现生理性死亡。"事实上,120 岁的天年期限与一般的长寿调查资料相符,自古至今超过这一生理极限的例子还是比较少的。

寿命是指从出生经过发育、成长、成熟、老化以至死亡前机体生存的时间,通常以年龄作为衡量寿命长短的尺度。

一般计算年龄的方法又可分为两种,一种是时间年龄,又称历法年龄,是指人出生以后经历多少时期的个体年龄,我国常配以生肖属性,以出生年份来计算其岁数,一般由虚岁或足岁计算年龄。另一种是生物学年龄,表示随着时间的推移,其脏器的结构和功能发生演变和衰老的情况。在生物学上又可分为生理年龄与解剖年龄。国外在确定退休准则时,设想应用生理年龄作为指标,可能比时间年龄更胜一筹。因为时间年龄和生物年龄是不完全相同的,前者取决于生长时期的长短,而后者取决于脏器功能及结构的变化过程。由于每个人的先天性遗传因素与后天性环境等因素不同,因此时间年龄和生物学年龄有时不完全相同。此外,还有心理年龄,所谓"心理年龄"是指由社会因素和心理因素所造成的人的主观感受的老化程度。即主观感受年龄,也称"社会心理年龄",

用以表示随着时间的推移，机体结构和功能的衰老程度。

由于人与人之间的寿命有一定的差别，因此在比较某个时期、某个地区或某个社会的人类寿命时，通常采用平均寿命。平均寿命常用来反映一个国家或一个社会的医学发展水平。

随着时代的发展、社会的进步，人类的寿命不断增长，但人类的寿命值究竟是多少还是一个尚未彻底解决的问题。因为它与先天禀赋的强弱、后天的给养、居住条件、社会制度、经济状况、医疗卫生条件、环境、气候、体力劳动、个人卫生等多种因素的影响有关。

二、中医的整体健康观念

中医的健康观早在《黄帝内经》中就已经确立了，即"天人合一"的健康观，"形神合一"的健康观，"阴平阳秘"的健康观，"正气为本"的健康观。此外，《黄帝内经》中把头发、牙齿和肌肉作为衡量健康状况的重要标志。中医学理论的主要内容，从病因、病机，到诊法、辨证，再到养生，以及脏象、经络等各种理论，几乎都是围绕着中医学对健康观念的认识而次第展开的。了解中医学的健康观，将能够很好地指导日常保健和调养。

中医养生学认为，人类一切活动与自然界具有相通相应的关系，不论是日月运行、地理环境，还是四时气候、昼夜晨昏，各种变化都会对人体的生理、病理产生重要影响。因此，人类必须掌握和了解四时气候变化规律和不同自然环境的特点，顺应自然，保持人体与自然环境的协调统一，才能养生防病。

中医养生学提出"形神合一"乃是强调形与神的密切联系。只有当人的身体与精神紧密地结合在一起，即形与神俱、形神合一，才能保持与促进健康。现代研究表明，高血压、冠心病和糖尿病等病症与情绪焦躁、心态不平衡有着密切的关系，开朗的性格、平和的心态是健康长寿的根本所在，这与中医的"形神合一"观不谋而合。

阴平阳秘表示阴阳既各自处于正常状态，也具有相互协调、配合关系。阴平阳秘作为人的健康态，体现在生命活动的不同方面和不同层次上，如血糖平衡、代谢平衡等。此外，"阴平阳秘"还体现在人体活动的一种有序稳态上，这类似于现代科学所指的内稳态。内稳态是指人体在生理上保持平衡状态的倾向，如人体的体温、血压、血糖浓度等均为内稳态所调控，如果我们的身体达到这种稳态的话那就是健康的状态。

中医学认为疾病发生和早衰的根本原因就在于机体正气虚衰。正气充足则人体阴阳协调，则不易生病。正气不足则邪气容易损害人体，机体功能失调，产生疾病。这就产生了中医养生要以正气为本的思想。

三、健康的生理特征

迄今为止，人们发现，影响人类尽终其天年的因素虽然很多，但有两个是非常重要的，其一是衰老，其二是疾病。推迟衰老的到来，防止疾病的产生是延年益寿的重要途径。因此，研究健康人的生理特征，就显得很有必要。一般来说，一个健康无病、没有衰老的人，应该具备下列生理特征。

（一）生理健康特征

1. 眼睛有神　眼睛是脏腑精气汇集之地，眼神的有无反映了脏腑的盛衰。因此，双目炯炯有神是一个人健康的最明显表现。

2. 呼吸微徐　微徐，是指呼吸从容不迫，不疾不徐。《难经》认为"呼出心与肺，吸入肝与肾"，说明呼吸与人体脏腑功能密切相关。

3. 二便正常　《素问·五脏别论》说："魄门亦为五脏使，水谷不得久藏。"是说经过肠胃消化后的糟粕不能藏的太久，久藏则大便秘结。而大便通畅则是健康的反映。小便是排出水液代谢后糟粕的主要途径，与肺、肾、膀胱等脏腑的关系极为密切。小便通利与否，直接关系着人体的功能活动。

4. 脉象缓匀　此指人的脉象要从容和缓，不疾不徐。"脉者，血之府也"，气血在脉道内运行，所以脉象的正常与否，能够反映气血的运行。

5. 形体壮实　指皮肤润泽，肌腠致密，体格壮实，不肥胖，亦不过瘦。因为体胖与体瘦皆为病态，常常是某些疾病带来的后果。

6. 面色红润　面色是五脏气血的外荣，而面色红润是五脏气血旺盛的表现。

7. 牙齿坚固　因齿为骨之余，骨为肾所主，而肾为先天之本，所以牙齿坚固是先天之气旺盛的表现。

8. 双耳聪敏　《灵枢·邪气脏腑病形》说："十二经脉，三百六十五络……其别气走于耳而为听。"说明耳与全身组织器官有密切关系，若听力减退、迟钝、失听，是脏器功能衰退的表现。

9. 腰腿灵便　肝主筋，肾主骨，腰为肾之腑，四肢关节之筋皆赖肝血以养，所以腰腿灵便、步履从容，则证明肝肾功能良好。

10. 声音洪亮　声由气发，《素问·五脏生成》说："诸气者，皆属于肺。"声音洪亮，反映肺的功能良好。

11. 须发润泽　发的生长与血有密切关系，故称"发为血之余"。同时，又依赖肾脏精气的充养。《素问·六节藏象论》说："肾者……其华在发。"因此，头发的脱落、过早斑白，是一种早衰之象，反映肝血不足，肾精亏损。

12. 食欲正常　中医学认为，"有胃气则生，无胃气则死"，饮食的多少直接关系到脾胃的盛衰。食欲正常，则是健康的反映。

（二）心理健康特征

1. 精神愉快　《素问·举痛论》说："喜则气和志达，营卫通利。"可见良好的精神状态，是健康的重要标志。七情和调、精神愉快，反映了脏腑功能良好。现代医学亦认为，人若精神恬静，大脑皮质的兴奋与抑制作用就能保持正常状态，从而发挥对整体的主导作用，自能内外协调，疾病就不易发生。

2. 记忆良好　肾藏精、精生髓，而"脑为髓之海"，髓海充盈，则精力充沛，记忆力良好；反之肾气虚弱，不能化精生髓，则记忆力减退。

第三节 中医衰老理论和学说

一、衰老和早衰的概念

生老病死是人生的四大状态。一个相对完整的生命过程包括生、长、壮、老、已五个阶段，所有的生物概莫能外。人过壮年之后，衰老就逐渐来临。衰老的英文是 aging，意指衰老是一种进行中的状态。简言之，衰老是指人在壮年之后，机体的生理功能出现渐进性的退化。

与生命过程一样，理想的衰老过程是漫长的、渐进的、累积的，可称为正常衰老（normal aging）或健康老化（successful aging），也即生理性衰老。通常地，正常衰老状态一般不出现临床症状或严重的功能障碍，具有一定的隐蔽性。在衰老的过程中，某些老化的改变可能演变成为疾病；反过来，某些疾病又会加速衰老的进程，使衰老提前到来，并使衰老的程度明显加重，这就是病理性衰老。

尽管理论上可以将衰老区分为生理性衰老和病理性衰老，但是衰老的生理性变化和退行性疾病的病理变化之间并无明显的界限。例如，动脉粥样硬化是衰老过程中常见的生理性变化，它与冠心病的病理改变完全一样，无法明确区分。实际上，从整个生命过程来看，衰老与疾病往往是结伴而行的。随着年龄的增长，某些衰老的变化或疾病是每个人都要经历的，如动脉粥样硬化、退行性骨关节病、脑萎缩、骨质疏松等。还有一些疾病的发生率随着年龄的增长而增加，如高血压、糖尿病、老年性痴呆、肿瘤、自身免疫性疾病等。

二、衰老的机理

中医学在对衰老原因和机理的认识上，非常重视脏腑功能和精气神的作用，又很强调阴阳协调对人体健康的重要意义。兹简述如下。

1. 肾脏虚损　肾脏（包括肾精和肾气）虚损是衰老的重要原因。中医理论中，肾脏为先天之本，与人生长发育的关系最为密切。《素问·上古天真论》中"女子七七""丈夫八八"的一段论述，即以肾精和肾气的盛衰规律，描述人体生长发育、生殖能力、衰老过程。通过观察生命各个阶段的生殖能力判断肾气的强弱和肾精的有余不足，进而推断人体的各种衰老表现都是肾脏虚损的结果。人处于青壮年时期，肾气充盛，筋骨劲强，生理功能达到最佳水平；人到中年，肾气渐衰；步入老年，则肾脏衰弱，形体疲惫，生理功能相对处于较低水平。

2. 脾胃虚衰　水谷皆入于胃，五脏六腑皆禀气于胃，故脾为后天之本，胃为五脏六腑之海。《素问·上古天真论》明确指出"阳明脉衰"是开始出现"面始焦、发始堕"等衰老表现的重要原因。张景岳在《景岳全书》中论述先天后天关系时说："盖人之始生，本乎精血之源；人之既生，由乎水谷之养。"又说："水谷之海本赖先天为之主，而精血之海又必赖后天为之滋。"这说明脾胃运化水谷的功能是生命延续的关键所在。如果脾胃功能衰弱，则五脏六腑都得不到有效滋养，四肢百骸得不到必需的营养，人的整个生理功能都将受到严重影响，从而加速衰老的进程。正常衰老，往往先从脾胃亏虚开始。

3. 心脏虚衰　心藏神，主血脉，《素问·灵兰秘典论》称其为"君主之官"。心为生命活动的主宰，协调脏腑、运行血脉。心气虚弱，会影响血脉的运行及神志功能，从而加速衰老，故中医养生学尤其重视保护心神，认为"主明则下安，以此养生则寿……主不明则十二官危"。

4. 肝脏衰惫　肝藏血，主疏泄，在体为筋，关系到人体气机的调畅，具有贮存和调节血量的作用。如《素问·上古天真论》说："七八，肝气衰，筋不能动。"即说明人体衰老的标志之一——活动障碍，是由肝虚而引起的。

5. 肺脏衰弱　肺主一身之气，《素问·六节藏象论》说："肺者，气之本。"肺气衰，全身机能都会受到影响，出现不耐劳作、呼吸及血液循环功能逐渐减退等衰老表现。

6. 精气衰竭　精气是人体生命活动的基础，人的四肢、九窍和内脏的活动以及人的精神思维意识，都是以精气为源泉和动力的。因此，尽管人体衰老的因素繁多，表现复杂，但都必然伴随着精气的病变，精气虚则邪凑之，邪势猖獗则精损之，如此恶性循环则病留之。《素问·阴阳应象大论》曰："年四十，而阴气自半也，起居衰矣；年五十，体重、耳目不聪明矣；年六十，阴痿、气大衰、九窍不利、下虚上实、涕泣俱出矣。"具体阐述了由于阴精阳气的亏损，人体会发生一系列衰老的变化。

7. 阴阳失调　阴阳的盛衰是决定寿命长短的关键，保持阴阳运动平衡状态是延年益寿的根本。《素问·阴阳应象大论》中就明确指出人的衰老同阴阳失调有关，即"能知七损八益，则二者可调，不知用此，则早衰之节也"。可见，阴阳失调能导致衰老，而懂得调节阴阳能达到抗衰老的作用，人到中年以后，由于阴阳平衡失调，机体会受到各种致病因素的侵袭，从而疾病丛生，加速衰老。

三、中医的衰老理论与学说

衰老是人类正常生命活动的自然规律。欲寻求健康长寿的途径，必须对衰老理论有清楚完整的了解。中医的衰老理论在中医典籍中皆有论述，近代学者也从不同角度有不少探讨，但概括起来可分主虚说、虚实夹杂说和综合衰老说三类。

（一）主虚说

1. 肾虚衰老说　肾为先天之本，人的生长发育与衰老和肾脏的关系非常密切。《素问·上古天真论》曰："丈夫八岁，肾气盛，天癸至，发长齿更……四八，筋骨隆盛，肌肉满壮；七八，肾气衰，发坠齿槁……八八，天癸竭，精少，肾脏衰，形体皆极，则齿发去。""女子七岁，肾气盛，齿更发长。"由此可见，衰老的速度和寿命的长短在很大程度上取决于肾气的强弱。自《内经》之后，后世医家对肾虚与衰老关系有精辟的见解。如虞抟《医学正传》说："肾气盛则寿延，肾气衰则寿夭。"叶天士在《临证指南医案》中多次论述下元亏虚与衰老的关系，"男子向老，下元先亏"，"花甲以外年岁……到底下元衰矣"，"高年下焦根蒂已虚"等。

肾脏在人体衰老进程中处于核心地位。现代研究发现，原生殖细胞是生命延续的种源细胞，具有全能的代谢与发育潜能，任何生物的生长、发育和衰老都与它的生殖活动有着密切的联系。这恰是对中医肾脏虚损衰老理论的一种印证。

2. 脾胃虚弱衰老说 脾胃衰弱与衰老相关学说亦源于《黄帝内经》云："女子五七，阳明脉衰，面始焦，发始堕。"说明衰老是从阳明开始的。其道理有二：一是阳明是多气多血之经，脾胃是后天之本，气血生化之源，脾胃虚弱，化源不足，元气失养，机体抵抗力下降，外邪乘虚致病，因病而衰；二是从气化的观点论之，脾胃是一身气机升降之枢纽，脾胃健运，能使心肺之阳下降，肝肾之阴上升，而使天地交泰。若脾胃升降失调，会产生一系列病变，从而影响健康长寿。对此学说，唐宋元明清诸医家皆有发挥、发展。

孙思邈曾提出"五脏不足调于胃"，认为调理脾胃可使"气得上下，五脏安定，血脉和利，精神乃居"。金元四大家之一的李东垣创立了脾胃学说，提出"内伤脾胃，百病由生""人以脾胃中元气为本"的思想。这说明调养脾胃之气是延年益寿的一条重要原则。李中梓更进一步提出了"肾为先天之本，脾为后天之本"的理论，认为脾在人体生命活动中所占有的位置，与肾一样重要。

李时珍积极倡导"脾乃元气之母"的观点，他在《本草纲目》中说："土者万物之母，母得其养，则水火既济，木金交合，而诸邪自去，百病不生。"因此，调补脾胃、益气培本的药物中，有养生延年功效者有70多种。

3. 多脏器虚弱衰老说 中医在对衰老原因的认识上，非常重视脏腑功能和精气神的作用，强调阴阳协调对健康的意义。

心脏虚衰："心为君主之官"，"五脏六腑之大主也"。《素问·灵兰秘典论》指出："主明则下安，以此养生则寿……主不明则十二官危。"心被称为"中心器官"，是精神和生理活动的主宰，协调脏腑、运行血脉。如果心脏功能衰弱，会影响到整体的生理活动，从而加速衰老。在当代，心血管疾病虽然可以得到许多有效的治疗，但仍然是人类死亡的主要原因之一。

肝脏衰惫：《素问·上古天真论》说："七八，肝气衰，筋不能动。"说明人体衰老的标志之一是活动障碍。肝主疏泄、主藏血，调畅全身气机的升降出入，又是调节血量的重要器官，故被称为重要的"生命器官"。西医学认为肝脏是人体最大的消化腺体，是人体新陈代谢的枢纽，还有解毒和调节水液与激素平衡的作用。肝脏功能强弱直接影响到机体多种代谢功能。

肺脏衰弱：肺主一身之气，主宣发肃降和通调水道，在人体代谢中起着重要作用。"肺为五脏之华盖"，成为"娇脏"，与外界直接相通，外界的各种致病微生物及有害因素，都时刻影响到肺脏。肺脏的形态结构和功能退化，则更容易受外界有害因素的侵袭。因此，肺脏的功能强弱是保证健康、抗衰防老的重要环节。

《素问·上古天真论》云："肾者主水，受五脏六腑之精而藏之，故五脏盛，乃能泻。今五脏皆衰，筋骨懈惰，天癸尽矣，故发鬓白，身体重，行步不正，而无子耳。"
说明肾脏亏虚不是孤立存在的，而是与其他脏腑经络亏虚密切相关、相偕而行的，如阳
明脉衰、三阳脉衰、任脉虚、太冲脉衰少、天癸竭、肝气衰等都与衰老有关。

4. 津液不足衰老论 《素问·阴阳应象大论》曰："年四十，而阴气自半，起居衰
矣。"这说明体内阴津会随着年龄增长而逐步减少。阴气是指人体的津液、阴精及血液，
这是人体生命活动的物质基础。朱丹溪也有"阳常有余，阴常不足"的观点，养生益寿
要懂得保护阴津。阴气不足可对人体生理病理产生直接的影响，主要表现在脏腑功能、
气血运行、阴阳平衡诸方面。同时，津液不足与老年病的发生、发展还具有密切的关
系，所以老年养生保健必须重视津液的培护。现代研究也表明，体内的水液失去平衡是
导致机体衰老的主要原因。随着年龄的增长，体内固有水分逐渐减少，进入老年期，水
分占体重比例会降至 60% 以下，容易出现生理性失水现象。一般而言，老年人的血液
在总容量方面有所减少，若津液不足会使血液黏性增大，凝聚力提高，血液浓缩，血流
缓慢，同时消化液分泌减少等。而且，老年人大脑感觉中枢神经变得迟钝，又易产生耐
渴，导致一些老年性慢性病的发生。由此可见，人要保持健康长寿，就应使体内的体液
保持平衡，推迟或延缓体内的失水过程，促进机体的新陈代谢，增加血液中血红蛋白含
量，改善机体的免疫功能。

（二）虚实夹杂说

虚实夹杂是老年人的生理病理特点。其虚者，阴精、气血不足；其实者，乃瘀郁积
滞、痰饮动风等。这一医学观念形成于明清时期。虚实夹杂致衰学说认为，老年人的身
体犹如"积秽沟渠"，"必多壅塞"，故需要修补、疏通。这也就是说，老年人的生理病
理状态主要是气血虚损、脏腑失调，常常表现为因虚致实、本虚标实，临床上老年人以
虚实夹杂证更为多见。

1. 气虚血瘀衰老说 《丹溪心法》提出："气血和，一疾不生。""气血不和，百病乃
变化而生。"由此可见，气血的病理变化是导致疾病发生和衰老的内在机理。人体进入
老年，首先是气血失调，瘀血内停，从而瘀血不去，新血不生，使五脏六腑得不到正常
的濡养，表现为精气不足，气机失常。由此，气虚与血瘀互为因果，加速机体的衰老。

2. 脾肾两虚夹瘀衰老说 有的学者研究提出脾肾虚衰夹瘀可能是衰老的主要机制。
肾气虚衰是衰老之本，血瘀为标。如果脾肾功能不足，易生瘀血；反过来，瘀血又进一
步影响气血运行、津液输布，以及脾肾乃至五脏功能，从而使衰老加速。现代研究发
现，老年人机体新陈代谢低或紊乱，不断产生代谢物的堆积，日久引起组织器官的增
生、变性和退行性变化，如动脉粥样硬化、骨质增生、色素沉着等，都是在衰老过程中
出现"瘀"的表现。简言之，脾肾亏虚和瘀血阻络是老年人的基本生理状态；脾肾双补
和活血祛瘀是延缓衰老的两大法则。

3. 五脏虚损与痰瘀致衰说 随着衰老的进程，老年人脏腑的生理功能减退，新陈代
谢病理产物增多，主要是痰浊和瘀血。痰浊和瘀血留滞于脉络之间，使得经络气血流通
不畅，脏腑气化功能失常，结果五脏虚损，生化无源，痰瘀变生，恶性循环。

有学者开展878例中老年人中医证候流行病学调查，结果表明，随着年龄的不断增长，机体各脏器虚损及气滞、血瘀、痰浊等伴随证也不断出现，呈显著正相关，进而提出中医衰老机理为多脏器虚损与痰浊、气滞、血瘀等实邪相互作用，即本虚和标实的相互作用。本虚可导致标实，标实使本更虚，循环反复，导致全身性功能减退，以至衰竭。并说明了衰老是一个整体的变化过程，不是某一脏器单个虚损，而是多脏器相互受累，多脏器虚损中强调以肾虚为重点，是致衰的重要原因。延缓衰老中药制剂宜补虚为主，泻实为辅。补虚又以补气阳、补肾为基础，兼顾心、肺、肝、脾、气血；泻实以活血化瘀为主，兼顾祛痰。这样，可以较好地调节整体功能，改善机体的新陈代谢，提高健康水平。

（三）综合衰老说

1. 情志因素　《吕氏春秋》指出："年寿得长者，非短而缓之也，毕其数也。毕数在乎去害。何谓去害？……大喜、大恐、大忧、大怒、大哀，五者损神则生害矣。"长期的精神刺激或突然受到剧烈的精神创伤，超过了人体生理活动所能调节的范围，就会引起体内阴阳气血失调，脏腑经络功能紊乱，从而导致疾病的发生，促进衰老的进程。

2. 生活方式　《素问·上古天真论》指出："以酒为浆，以妄为常，醉以入房，以欲竭其精，以耗散其真，不知持满，不时御神，务快其心，逆于生乐，起居无节，故半百而衰也。"所谓妄作妄为，范围很广，如饮食不合理、劳逸失度、房劳过度、起居无常、过度安逸等。在现代社会，随着人们生活水平的提高，产生了"文明病"，或叫"生活方式病"，不科学的生活方式是引起文明病的主要原因。生活节奏快，运动减少，压力增大，高热量饮食摄入，脂肪过剩，饮酒吸烟等，导致了许多"文明病"的发生，如心脑血管病、高血压、脂肪肝、肥胖症、糖尿病、骨质疏松、慢性肺病、癌症等多种疾病。

科学合理的生活方式是保证健康长寿的基础。预防现代文明病要更新健康理念，从改变不合理的生活方式入手，消除不良的生活习惯，如吸烟、嗜酒等，制定出一套合乎自己的精神、营养、运动、休息、锻炼等综合性的健康保健方案。

3. 环境因素　《素问·五常政大论》指出："高者其气寿，下者其气夭。"高者，是指高山、丘陵地带，气候寒冷，环境优美，空气新鲜，生物生长缓慢，寿命也就长；下者，是指地势低下，气候炎热地带，生物生长较快，寿命也相应短。现代研究认为，自然环境对人体的健康影响很大。现代工业带来的污染，如空气污染、水质污染、土壤污染、农药污染等，都会导致很多疾病，给健康带来极大的损害。科学养生，提倡回归自然、顺应自然，选择高质量的优美环境生活，只有这样，才能颐养天年、健康长寿。

4. 遗传因素　人类的寿命与遗传有密切关系，因遗传特点不同，衰老速度也不一样。正如王充在《论衡·气寿》中说："强寿弱夭，谓禀气渥薄也……夫禀气渥则体强，体强则寿命长；气薄则其体弱，体弱则寿命短，命短则多病寿短。"先天禀赋与体质有直接的关系，先天禀赋强则体质壮盛，精力充沛，不易衰老。反之，体质虚弱，则可多病，提前或加速衰老。因此，在养生保健的实践活动中，必须改善不良体质，增强体质，才能促进健康长寿。

5. 社会因素 《素问·疏五过论》指出："故贵脱势，虽不中邪，精神内伤，身必败亡。"由于社会地位和生活环境的急剧变化，在没有心理准备的情况下，会给身心带来负面影响，导致疾病和衰老加速。

现代研究表明，很多心身疾病都与激烈的社会竞争和过度紧张的心理状态有直接关系。不合理的社会制度、恶劣的社会习俗、落后的意识形态、社会逆境、家庭不和以及人与人之间种种斗争矛盾等，都可使人体代谢功能紊乱，导致早衰。为了适应社会环境，就必须培养自己的竞争意识，保持良好的、稳定的、平和的心态，增强心理的负荷力，与社会保持动态平衡。

第四章　中医养生的基本理论和原则 ▷▷▷▷

早在两千多年前，中医就有了比较丰富的经验和理论知识。此后，中医养生学在长期的发展过程中，随着实践经验的不断积累，并不断吸取各学派之精华，形成了比较完整的养生理论和原则。这些理论和原则，至今仍广泛地、有效地指导着现代的养生保健实践活动。

第一节　中医养生的基本理论

一、天人相应的整体观

"天人相应"是中医养生的精髓。人和自然都是"气"的产物，人处在天地之间，生活在自然环境之中，只作为自然界一部分而存在。人类生于自然，长于自然，归于自然。人与宇宙本质上是相通相融的。人是社会人，更是自然人，也必然是宇宙人。人源本于自然，与自然界和宇宙有着密不可分的关系。所以，人类自身的生存与发展应当建立在与自然界的规律协调一致的基础之上。这种"天道自然"的思想源于老庄哲学思想。《老子》指出："人法地，地法天，天法道，道法自然。"人体的生命活动都与大自然息息相关，正如《黄帝内经》所指出的"人与天地相参也，与日月相应也"，这是对人与自然关系的高度概括。

《黄帝内经》养生观的第一个特点是顺应自然，将人类置于天体运动、宇宙变迁、气象规律、地理方位、物候变迁、自然万物、社会环境、生存条件中来观察，把自然界与人类社会能够施加给人的各种因素都考虑在内，得出了天人相应的结论，并把这一思想渗透到认识人的生理、病理及养生等方方面面。同时，把人体这个复杂系统作为一个整体来观察。

中医传统养生思想是生态整体养生思想，提倡的是生态健康。生态学认为，环境与生物体相互影响、相互作用。环境向生物体提供生长、发育所需的物质和能量；生物体又通过不同途径影响和改造环境。所以生物体与环境相适应，才能确保个体发育的正常进行。同样，中医学认为，人体和自然环境相互影响、不可分割。自然孕育万物，《素问·天元纪大论》载："在天为气，在地成形，形气相感，而化生万物矣。"自然界提供了人类生存的基本条件，人对于自然界的气候变化等有相应的适应能力，若超出了人体适应能力或者人体适应能力下降，则可引起疾病。人类要适应自然才能健康生活，所以中医强调人与自然的统一。季节、昼夜、地理，对人体的生理、病理、疾病的诊治等方面均有影响，同时人能影响环境，既要利用环境又要适应环境，达到天人相应、和谐统一的状态，这正是生态整体养生理念。在养生实践中，必须遵循这一基本法则，才能取得满意的健身效果。具体内容可包括以下几个方面：

（一）顺应四时变化

人类生活在自然界中，与自然环境的变化息息相关。一年四季气候的交替，一日昼夜晨昏的变化以及地理环境的差异等，都对人体的生理和病理产生重要影响。《素问·宝命全形论》明确指出："人以天地之气生，四时之法成。"在这一思想的指导下，中医学认为中医养生的关键就是对自然界要进行一种整体的、统一的把握，不能与自然界对立起来，而应与自然界达到一种完美和谐的状态。换言之，只有了解和掌握四时六气的变化和不同的自然环境特点，顺应自然界的变化，保持人体与自然环境的协调统一，才能达到养生防病的目的。

四季的气候变化对人体的影响最大。春夏阳气发泄，气血易趋向于体表，故皮肤松弛，疏泄多汗；秋冬阳气收藏，气血易趋向于里，表现为皮肤致密，少汗多溺等。一年四季中，春夏属阳，秋冬属阴。自然节气也随着气候变迁而发生春生、夏长、秋收、长夏化、冬藏的变化。因此，中医养生提出"春夏养阳，秋冬养阴"的养生原则。人们在春夏之时，顺应自然保护人体之阳气；秋冬之时，应保护人体之阴气。这样，人就能与自然环境保持协调一致的关系。人体的生命活动都必须遵循四时阴阳消长的客观规律，否则将会引起疾病，损害机体。

自然界的四季对人体的五脏六腑、经络腧穴等都有直接的影响，《黄帝内经》指出"肝旺于春""心旺于夏""脾旺于长夏""肺旺于秋""肾旺于冬"。又指出："春气在经脉，夏气在孙络，长夏在肌肉，秋气在皮肤，冬气在骨髓中。"合理运用这一原理，保养五脏，进行针灸、推拿按摩保健，会收到比较好的效果。

（二）遵循生物节律

人体生命的根本在于阴阳二气的协调，而且人体阴阳之气与自然界阴阳是相互通应的，也要达到协调统一。中医学认为，一年分四季，一天分四时。一天之内随昼夜阴阳消长进退，人的新陈代谢会发生相应的改变。《灵枢·顺气一日分为四时》指出："以一日分为四时，朝则为春，日中为夏，日入为秋，夜半为冬。"一天之内随昼夜阴阳消长进退，人体新陈代谢会发生相应的变化，也必然影响到人体的病理变化，正如《黄帝内经》所指出的"夫百病者，多以旦慧、昼安、夕加、夜甚"的病理变化。现代研究证明，人的生理活动都受年节律、季节律、月节律、昼夜节律等自然规律的影响。人体必须随时随地地与其保持和谐一致，如果违背了这些规律，就有可能产生各种病理变化。又如阴虚体质的人多"能冬不能夏"，阳虚体质的人常"能夏不能冬"，这是人体受自然法则的制约而表现出的适应性反应。现代科学发现，机体的应激能力与昼夜时间节律有着极为相似的规律。根据生物钟的原理，在临床实践中创造了时间医学、时间诊断学、时间功效学、时辰药理学等。

中医基本的养生原则是"法于阴阳"。太阳为阳，月亮为阴，人体生物节律不仅受到四季太阳变化的影响，而且还受到月亮盈亏变化的影响。这是因为人体的大部分是由液体组成，月球的吸引力就像引起海潮那样对人体的体液发生作用，这就叫生物潮。人体的生理气血的盛衰随着月亮盈亏发生不同变化。新月时，人体气血偏弱，而在满月时，人体头部的气血最充实，内分泌最旺盛。因此，中医临床治疗原则中有"月生无泻，月满无补"的说法，就是这个道理。现代研究证实，月相的周期变化对人体的体温、激素、性器官状态、免疫和心理状态等，都有规律性的影响，特别是对女性的影响更为明显。在防病保健方面，有月光浴、采月华法等健身方法。

（三）适应地理环境

人的体质与所处的地域方域的地理条件、气候条件也有密切关系。一般而言，舒适的气候环境造就了人较弱的体质和温顺的性格，恶劣的气候环境造就了人健壮的体魄和强悍的体质。方域不同，气候各异，中国的地理环境具有"东方生风""南方生热""西方生燥""北方生寒""中央生湿"的特点。不同的地理环境下，由于受着水土性质、气候类型、饮食习惯的影响，形成了不同的体质。一般而言，东南方人，体质多瘦弱，腠理偏疏松，易感受风、热、湿、暑之邪，其阴虚内热体质多见；西北方人，形体多壮实，腠理偏致密，易感风、寒、燥邪，其阳虚内寒体质较多见。因此，在日常生活中要根据具体情况，做出相应的调理。

气象条件、季节更替、各种辐射乃至太阳活动等环境物理因子会导致一些疾病的发生，例如青藏高原是高原病高发区域，因为那里海拔高、紫外线强；气管炎、关节炎等多发于寒冷的北方。环境化学因子也可导致很多健康问题，在我国某些地区，因环境生命元素缺乏、过剩导致碘缺乏病、砷中毒病等地方性疾病，因环境污染导致儿童铅中毒、肿瘤高发、畸胎及生殖能力下降等。地理环境和发展程度不同，其疾病谱、健康类型和保健系统有着明显的差异。注重疾病与环境的关系是非常重要的。

（四）顺应社会发展

中医养生整体观的特点，是在人、自然、社会三者中，以人为中心，把对人的研究和人的需求放在中心地位。人不仅是自然界的一部分，而且是社会环境的重要成员。人类的体质、性格、嗜好和一些疾病的发生都必然受到社会因素的影响。社会环境一方面为人们的生活提供了物质基础，另一方面又形成和制约着人们的心理活动，影响人们心理和生理的平衡。一旦人与社会稳态失调，就会导致疾病。《黄帝内经》认为，在中国古代，富人养尊处优，过着奢侈腐化的生活，多食肥甘油腻之品，他们的脏腑虚弱、筋骨脆弱、气血浮浅；贫穷的人吃的是粗糙食物和蔬菜，过着朴素的生活，而他们却有坚实的脏腑、强健的筋骨和充实的气血。

社会环境对人体健康的影响在中医养生学中占有重要的位置。暴力社会、经济萧条、生活水平低下、战争、过度劳累、遭遇不幸等，都会严重损害人之身心健康，导致心身疾病和疑难病症。不同社会环境人群的养生方法也要整体综合分析，不能一概而论。因此，《黄帝内经》强调为医者要"上知天文，下知地理，中知人事"。现代的医学模式已由传统的生物医学模式转变成为生物－心理－社会医学模式，目的在于强调社会环境对人体的重要影响。由此可见，人与社会是统一的，不可分割的。

特别是现代社会，由于社会发展的工业化和都市化趋势的加快，导致环境污染加重，如空气污染、水源污染、土壤污染、噪声危害等。另外，现代社会竞争激烈，人们承受的压力大，尤其是心理压力更大，生活方式的改变导致了大量的"生活方式疾病"。当今流行的心身疾病，如脂肪肝、高脂血症、高血压、冠心病、消化性溃疡、支气管哮喘、癌症等，都与社会环境和生活方式有关。因此，要帮助人们适应社会环境的变化，改变不良的生活方式和行为，同时提高其社会适应能力。养生者应怀着一颗对社会的感激之心，用乐观积极的态度看世界。俗话说"日出东方落西方，悲也一天喜也一天"。若以悲观的心态看社会，就会天天生气，引起疾病；若以乐观的心态看社会，就会天天高兴，形成一种良好的精神环境，有利于身心健康。

（五）发挥主观能动作用

中医养生学认为，人与天地相应，不是消极的、被动的，而是积极的、主动的。首先，人类主动地适应自然，遵循自然界正常的变化规律，慎防异常自然变化的不利影响；同时，发挥人的主观能动作用，更能主动地改造自然，利用各种条件为人类自身服务，使天、地、人更加和谐。故《灵枢·本神》指出："智者之养生也，必顺四时而适寒暑，和喜怒而安居处，节阴阳而调刚柔，如是僻邪不至，长生久视。"《吕氏春秋·尽数》亦指出："天生阴阳寒暑燥湿，四时之化，万物之变，莫不为利，莫不为害。圣人察阴阳之宜，辨万物之利，以便生，故精神安乎形，而寿长焉。"这就是说，主动顺应自然规律，趋利避害，防御外邪的侵袭。因此，中医养生学的天人相应观体现了以人为中心的环境观念和生态观念的思想。它一方面强调适应自然，另一方面则强调天人相分，突出人的主观能动作用。

老子在《道德经》中说："故道大，天大，地大，人亦大。域中有四大，而人居其一焉。"荀子更进一步指出："人有生有知亦且有义，故最为天下贵也。"（《荀子·王制》）有义，指思想行为符合一定的标准。这是人类所特有的，所以人"最为天下贵"。《素问·宝命全形论》亦说："天覆地载，万物悉备，莫贵于人。"《灵枢·玉版》则指出："人者，天地之镇也。"万物之中，只有人类最为宝贵，只有人类能够征服自然。正是这种思想为养生实践提供了认识方法和积极的养生观念。

道家很多经典著作中，都提出以修身养性、延年益寿为第一要旨的思想。正是在这一思想基础上，提出了中国古代养生史上一个响亮的口号——"我命在我不在天"（《抱朴子内篇·黄白》），强调生命之存亡、年寿之长短，不是决定于天命，而是取决于自身。这一口号包含着一种积极主动的人生态度，在养生史上产生过巨大的影响和深远的意义。后世的养生家在这种充分发挥人的主观能动性，以主动进取的精神去探索和追求人类的健康长寿，争取把握自身生命自由的思想影响下，多方采撷，创造了许多养生方术，如食养、服气、外丹、内丹、房中术等。尽管有时走入歧途，但也为探索延年益寿方法积累了一定经验。以人为核心的生态观念，有一个鲜明的思想特征。即，事实上，人不仅可以认识自然，更可以利用、改造、保护自然，建立起更加有利于健康长寿的自然环境，造福于人类。

二、形神合一的生命观

重视形神兼养，是《黄帝内经》养生观的又一个特点，认为养生的最高境界是精神与形体的健康和谐统一。人体自身是一个有机整体。人体的形体和精神相互滋生、相互制约，是一个统一的整体。任何信息作用于人体，都是意识系统和生理系统共同承受而相互作用的。形神合一主要在于说明人体复杂的生命活动过程，它包括心理和生理的对立统一，机体内环境与外环境的对立统一，精神与物质的对立统一，本质与现象的对立统一等。

养生的方法很多，但从本质上看，不外养形和养神两大部分。所谓"形"，主要是指脏腑、经络、精、气、血、五官九窍、肢体及筋脉皮肉骨等形体和组织。所谓"神"，是指精神情志活动。神有广义和狭义之分，广义之神，是指整个人体生命活动的外在表现，包括人体表现在外的各种生理和病理性征象；狭义之神，即精神、意识和思维活动，包括情绪、思想、性格等一系列的心理活动。形神统一观，就是形体和精神的结合，或者说是形态和机能统一，这是中医养生学的重要组成部分。形神共养是一条重要的养生原则。

中医养生学认为形与神是相辅相成的。形为生命之基，神为生命之主。从本原上讲，神生于形；从作用上讲，神又主宰形，形神的对立统一，便构成了人体生命这一有机统一的整体。形体健壮，精神才旺盛。

（一）形者神之宅

精气是构成形体的基本物质，是最基本的形。神是先天之精所化生，出生之后，又依赖于后天之精的滋养。故《黄帝内经》说："生之来，谓之精，两精相搏谓之神。""神者，水谷之精气也。"由此可见，精能生神，精足则神健，形健则神旺；反之，精衰则体弱神疲。气是生命活动的根本动力，与神相互依存，相互为用，故有"气者，精神之根蒂也"之说。因此，精、气、神被喻为人体"三宝"，其中精是生命的物质基础，气是生命活动的动力，神是主宰，构成了形神统一的完整体系。精气神旺盛是人体健康的基本保证；精气神虚衰是衰老的根本原因。因此，保精、益气、养神被列为延年益寿的大法。

明代著名医家和养生家张景岳在《景岳全书·传忠录·治形论》中反复强调养形对保持身体健康的重要意义，他问："善养身者，可不先养此形以为神明之宅？善治病者，可不先治此形以为兴复之基乎？"因为五脏是形体活动的中心，所以，形体摄养首先要协调脏腑功能，保证五脏六腑的协调统一。《黄帝内经》指出"人有五脏化五气，以生喜怒悲忧恐"，"心藏神，肺藏魄，肝藏魂，脾藏意，肾藏志"。有了健康的形体，才能产生正常的精神情志活动。五脏精气充盛，功能协调，则神清气足，情志正常；反之，五脏精气不足，功能失调，可出现情志异常。正如《灵枢·本神》指出的"肝气虚则恐，实则怒；心气虚则悲，实则笑不休"。

养形的具体方法非常广泛，生活规律、饮食有节、劳逸适度、起居有常、慎避外邪等养生方法，以及各种健身运动和体育锻炼，大多属于养形的重要内容。

（二）神乃形之主

中医学向来认为要通过"养神"来保养和提升人的内在生命力。因为心神在人体中起统帅和协调作用。由于神的统帅作用，生命活动才表现出整体特性、整体功能、整体行为、整体规律等。脏腑的功能活动、气血津液的运行和输布，必须受神的主宰，即所谓"神能御其形"。

在形神一体观的指导下，形神共养，首重养神。中医养神非常重视"养性"和"养神"的调养。"养性"是指心性和道德的修养；"养神"主要是指情志和心理的调养。而且养性和养神都是从"养心"开始。《素问》指出，心为"五脏六腑主也"，"心为君主之官，神明出焉"。中医的"五神"（神、魂、魄、意、志）虽为五脏所主，但主要归于心神所管。在正常情况下，神是人体对外界各种刺激的反应。例如，四时更迭、月廓圆缺、颜色、声音、气味、食物等，都可作用于人体，进而影响人体生理活动。情志活动不仅体现了生命活动中正常的心理活动，而且可以增强体质、抵抗疾病、益寿延年。但如果情志波动过于剧烈或持续过久，超过了生理的调节范围，则可伤及五脏，或影响气机，导致多种疾病的发生。所以中医非常重视精神调养，提倡心神清静，心态平和，七情平和，喜怒不妄发，名利不妄求，不为私念而耗神伤正，保持精神愉快。这样，人体的气机调畅，正气旺盛，体质增强，抗病能力增强，就可以减少疾病的发生。

在中国养生文化中，"虚静养神、开发潜能"思想是基本的养神理念，它源于先秦时期的老庄哲学。它提倡精神内守，恬淡虚无，在尽可能排除内外干扰的前提下，最大限度地接近生命活动的低耗高能状态，以便从根本上改变人体内部组织器官的不协调状况，达到发挥人体内在潜能和延年益寿的目的。

在现实生活中，"养神"的方法很丰富，如清静养神、四气调神、节欲养神、修性怡神、气功练神等，其作用称为"守神全形"，就是从调神入手，保护和增强心理健康和形体健康，达到形神统一。

（三）形神共养，养神为先

中医养生学认为，形乃神之宅，神乃形之主，无神则形不可活，无形则神无以附，二者相辅相成，不可分离。正是从形神之间相互制约、相互影响的辩证关系出发，古人提出了形神共养的养生原则。人之所以生病，是因为病邪侵入人体，破坏了人体阴阳的协调平衡，导致形神失和。养形和养神是密不可分、相辅相成、相得益彰的。

中国传统道家养生理念主张形神兼顾，养神为先，他们十分强调"神"的内在主宰作用，鲜明地提出了"失神者死，得神者生"的养神为首务的观点，在养神的前提下，养好形。具体的养生方法和措施，要按四时不同，顺时调养，辨体调养。在日常生活中，要特别注意饮食、起居和运动锻炼，协调一致，则会形神兼备。

三、动静互涵的运动观

从生命活动的状态而言，概括为"静态"和"动态"态势。动和静是物质在一定时间和空间完成的运动形式。生命体的发展变化，始终处在一个动静相对平衡的自身更新状态中。升降出入是宇宙万物自身变化的普遍规律，人体生命活动也正是合理地顺应万物的自然之性而处于动静互涵的发展变化之中。运动和静养是中国传统养生防病的重要原则。中医养生学认为，气血需要动，而心神需要静。只有动静结合，才能达到形神合一、增强体质的目的。

从生命活动的过程来讲，分"养"和"用"。所谓"养"，就是调养和休养，在劳动和使用之后补充和恢复的过程，以及在劳动和使用之前的积蓄和预备过程；所谓"用"，就是劳动、工作、锻炼等使用的过程，包括脑力和体力劳动，以及人体器官的其他使用过程。人的生命活动就是在"养"和"用"的不断转换中得到维持和发展的，要随时维持人体的动和静、养和用的动态平衡。

养生的最佳状态应该是动静结合。适量的运动顺应了"生命在于运动"的法则。步行运动不但能够改善身体的健康状况，还能提神醒脑，让每天的生活神采奕奕，精神百倍。静坐导引锻炼，可使人体阴阳平衡，经络疏通，气血顺畅，从而达到气血调畅的目的。

（一）动以养形

"动"包括劳动和运动。《吕氏春秋》指出："流水不腐，户枢不蠹，动也，形气亦然。"就是说，形体不动，气血、精气不能正常流动，气机就会瘀滞不通而导致疾病。中医学认为人体经常适度劳作和锻炼，就可预防疾病发生，故有"一身动则一身强"之谚语。中国传统养生思想主张"动以养形"，创造了许多行之有效的运动健身方法，如五禽戏、太极拳、易筋经、导引、舞蹈、散步等。运动可以促进精气流动，气血畅达，增强抗御病邪的能力，增强生命力。现代医学研究也证明，经常运动可促进身体的新陈代谢，使各器官充满活力，延缓机体的衰老。

（二）静以养神

"静"是相对"动"而言，包括精神上的清静和形体上的相对安静状态。中国历代养生家都非常重视静养与健康长寿的密切关系，提出"静以养神"的思想。由于"神"有任万物而理万机的作用，有易动难静的特点，所以，《黄帝内经》从医学角度提出了"恬淡虚无"的养生防病思想，突出强调了清静养神和少私寡欲的重要性。何为清静养神呢？"静神"实指精神专一，摒除杂念及用神适度。科学用脑，对强神健脑会大有益处。静神养生的方法也是多方面的，如少私寡欲、调摄情志、顺应四时、常练静功等。

（三）动静相济，因人而异

中医学认为"天下之万理，出于一动一静"。"动"和"静"都要适度，太过和不及都可能导致疾病。《素问·宣明五气》指出："久视伤血，久卧伤气，久坐伤肉，久立伤骨，久行伤筋。""动"之过度，会损伤机体；但过度安逸，也会导致气机闭阻，气血瘀滞，亦可致病。

动静互涵是阴阳原理的又一重要内涵。根据《周易》的原理，动则生阳，增强人的精力，提高效率；静则生阴，降低人体消耗，延年益寿。我们主张动静相兼，刚柔并济，是因为"只静不动则怠，只动不息则倦"。动以养形，静以养神。动与静相反相成，二者虽然不同，但产生的整体效果都是动静平衡。动则生阳，强调"外动内静"，静则生阴，强调"内动外静"，但最终结果应该是内外、动静动态平衡，都能达到促进和恢复机体气血流畅和各种平衡的效果。

具体的养生实践活动要根据不同情况灵活运用，达到形神共养的效果。动静兼修是中医传统养生的基本原则。每一个人的养生保健都必须心体互用，劳逸结合，不可偏废。例如，要做到常运动，但要规律适度；科学用脑，不可倦怠。只有这样，才能符合生命运动的客观规律，获得运动可延年、静养可益寿的效果。如果只强调"动则不衰"，而使机体超负荷运动，消耗大于供给，忽略了劳逸适度，同样会使新陈代谢失调，造成疾病。

法国思想家伏尔泰的"生命在于运动"的名言，为众多的人所接受并付诸实践。"生命在于运动"，本质含义是要根据每个人具体身体情况，选择适合自己的运动方式和运动量。要根据个人年龄、身体体质、锻炼基础、环境条件，以及个人的性格爱好等实际情况选择项目，制订运动方案，然后再去锻炼。运动锻炼贵在"度"，要有科学的指导，如果盲目蛮干，要求过急、过量或安排不当，效果就会适得其反，甚至发生事故。

不同年龄及体质的人应选择不同类型的有氧运动，一般而言，20岁左右的人可选择强度稍大、有冲击力的有氧运动，如健身跑、障碍跑、篮球、武术等，这些运动可促进身体机能全面提高，增强体质。30岁左右的人，可选择爬山、滑雪、打羽毛球、健美运动等，这些运动可提高运动器官的功能，强化全身肌肉。40岁左右的人，可选择骑自行车、爬台阶、慢跑、跳健美操等运动，这些运动可增强下肢肌力和灵活性，减轻体重。50岁左右的人，可选择游泳、打网球、高尔夫球等，以促进和增强全身肌肉的弹性和骨质密度，改善身体形态，提高心肺功能。60岁以后的人，要根据自身条件，合理选择那些轻松平缓、较为柔和的运动项目，如打太极拳、跳交谊舞、散步等，以增强身体协调和柔和的功能。

四、协调平衡的调养观

协调平衡养生的含义就是随着不断变化的生态生活环境，对自己生活内容、行为和方式做相应调整。在人生、长、壮、老、已的过程中，不论饮食起居、精神情志、学习工作、休闲娱乐、社会交往等，都在不断发生变化，具体的生活内容也不是一成不变的。因此，必须做相应的调整，才能随时维护动态协调平衡，增强人体的协调性和适应性。

人生历程是一个阴阳运动平衡的过程，人体是一个阴阳和谐平衡的统一体。和谐是指人体自身的生理功能状态及其与外界环境之间的相互和谐关系；平衡是指人体各系统之间的正常生理功能，以及机体与外界物质和信息交换过程中的相对平衡。协调平衡就是运用阴阳平衡规律，协调人体自身及其与外界环境的生态关系，达到内外和谐和动态平衡。

和谐平衡是生命整体运动的核心。养生保健的根本任务，就是运用阴阳平衡规律，协调机体功能，达到内外和谐平衡。很多生理和心理疾病，特别是当代的一些"文明病"，都是由于营养素平衡失调引起的。因此，保持人体阴阳的协调平衡就成为一条重要的养生原则。

（一）和谐平衡与气化理论

中医学的理论核心，也就是《内经》提出的"谨察阴阳之所在而调之，以平为期"。"和谐"和"中和"，是中国儒家文化核心思想之一，中医养生理论强调和谐、平衡。人生历程就是一个阴阳运动平衡的过程，人体内的物质代谢必须有升有降，生理功能和心理活动应该互相协调。心理疾患可以通过脏腑功能来调整，生理功能障碍也可以通过心理调摄来治愈。

从整体来讲，正确养生，就是要做到"三个和谐统一"，即人与自然的和谐统一；人与社会的和谐统一；人体内部的和谐统一。要做到这三个和谐统一，首先要营造一个良好健康的养生环境，尽量做到能生活在自然的环境之中，人与自然界的绿色植物最具亲和力。

人体内部的脏气之间以及人体与外界环境的平衡，是依赖人体内部的自调机制实现的，有动必有静，大自然界具有充分自衡的能力，如生态的稳定自调，这是一种自然规律。人体的自衡、自稳能力也是惊人的，包括生理上的自我平衡及心理上的自衡，主要通过脏腑相关理论，藏象理论，气机升降出入，脏气之间的生、克、乘、侮关系，以及经络之间气血多少的调节来实现的，如以脏腑而言，其间的平衡协调、制约是通过十二脏之相使实现的。正如《素问·灵兰秘典论》所曰："十二脏之相使……心者，君主之官，神明出焉；肺者，相辅之官，治节出焉；肝者，将军之官，谋虑出焉；胆者，中正之官，决断出焉。……凡此十二官者。不得相失也。故主明则下安……主不明则十二官危。"说明脏腑之间具有相互协调、相互制约的自衡能力。

人体是由以五脏为中心的五大系统所组成的，这五大系统的动态平衡是通过升、降、出、入的不同运动形式完成的，也就是人体的"气化"过程。这是养生过程中必须关注的观念。气化主要指人体精、气、血、津液等各自的新陈代谢及其相互转化。气化的过程，实际上是人体内物质转化和能量转化的过程。根据元气论的观点，气聚合形成了机体，其性阴阳；气宣散则运动，其性属阳。气的阴阳两个方面构成了中医学的生理学基础。气的正常运化，产生了生、长、化、收、藏有规律的变化。气的转化和合理的运行方向为精的转化、血的循环、津液的运行、食物的消化、营养的吸收、废物的排泄、筋骨的濡润、肌肤的润泽、抗邪的能力等提供了生理基础。人体生理功能依靠于气化，因为气化活动是所有生理过程的原动力。

各种类型的气在不同生理活动中的运动方向是保持气化正常的关键。在人体生理活动中，有些气需要升，有些气则需要降。古代中国人经常用升降运动表达天地的关系。《素问·阴阳应象大论》亦说："清阳为天，浊阴为地；地气上为云，天气下为雨；雨出地气，云出天气。故清阳出上窍，浊阴出下窍。清阳发腠理，浊阴走五脏。清阳实四肢，浊阴归六腑。"这里是以天地之间水气云雨的升降转换与人体的气化代谢所作的类比。

气的升降运动取决于脏腑的功能特点。每一脏腑对于气的升降皆有其特定的作用。气的升和降、出和入，都是对立统一的矛盾运动。从局部来看，并非每一种生理活动都必须具备升降出入，而是各有侧重。例如肝脾主升，肺胃主降，心阳宜降，而肾阴宜升等，从整个机体的生理活动来看，升和降、出和入之间必须协调平衡，才能维持正常的生理活动。因此，气的升降出入运动，又是协调平衡各种生理功能的一个重要环节。

1. 脾胃是气化的枢纽　脾胃之气的运动，对于很多生理代谢过程是至关重要的。脾胃在很多方面处于中心地位。它们在生理上作为中心，是因为脾胃是气血生化之源，为所有的脏腑提供营养；在解剖位置上作为中心，是因为它们同居中焦，是很多生理活动和不同运动方向的气聚会的中心地点。所以，正常的脾胃功能关系到气的运动方向，对发挥正常的生理功能是非常重要的，脾胃是人体气化的枢纽。

脾胃在生理功能上是相辅相成的，脾属阴脏，其气主升，把水谷精微上输肺和心，再化生为气血；胃属阳腑，其气主降，把饮食糜团下输小肠，从而维持消化功能的正常进行。由此可见，脾胃之气的升降功能对气血的形成和气在中焦的协调运行起到了关键作用。

2. 肝肺是气化之轮　中医学有"肝气升于左，肺气降于右"的说法。这里的"左"和"右"不能理解为解剖学上的概念，而是五行学说中的归类，木（肝）应于左，金（肺）应于右。肝居下焦，其气生发上行，肺居上焦，其气肃降下行。肝肺配合，保证了上焦和下焦、脏腑之间的气机通畅、协调平衡。正如清代著名医家叶天士所云，人与自然界相应，肝升于左，其气上升；肺降于右，其气下降。升降得宜，气行从容舒畅……肝升气于头和上窍，肺降气于内脏和筋骨。肝肺相合，气血宣畅，脏腑平和。

3. 心肾是气化之根　心位于上焦，藏神，其性属火；肾位于下焦，藏精，其性属水。心肾的性质归向也是水和火属性基本归向。在生理情况下，心火下降于肾，与肾阳一起温养肾水，使其不寒；肾水上济于心，与心阴一起制约心火，使其不亢。心火下降和肾水上升保持了水和火、阴和阳、上和下之间的功能动态平衡。在中医学中称之为"心肾相交""水火既济"。心肾这种平衡关系的内在机制是什么呢？心属火，但火中有水；肾属水，但水中有火。火为水之主，故心气可下行；水为火之源，故肾水能上行。如果水不上济，是因为肾阳虚不能使水上行；火不下行，是因为心阴虚不能使水下降，结果出现"心肾不交"，或叫"水火不济"。心肾相交是气的升降的轴心，因为心肾直接影响其他脏气化功能。肝肾同源，肾水不足，可导致肝阳亢，影响肝肺的气化；脾胃的收纳和运化功能也要依靠心肾之气的升降协调。

（二）体内元素平衡法

中医五行学说认为，自然界中一切事物都是由木、火、土、金、水五种基本物质之间的运动变化而形成的。五行元素之间的"生克制化"，维持着自然界的生态平衡和人体生理功能的协调平衡。

现代研究认为，元素的形成、地球的形成和人类的进化都是物质演化到某个阶段达到的动态平衡的结果。人在新陈代谢过程中，由于代谢失调，可使某些元素积累过多，或某些元素不足，出现元素平衡失调，导致疾病和早衰。例如，心脑血管病、癌症的产生与体内物质交换、元素平衡失调有关。有些病的形成与某些元素代谢失调有关，例如，缺碘导致甲状腺肿，缺锌可致不育症等。元素平衡保健理论认为，在人生不同的年龄阶段，要根据不同的生理特点，及时纠正体内元素的失调，维持体内各种元素的协调平衡。

（三）交替调节平衡法

人体的生理功能失调、对称失衡、状态失稳等，是导致人体生理功能低下、疾病和早衰的重要原因。在日常运动养生保健中，如体脑交替、动静交替、上下交替、左右交替、前后交替等，在针灸、推拿治疗保健中，上病下取、下病上取、左病右取、右病左取等方法，都属于协调平衡的健身方法，对养生实践皆有指导意义。

所有的养生保健实践活动，如心理保健、饮食保健、运动保健、起居调摄等，都必须遵循这一法则。实践证明，健康活力获得的关键，在于调节和调动自身产生的积极因素，克服阴阳失调，达到协调平衡，就能增进健康和长寿。

五、正气为本的预防观

中医学"治未病"的思想体现了对疾病的预防观。预防为主的根本目的，就是养护正气，提高机体的防病能力，以保证人体健康。所谓"正气"，是指人体机能活动和抗病及康复的能力。"邪气"则泛指损害人体正气的一切致病因素。因此，中医养生提出以内因正气为主导的养生防病思想。

（一）正虚发病观

中医发病学非常重视人体的正气，《黄帝内经》提出了以正气为主的养生思想。人体疾病的发生、发展、转归与正气的强弱直接相关。在一般情况下，人体正气旺盛，邪气就不易侵犯，机体就不会发病，即使患病症状也比较轻，而且也容易治疗和恢复。所以，《素问遗篇·刺法论》指出"正气存内，邪不可干"的思想。如果人体正气相对虚弱，抗病能力低下，邪气便可乘虚而入，侵犯人体而发生疾病。正如《素问·评热病论》所言"邪之所凑，其气必虚"。这些都反映出中医养生学中预防疾病发生以内因正气为主的学术思想。中医强调正气在发病中的主导地位，但并不排除邪气的致病作用，在一定条件下，邪气甚至起主导作用。因此主张采取某些措施，"避其毒气""避虚邪以安其正"，也是为了维护正气，以免引起机体阴阳失调而发病。

（二）培补先天和后天

中医养生学认为人体衰老的根本原因就在于正气的虚衰。因此，在中医养生保健的实践中，扶正固本就成为一项重要原则。扶正，就是扶助正气，增强机体的抗病能力和康复的能力，有利于驱除病邪；固本，就是培补元气，增强体能和机体生理活动的功能。保养正气，就是保养精、气、神。从脏腑理论讲，中医理论认为重在保精护肾和调养脾胃，因为"肾为先天之本""脾为后天之本"。通过对先天和后天的调养，为人体正常的生理功能打下一个坚实的基础。

肾主藏精，精气的盛衰直接关系到人体衰老的速度，故有"人之有肾，如树之有根"之说。现代研究认为，肾与性腺、免疫系统、自主神经系统、甲状腺、肾上腺皮质、下视丘等都有密切关系，当肾气虚时，这些功能的紊乱则可导致病理变化和早衰。所以，古代养生学家都非常重视对肾的护养，以获得防病强身、延年益寿的目的。保精护肾要从多方面入手，如节欲保精、食养补肾、药物调养、运动健身、导引补肾、按摩益肾等。

中医学认为，脾胃是后天之本，"气血生化之源"，故有"内伤脾胃，百病丛生"之说。中医养生家提出："养脾者，养气也，养气者，养生之要也。"张景岳指出："土气为万物之源，胃气为养生之主。胃强则强，胃弱则弱，有胃气则生，无胃气则死，是以养生家必当以脾胃为先。"现代研究认为，脾胃功能与消化系统、免疫系统、血液循环系统、神经系统、泌尿生殖系统等，都有密切关系。由此可见，脾胃是生命之本、健康之本。在日常生活中调养脾胃的方法是极其丰富多彩的，如饮食调节、精神调摄、起居调养、药物调养、针灸按摩、气功调养等，都可以获得健运脾胃的效果。

补益精气是补肾强身的关键，增强运化是健脾养胃的关键。但这二者还有相互促进、相互补充的作用，即所谓"先天养后天""后天补先天"。在所有的养生康复活动中，都必须高度重视脾肾功能的维护和促进。

第二节　中医养生的基本原则

在"天人合一"哲学思想的指导下，古代医家在临床实践中自觉或不自觉地运用这一思想指导临床医学观察和养生实践，就逐步形成了中医学的因人、因时、因地制宜的养生方法体系。

人体的生理状态是一个自然生态因素、社会环境因素和个体自身因素相互影响下的综合反应。审因施养是指养生要有针对性，就是要根据实际情况，具体问题具体分析，不可一概而论。因为人有共性也有个体差异，如环境差异、遗传差异、生时差异、年龄差异、性别差异、体质差异、心理差异、学识差异、职业差异、修养气质差异等。正所谓"审因施养"和"辨体施养"。因此，我们既要懂得广义的养生方法，又必须找出适合自己的保健方法。一般说来，可因人、因时、因地、因病不同而分别施养。除遵循共同的原则外，还要根据自身的特点和条件，设计出适合自己的养生保健方法，只要长期坚持，就会获得效果。

一、因时施养

在天人相应整体观思想的指导下，人体的一切生理和心理活动都必须顺四时阴阳消长、转化的客观规律。因此，人体必须顺应自然规律进行养生实践活动。故《灵枢·本神》指出："智者之养生也，必顺四时而适寒暑，和喜怒而安居处。"要求人们精神活动、起居作息、饮食五味、运动锻炼、药物保健等都要根据四时的变化，进行适当的调节。

在一年四季中，要遵循自然界春生、夏长、长夏化、秋收、冬藏的物候特点和"春夏养阳，秋冬养阴"的原则。春天要顺应自然界阳气的升发，"养生"，重点养好肝；夏天自然界万物繁茂，更要保护人体的阳气，"养长"，重点养好心；长夏自然环境温度高、湿度大，"养化"，重点养好脾；秋天是收获季节，要保护阴气，"养收"，重点养好肺；冬天万物潜藏，要保护阴精，"养藏"，重点养好肾。对此，中医有四时养生法，分别从精神、起居、饮食、运动、药物、预防等方面做了较为详尽的介绍。

二、因人施养

人类本身存在着较大的个体差异，这种差异不仅表现于不同的种族，而且存在于个体之间。不同的个体可有不同的心理和生理，对疾病的易感性也不相同。这就要求我们在养生的过程中，应当以辨证思想为指导，因人施养，才能有益于机体的身心健康，达到身体健康的目的。

因人养生就是根据年龄、性别、体质、职业、生活习惯等不同特点，有针对性地选择相应的摄生保健方法。主要从两个方面具体落实，一是因年龄不同，而采取相应的养生方法，内容有胎孕保健、儿童保健、青少年保健、中年保健和老年保健。二是根据不同体质采取相应综合性养生保健。不同的体质，在衣食住行、运动锻炼等方面也各有不同的要求，必须因人而异，方可有的放矢。例如运动健身，宜因人制宜，对于老年人来说，由于肌肉力量减退，神经系统反应较慢，协调能力差，宜选择动作缓慢柔和、肌肉协调放松、使全身都能得到活动的运动，如步行、太极拳、太极剑、慢跑等；而对于年轻力壮、身体又好的人，可选择运动量大的锻炼项目，如长跑、打篮球、踢足球等。此外，工作性质不同，所选择的运动项目亦应有差别，如售货员、理发师、厨师等，需要长时间站立工作，易发生下肢静脉曲张，在运动时不要多跑多跳，应仰卧抬腿；经常伏案工作者，要选择一些扩胸、伸腰、仰头的运动项目，又因为用眼较多，还应开展望远活动。对脑力劳动者来说，宜少参加一些使精神紧张的活动，而体力劳动者则应多运动那些在职业劳动中很少活动的部位。总之，运动项目的选择，既要符合自己的兴趣爱好，又要适合身体条件，才能获得更好的健身效果。

三、因地施养

人和自然是一个有机的整体，只有认识自然、适应环境，并与之保持协调统一，人才能健康长寿。地理环境对人类健康和疾病的影响与作用是永恒的。地域环境不同，人们对其环境产生不同适应性而形成不同体质，掌握这些特点，是古今养生家辨证施养的重要根据。俗话说"一方水土养一方人"，正是"因地异质"和"辨体养生"的道理。

人的体质有强、弱、盛、衰之分，病有虚、实、寒、热之别。平常我们所采取的养生保健方法应该适合自己的体质状态，以饮食为例，同一种食物，在不同的地区对人体会产生不同的食用价值，例如，湖南、四川、湖北地区在酷暑盛夏，食用一定量的辣椒对身体有一定的保健作用。因为这些地区潮湿多阴雨，当地人多吃一些辛辣食物，使腠理开泄以排除汗液、驱除湿气，这样，机体就可适应气压低、湿度大的自然环境。如果生活在北方干燥地区的人，过食辣椒就会给身体带来损害。

古人还认识到了地理环境与人的寿夭之间存在着密切的关系，如南方人腠理多疏松，北方人腠理多致密。所以古代养生家都十分重视生活环境的改造，并创立了一系列行之有效的适应地理环境的养生方法。我们生活的自然地理环境，既有有利因素，又有不利因素，应该合理应用。如海拔高度2000m以下的中低高原山区和海滨岛屿，那里有很多名胜观光疗养地，风景秀丽，空气新鲜，日照充足，冬暖夏凉，非常适宜疗养。置身这种环境疗养休整，使人心旷神怡，对生活和工作在城市的上班族来说是很好的放松，能调节和松弛紧张的神经，有助于呼吸、循环、内分泌和免疫系统功能的改善和提高，对很多慢性疾病、职业病都有很好的保健康复效果。

事物的利弊总是两面性的，但是有些地方，某些元素存在的不平衡会导致地方性特征很明显的疾病。比如，缺碘引起的缺碘性地方性甲状腺肿（粗脖子病）和地方性高氟症。高原上空气稀薄，从平原去那里的人容易得高山缺氧病；湖泊沼泽水网密布的地方钉螺很多，容易患血吸虫病。肝癌也有明显的地域性，往往是比较潮湿的、容易发生霉变的地方，人们摄入黄曲霉素的可能性大。了解自然环境对人类生活有明显影响的利弊后，就可以注意避免不利因素，而充分利用对我们有利的自然条件进行养生保健。

第三节　养生实践的指导思想

一、综合调养

综合调养、保养正气作为科学养生指导原则之一，主要告诫人们养生实践活动要有整体观念。在这一理论的指导下，保养正气要落实到日常生活的各个方面，一切养生保健的方法和措施，都必须注意正气的保养。也就是说，审因施养不拘一功一法，应形、神、动、静、食、药等多种途径、多种方式进行养生实践活动。这充分体现了中医的原则性和灵活性，中医将这种原则概括为"知常达变"。

《寿亲养老新书》对保养正气概括说："一者少言语，养内气；二者戒色欲，养精气；三者薄滋味，养血气；四者咽津液，养脏气；五者莫嗔怒，养肝气；六者美饮食，养胃气；七者少思虑，养心气……"由此可以看出，人体正气的调养必须采取综合措施，使脏腑功能协调。因为人是一个统一的有机体，无论哪一个环节发生了故障，都会影响整体生理活动的正常进行。所以，养生保健必须从整体全局着眼，注意各个环节全面考虑，合理调养。在具体运用时注意以下几点：

第一，养宜适度。所谓适度，就是恰到好处。在实际调养过程中，不管哪种养生方法都须适度而止。即养不可太过，也不可不及。若过分注意保养，则可能瞻前顾后，不知所措；若不在乎身体保健，随心所欲，没有规律，则精气耗伤。例如，以为食养可益寿，便强食肥鲜；或恐惧肥甘厚腻，而节食少餐，如此等等，都对健康无益。

第二，养勿过偏。养生过偏大致有两种情况。一是强调补即是养。当然，食补、药补、静养等都是有效的养生方法，但用之太过而忽略其他方面，则会有害。例如，食养太过则营养过剩，药补太过则会发生阴阳偏盛。二是过分静养、好逸不劳则动静失调，气机郁滞，产生机体新陈代谢失调。

中医养生学认为人类健康长寿并非靠一朝一夕、一功一法就能实现的，而应建立起科学的生活方式，针对人体的各个方面，制定出一套合乎自己的精神、营养、运动、休息、锻炼等健身方法。做好生命的自我管理，就是综合性的养生保健。从社会的角度看，要建立起社会的预防保健体系，积极倡导全民健身活动。从政府、社会、个人三个方面采取综合性的措施，对引发各种慢性病的危险性因素进行有效的干预，采取各种途径、多种方法的养生保健、治疗康复的措施，就能取得更大的健身效益和社会效益。

二、持之以恒

科学养生要做到知、信、行统一。知是指学习和获得健康信息和健康知识，树立养生保健观念和意识；信是指相信科学的健康知识，重视健康教育，健康投资；行是指身体力行，持之以恒进行实践。

现代研究证明，科学健身就要持之以恒。恒，就是持久、经常的意思。养生保健不仅要方法合适，而且要坚持不懈地努力，才能不断改善体质。只有持之以恒地进行调摄，才能达到目的。健身并不一定要很大的强度。如果你想每天锻炼45分钟，没必要一次性完成，完全可以早上锻炼15分钟，把余下的半个小时留到晚上。健身，其实是要加强人体的调节功能，并通过汗腺将代谢物排出。因此，如果跑步看起来比较枯燥，你也可以散散步，或是做做园艺。别小看这些轻松的活动，它们的作用同跳健美操没什么两样。一切都在于持之以恒，研究者发现，那些每天坚持进行30分钟锻炼的人对于预防心脏病很有好处。

三、养生贯穿一生

在一些人的观念中，养生仅仅是中老年人话题，似乎与其他人无关，这一观念一定要转变。中医养生具有全过程和全方位两个特点。所谓全过程，是指养生贯穿一生；所谓全方位，是指一个人的养生内容，包括衣食住行、生活起居等方方面面，既有时间要求，又有空间要求。

在人的一生中，各种因素都会影响最终寿命的长短，因此，养生必须贯穿人生的自始至终。中国传统养生学十分重视个体生命的成长阶段，既关心生理的发育，更重视社会化人格的养成。例如，孔子提出"君子三戒"养生格言，指出人生各个阶段应注意警惕的共性问题，对人很有启发。金元时期著名医家刘完素提出一生"养、治、保、延"的摄生思想，他指出："人欲抗御早衰，尽终天年，应从小入手，苟能注重摄养，可收防微杜渐之功。"明代张景岳特别强调胎孕养生保健，他指出为人父母者，生命出生之前常为一生寿夭强弱的决定性时期，应当高度重视节欲节饮，以保全精血，造福后代。根据少年的生理特点，他主张小儿要多补肾，通过后天作用补先天不足。保全真元之气对中年健壮有重要意义，张景岳也非常强调中年调理的重要性。人的成年时期是一生之中的兴旺阶段，是人体生理功能高峰期，但生理功能开始转向衰减；此阶段也是"多事之秋"之时，因此，需要全方位调整、保健，为保证老年期的健康奠定良好基础。人到老年，生理功能开始减退，应该内养精、气、神，外避六淫之邪，保其正气，预防身体生理功能衰弱。对于高龄之人，可视其阴阳气血之虚实，有针对性地采取保健措施，适当锻炼，辅助以药养、食养和食疗，有益于身体健康。中医的这种整体养生思想对于现代人建立科学健康观是有益处的。

四、练功贵在精专

练功应以养心健身、防病祛病、延年益寿、为社会多做贡献为目的。中医养生保健的方法很多，要根据自己各方面的情况合理选择。一旦选定以后，就要专一、精练，切忌见异思迁，朝秦暮楚。因为每一种功法都有自身规律，专一精练能强化生命运动的节律，提高生命运动的有序化程度。如果同时练几种功法，对每一种功法都学不深透，则起不到健身作用，而且各种功法的规律不完全相同，互有干扰，会影响生命活动的有序化，身体健康水平不可能提高。

古人云：药无贵贱，中病者良；法无优劣，契机者妙。要想有益健康，就得遵循各种功法的自身规律，循序渐进、坚持不懈、专心致志去练，不可急于求成、练得过多过猛。不管选择哪一种运动项目，一定要从实际出发，循序渐进、持之以恒，运动量适当，既要有针对性，又要有全面性，切不可攀比、争强好胜。只要树立正确的态度，做到"三心"，即信心、专心、恒心，掌握正确的方法，勤学苦练，细心体会，一定能取得强身健体的效果。

五、养生重在生活化

养生不是养老。养生是一种文化，更是一种生活方式，它是一种综合性的维持健康的行为与能力，它追求的不仅仅是长寿，更重要的是生命质量的提高。古代养生家葛洪说"养生以不伤为本"。如何做到不伤呢？主要是指做好自己日常生活的管理。健康来自知识，养生来自细节，日常生活的诸多细节，吃、喝、拉、撒、睡、行、动、坐、卧、走，都涉及养生保健的原则和方法。养生方法越生活化，越简便易行越好。因为容易落实到日常生活中的方法，才能坚持长久，也只有长久应用，才能达到健身的效果。

因此，养生之要在于生活化的实践，就是要积极主动地把养生方法融于日常生活的各个方面。善于做好自我调节，顺天时，适地理，按照规律安排自己的生活。既要符合人体生理特点，又要适应自然和社会的规律，才能给我们的工作、学习和健康带来更多的益处。总之，养生是人类的需要、社会的需要，日常生活中处处都需要养生，只要把养生保健的思想深深扎根于生活之中，掌握健身方法，就可以做到健身防病，提高健康水平。

中篇 常用中医养生方法

第五章 精神养生法 ▷▷▷▷

　　精神养生法，就是在天人相应整体观念的指导下，通过颐养心神和性情、调摄情志等方法，保护和增强心理健康，达到形神兼养、预防疾病、延缓衰老的一种养生方法。精神养生是人体健康的重要环节，包括心神养生和情志养生两个方面。传统的精神养生法涵盖了现代医学的心理卫生保健法，如《管子·内业》这本最早论述心理健康的专篇，其篇名中"内"即心，"业"即术，"内业"者，即养心之术也。

第一节　心理健康的标准

一、心理健康概述

(一) 心理健康的含义

　　一般而言，心理健康是指一个人的生理、心理与社会活动处于相互协调的状态下，即认知正常，情感协调，意志健全，个性完整和适应良好，能够充分发挥自身的最大潜能，以适应生活、学习、工作和社会环境的发展与变化的需要。1946 年，第三届国际心理卫生大会对心理健康这样论述：心理健康是指在身体、智能、情感上与他人的心理健康不相矛盾的范围内，将个人心境发展成最佳的状态。其具体标志是：身体、智力、情绪十分协调；适应环境，人际关系中彼此能谦让；有幸福感；在工作和职业中能充分发挥自己的能力，过着有效率的生活。1948 年世界卫生组织成立时，在宪章中提出健康的 10 项标志，其中有些方面的标志是针对心理健康提出的，国内外学者对此进行了阐述归纳，认为评价心理健康的指征有四个方面：心理和环境的同一性；认知、情感、意志行为的和谐性；人格的健康；社会功能。

（二）心理健康的判断标准

由于心理健康具有相对性、动态性、连续性等特点，并且心理健康还与人性、价值标准、文化环境有关，因此在制定心理健康标准时的出发点就存在分歧，标准自然无法统一。不同学者从不同角度制定心理健康的标准，比如以统计学上的常态分配为标准、以社会规范为标准、以个人主观经验为标准、以生活适应状态为标准、以病因与症状存在与否为标准、以心理成熟与发展水平为标准。通常情况下，以病因与症状存在与否为标准是较为客观的原则，按照这种标准，有此类症状或病因肯定是异常者，但无此类病因与症状者并不能认定是心理健康，因此它存在一定的局限性。马斯洛提出了一条不同的研究心理健康标准的思路，他认为，自我实现的人是其内在本性发展最为充分的人，这样的人才代表着真正的心理健康，因此心理健康的标准应该根据自我实现者的心理品质来确定，即以自我实现者所共同具有的那些心理特点作为心理健康的标准。

我国心理学家从适应能力、耐受力、控制力、意识水平、社会交往能力、康复力和愉快胜于痛苦等方面阐述了心理健康的标准，其中有五条标准值得重视：①智力正常，是健康的首要标准。②情绪稳定而愉快。③人际和谐，这是获得心理健康的重要途径。④适应环境。⑤人格完整，这是心理健康的核心。

《灵枢》中也有很多关于心理健康的论述，比如"心安而不惧""以恬愉为务""和喜怒而安居处""志闲而少欲""不惧于物""无为惧惧""无思想之患""不妄想""淫邪不能惑其心""不妄作""婉然从物，或与不争，与时变化"，等等。中医对心理健康的理解包括以下几方面：①乐天知命，享受生命。②自强不息，厚德载物。③淡泊名利，知足常乐。④从容处事，宽容待人。⑤与人为善，助人为乐。⑥天人一体，心身和谐。

总之，心理健康的标准并非是统一的，存在不同的测量工具、不同的判别尺度、不同的衡量标准，而且新的标准还在源源不断出台，我们要深刻理解其内涵及其制定的依据，灵活应用。

二、精神养生将成为新的健康主题

随着科技发展、城市工业化、人口城市化和人际竞争的加剧，人类已进入"情绪"时代。心理问题已成为全球问题。世界精神病协会的专家认为，从疾病的发展史看，人类已从"传染病时代""躯体疾病时代"进入"精神病时代"。精神养生也将成为新的健康主题。

现代生活给人类带来了很大的精神压力。人承受的压力是有规律的，压力大的时候，人的心理和生理都会发生一些变化，比如说人在长期的沉重压力下就很容易出现紧张、焦虑、抑郁、恐惧等负性情绪，进而导致心理障碍、心理困扰，患心脑血管病、消化系统疾病、代谢性疾病等的概率会大为增加，甚至还会患癌症。一个人患病的易感性与先天遗传有关系，但后天的环境包括心理情绪，会在人体生理功能变化和患病过程中扮演着重要角色。

现代医学研究发现，在一切对人体不利因素的影响中，最能使人短命夭亡的因素就是不良情绪。人的精神状态正常，机体适应环境的能力及抵抗疾病的能力会增强，从而起到防病作用。患病之后，精神状态良好可促进康复。总之，精神、心理健康不仅直接涉及健康、寿命，还影响到人们的生活。

第二节　心神养生法

一、心神与心神养生法的概念

心神，主要指人的精神、意识及思维活动，包括神、魂、魄、意、志。五脏之中的心具有主宰生命活动的重要功能，故又被称为"君主之官"。人体健康的根本是脏腑功能的相互协调，但生命活动的最高主宰是"心"。正如张景岳所说："心为一身之君主，禀虚灵而涵造化，具理以应万机，脏腑百骸，唯所是命，聪明智慧，莫不由之，故曰神明出焉。"

心神养生法，是指通过心性修养，净化心灵，升华道德境界，自动清除贪欲，调节情绪，改变自己的不良性格，纠正错误的认知过程，使自己的心态平和、乐观、开朗和豁达，以达到健康长寿的目的。

二、心神养生的方法

养生之要，当以养心调神为先，神贵静养。凡事皆有根本，养心养神乃养生之根本，心神清明，则血气和平，有益健康。历代养生家都把调养精神作为养生防老之大法，如《淮南子》中说"神清志平，百节皆宁，养性之本也；肥肌肤，充肠腹，供嗜欲，养性之末也"；《素问·生气通天论》中云"清静则肉腠闭拒，虽有大风苛毒，弗之能害"，说明养生贵乎养神，不懂养神之要，单靠饮食疗法、药物滋补难以达到健康长寿。概括起来，调神之法有清静养神、养性修德、怡养性情等方面。现就主要方法介绍如下。

（一）清静养神

心神调摄，首在静养。清静养神是指思想安静、神气清爽、清心寡欲、清静而无杂念的状态，体现了中国传统静神养生的思想。清静养神是一种既可养神，又可安形，神形俱调，有助于延年益寿的方法。《素问·生气通天论》云："清静则生化治，动则苟疾起。"《遵生八笺》中指出："养寿之道，清净明了四字为最好，内觉身心空，外觉外物空，破诸妄想，无可执著，是曰清净明了。"总之，要顺应客观事物自然规律，形成理想的"阴平阳秘"的动态平衡状态。

保持神气清静，精神内守的方法，概括起来包括以下几方面。

1. 少私寡欲　少私，是指减少私心杂念；寡欲，是降低对名利和物质的嗜欲。少私寡欲是指对自己的"私心"和"贪欲"进行自我克制。

节制私欲最简单的就是少私寡欲。生活中要做到无私无欲很难，但私欲不可过多。

只有私欲少和没有"贪欲"的人才能淡泊名利，处世豁达，心神清静。若心神长时间处于无休止的混乱之中，则会导致人体气机紊乱而诱发疾病。故《太上老君养生诀》中说："且夫善摄生者，要先除六害，然后可以保性命延驻百年。何者是也？一者薄名利，二者禁声色，三者廉货财，四者损滋味，五者除佞妄，六者去妒忌。"

2. 养心敛思　养心，即保养心神；敛思，即专心致志，志向专一，排除杂念，驱逐烦恼。《医钞类编》中指出："养心则神凝，神凝则气聚，气聚则神全，若日逐攘扰烦，神不守舍，则易衰老。"可见这种凝神敛思的养神方法，并非无知、无欲、无理想、无抱负，毫无精神寄托的闲散空虚。从养生角度而言，神贵凝而恶乱，思贵敛而恶散，凝神敛思是保持思想清静的良方。清静养神这种自我调节能保持神经系统不受外界精神因素干扰，使人体生理功能处于极佳状态。

要保养心神，必须具备心地光明磊落、志有所专的品德。只有精神静谧、从容温和、排除杂念和专心致志，才能做到安静和调、心胸豁达、神清气和、乐观愉快。这样不仅有利于学习和工作，而且能使整体协调、生活规律，有利于健康长寿。

（二）养性修德

"性"是指人的性格和情操；古人所言"德"包括仁、义、礼、智、信。养性修德是指通过培养良好的道德情操，养成良好的性格，树立崇高的人生目标，从而促进身心健康的养生保健方法。

1. 道德修养　古代养生家早就提出"养生莫若养性，养性莫若养德"的理念。儒家创始人孔子早就提出"德润身""仁者寿"的理论。他在《中庸》中进一步指出"修身以道，修道以仁""大德必得其寿""知者乐，仁者寿"，这些都是养生箴言。

唐代孙思邈在《备急千金要方》中说："性既自喜，内外百病皆悉不生，祸乱灾害亦无由作，此养性之大经也。"明代龚廷贤的《寿世保元》说："积善有功，常存阴德，可以延年。"明代王文禄也在《医先》中说："养德、养生无二术。"由此可见，古代养生家把道德修养视作养生之根，养生和养德密不可分。他们的养性、道德观虽有其历史的局限性和认识上的片面性，但其积极的一面对道德修养、摄生延年还是颇有益处的。

中国古代不少学者早已注意到道德与一个人的心理状态和寿命有着密切的关系。首先，高尚道德的人理想远大，积极向上，外雅内静，严格自求，其精神状态有利于激发先天之性，提高心神的有序水平，加强生命的活力和对生命过程的自调功能。其次，与天地相合的道德，使人内心世界宽广、平静、豁达，人际关系和谐调畅，内无积滞，外而调畅，精神愉悦，可使机体的免疫力提高。孔子认为，享有高素质、修养深的人，心地善良，享有长寿。关爱别人的人，会受到大家永久的爱；尊敬别人的人，会受到大家的敬重。古人重视道德修养，乐于助人的人，能得到美好的回报，永远保持最佳的精神状态。在人际交往中，体会"以他人为中心"，为他人行方便。

从生理上来讲，良好的道德修养可维持人体脏腑的阴阳平衡。唐代名医杨上善云："修身为德，阴阳气和。"现代研究发现，乐于助人、与他人相处融洽的人预期寿命显著延长，在男性中尤其如此；相反，心怀恶意、损人利己、与他人相处不融洽的人死亡率比正常人高出 1.5 ～ 2 倍。

道德与人的心理健康和寿命有密切的关系。很多古代养生家都认为养生和养德密不可分，养德为养生之根。孙思邈指出："世人欲识卫生道，喜乐有常嗔怒少，心诚意正思虑除，顺理修自除烦恼。"虽然其观点有一定程度的历史局限性、片面性，但另一面是利于人们摄生延年。

2. 哲理养性　所谓哲理养性，就是在纷繁复杂的生活之中，用对立统一规律和一分为二的哲理作为人的应世准则，审视和指导自己的生活过程，始终保持平和的心态，从中获得生活的动力和热情，能让你透过生活的平淡甚至痛苦，看到生活的美好；能在困惑中，或从艰辛困苦中品味出生活的意义。明末清初著名的思想家、哲学家王夫之所倡导的"六然"和"四看"养生观就是这种养生思想的体现。

所谓"六然"就是"自处超然"：超凡脱俗，超然达观；"处人蔼然"：与人为善，和蔼相亲；"无事澄然"：澄然明志，宁静致远；"处事断然"：办事果断，不优柔寡断；"得意淡然"：不居功自傲，忘乎所以；"失意泰然"：不灰心丧志，而是轻装奋进。

所谓"四看"，就是"大事难事看担当"：拿得起放得下，敢于承担责任；"逆境顺境看胸怀"：有良好的心理承受力；"临喜临怒看涵养"：处事泰然，宠辱不惊；"群行群止看识见"：能去留无意。只有这样才能做到"知足不辱，知止不耻，当行则行，当止则止"。这是一种高层次的心理养生境界。

古代养生家崇尚超然脱俗和达观处世的态度，对外界环境中的任何事情都要保持稳定的心理状态和达观的处世态度，也就是一种安和的态度。正如《寿世青编》所说："未事不可先迎，遇事不可过犹，既事不可留住，听其自来，应以自然，任其自去，忿懥恐惧，好乐忧患，皆得其正，此养之法也。"这是一种"外轻内顺"调养心理的方法。人们面对重大变故，要养成理智和冷静的分析思考习惯；对非原则的无端琐事，更要增强涵养，善自排解。这样可以做到情绪平和，是非明辨，适时中止。这既是心理保健的一种很好的自卫措施，又是心性修炼的升华。

（三）怡养性情

要保持愉快的心境、培养良好的人格，就要加强意识修养和善于调节情志。在各种不良刺激面前，做到心安不惧，神静而不烦，保持乐观、豁达的心理状态。如《素问·上古天真论》中指出圣人养生之道，即"无恚嗔之心""无思想之患""以恬愉为务"。

1. 节制欲望　人有七情六欲，需求也是多方面的，既有生理的，也有心理的。所谓节欲即节制各种过分的名利物欲，包括酒、色、财、气。古人云："酒色财气四道墙，人人都在里边藏，若能跳出墙外去，不是神仙也寿长。"因此，人欲望不可太高，私心也不可太重。若嗜欲不止，则会扰动神气，破坏神气的清静；过度追逐名利，一旦达不到目的，则会产生忧愁、悲伤、苦恼。

此外，性欲乃人的正常需求，但也要有所节制，否则会耗伤肾精，损害健康。中医历来主张节制情欲以养心身，如《素问·金匮真言论》指出"夫精者，身之本也"。《素问·上古天真论》还指出："以妄为常，醉以入房，以欲竭其精，以耗散其真，不知持满，不时御神，务快其心，逆于生乐，起居无节，故半百而衰也。"

2. 性格开朗　性格，是指人对现实的态度和行为方式的一种外在表现。性格的形成与遗传有一定关系，但主要是受周围环境的影响。

性格开朗是指胸怀宽广、气量豁达及精神心理活动所反映出来的一种良好状态。性格开朗的人，能较好地调畅情志，即所谓"乐而忘忧"。情绪正常，则气血流畅，并可加强对心神的滋养，有益于健康。生活中的长寿老人，绝大多数都是开朗、温和的；而很多癌症患者年轻时性格欠佳，发病前多有焦虑、失望、忧郁、压抑及愤怒等不良情绪。

研究表明，性格可通过美好的行为来塑造，并可随着环境和时间的推移而变化。因此，待人接物要有度量，心胸要开阔，要有"云水襟怀，松柏气节"。凡事从宽处想，对原则问题虽不能迁就妥协，但要开诚布公，心地坦然，不在背后生闷气。总之，培养和保持开朗的性格，做到与人为善，达观畅怀，这对健康是十分有益的。

3. 循理乐俗　循理乐俗是指乐观怡神，精神愉悦，对人、对己、对事、对现实环境，善于适应，知足常乐。

乐观的情趣是调养精神、排除不良情绪和防止衰老最好的精神安慰剂。《黄帝内经》指出："喜则气和志达，荣卫通利。"说明精神乐观可使人体营卫之气运行正常，气血和畅，生机旺盛，从而身心健康。《黄帝内经》又认为乐观与心神的关系较为密切："膻中者，臣使之官，喜乐出焉。"其意为：乐为心主，出自膻中，心神舒畅，乐意外达。据调查，96% 的 80 岁以上长寿老人都是乐观、富有人生乐趣的。乐观者常笑，故古今中外不少医生善于用笑作为治疗手段，对某些病可取得良好效果。

乐观的表现包括两方面：一是情绪上的乐观，主要表现在气色、言语、行动、眼神和意识等方面，即面色红润，精神焕发，语言流利，语调柔和，筋脉舒展，动作灵敏，目光炯炯，意识清楚，思维敏捷，善于分析；二是意志上的乐观，主要表现在意志坚、苦为乐、常知足、善处事，即意志坚定，百折不挠，孜孜以求，以苦为乐，适应现实，待人宽厚与和善处事等。

《道德经》中说："祸莫大于不知足，咎莫大于欲得。""乐莫大于无忧，富莫大于知足。"如果总是妄想得不到的东西，就会产生忧郁、失望、痛苦等不良情绪，继而扰乱心神。在社会生活中，每个人都有自己的位置，要处在适宜的位置并对自己的位置具有充分的满足感。

第三节　情志养生法

一、情志与情志养生法的概念

"情"即感情、情绪、情欲，是人的无意识的心理活动，与先天遗传有关，具有自发性特征；"志"即意愿、意向、动机，是人有意识的心理活动，与后天培养相关，具有自觉性特征。正常的情志活动是人们对客观事物喜恶的客观反映，是人正常的心理现象。中医学将人的情绪分为喜、怒、忧、思、悲、恐、惊，谓之七情，神、魂、魄、意、志称为五志，都分属于五脏。

情绪从总体上可分为两大类，即积极情绪和消极情绪，观察一个人的面部表情就可以粗略地感知他/她处在哪种情绪当中。古代养生家提倡修身养性，追求"不以物喜，不以己悲"，要学会释放负面的消极情绪，积极应对，灵活处事，使生活和工作更加和谐有序。

情志养生法，主要是指通过自己对外界客观环境或事物情绪的反应进行自我调节和转变错误思维方式，将心情调节到最佳状态，从而达到健康长寿的方法。

二、影响情绪变化的基本因素

人的情绪变化受多种因素的影响，概括起来主要包括外源性因素和内源性因素。具体而言，包括身体因素、社会因素和环境因素。

（一）身体因素

人体的情志活动与五脏有密切关系。情绪反应过度可伤及相对应的五脏，其基本规律是过怒则伤肝、过思则伤脾、过悲过忧则伤肺、过惊过恐则伤肾；反之，五脏病变也可出现相应的情绪反应，如肝气郁结、肝火上炎者容易急躁易怒，肺脏有疾病者易悲伤等。临床上常可见到长期慢性病患者，因脏腑功能异常，往往会出现情绪的相应改变，而情绪的异常变化反之也能影响机体健康。

气和血是构成机体和维持人体生命活动的两大基本物质。脏腑的生理活动必以气血为物质基础，而精神情志活动又是脏腑生理功能活动的外在表现。所以，人体情志活动与脏腑气血关系非常密切。故《素问·调经论》指出："血有余则怒，不足则恐。"《灵枢·本神》中说："肝气虚则恐，实则怒……心气虚则悲，实则笑不止。"

（二）社会因素

社会因素中很多方面都可以影响人的情志变化，诸如社会地位和生活条件的变迁、人际关系、社会待遇等社会环境变化都可引起人情绪的变化。生活中一些大事件，如婚恋纠葛、家庭生活不协调，或生离死别等精神创伤，均可引起强烈的情志变化。社会动乱、流亡生活、饥馑灾荒、发生战争、地震等，都会引起人情绪的异常变化。环境变化越大，对人们心理情绪的影响也就越大，如果不及时进行心理调适，带来的后果也就越严重。

（三）环境因素

人的情志可因环境的变化而变化，情志变化可影响生理功能活动。研究表明，在春天和晚秋，人自杀率在一年中是最高的，这就是受气候影响的结果。生活环境中，如四时、月相、声音、气味、颜色和食物等，都可导致人的情绪发生变化。安静幽雅与协调的生活环境、令人喜悦的气味、优美动听的乐曲，都可使人神清气爽、精神振奋、工作效率高；而长期处在喧嚣吵闹、杂乱无章、气味腥臭的环境中，则会感到心情不畅，压抑、沉闷，或厌倦、烦躁，工作和学习的效率会明显下降。不仅如此，不同的色彩也会使人产生不同的感觉，从而影响人的精神状态。如红、橙等暖色能使人兴奋、喜悦，青、蓝、紫和绿色具有清凉、镇静的作用。此外，月相的变化对人体也有影响，如满月时人体头部的气血最充实，内分泌最旺盛，容易激动。

三、情志致病的特点

情志活动具有双重性。正常情况下，七情对机体生理功能起着协调作用，但若七情太过，超过人体自身可调节的范围，或持续时间过久，就会成为致病因素，中医称之为"情志内伤"。七情致病轻重主要取决于情志刺激的性质、强度、持续时间及个体反应的差异。

（一）情志刺激的性质和量

七情之中，只有喜是属于良性刺激，其余六情皆属于恶性刺激。通常，喜怒刺激所致疾患的病情表现较重，而惊恐致病较为难治。喜、怒、惊、恐的情志刺激以刺激量过大、过猛为特征，可使人气血逆乱，导致暴病、急病，如猝死、卒中、暴聋、暴盲、呕血、发狂等。如《素问·阴阳应象大论》指出："暴怒伤阴，暴喜伤阳。"《淮南子·精神训》也指出："人大怒破阴，大喜坠阳，大忧内崩，大怖生狂。"忧、思、悲的情志刺激多是指某些问题在很长一段时间内未获得解决或实现，而在这一段时间内保持着持续性的异常精神状态，属心境变化，刺激时间长、积久而成疾。

（二）情志致病的机理

1. 七情直接伤及五脏　七情过度可伤及相对应的五脏，其中又与心、肝、脾三脏的关系最为密切，尤其可伤及心。因为心为五脏六腑之大主，心主血而藏神。如喜伤心，心神受损必涉及其他脏腑。肝藏血而主疏泄，怒则肝失疏泄，则气机紊乱。脾主运化而居中焦，气血生化之源，为气机升降的枢纽，思则气结。七情所伤，常见心肝脾功能失调，可单独发病，也常相互影响，相兼为害，如思虑过度、劳伤心脾、郁怒不解和肝脾不调等。

2. 七情影响人体气机运行　情志的异常变化可扰乱气机，导致人体气机逆乱、气机郁滞，出现郁结的病理现象。《医经溯洄集·无郁论》指出："凡病之起，多由乎郁，郁者，滞而不通之意。"七情过度还导致气机升降异常，进而影响气血运行。不同情志对人体气机的影响各异。一般而言，怒则气上、喜则气缓、悲则气消、思则气结、恐则气下、惊则气乱。

3. 损伤心神　心主藏神，为五脏六腑之大主。任何一种情志失调都可以间接扰乱而损伤心神。心神损伤后还可引起他脏功能失调，如《灵枢·口问》所论："悲哀忧愁则心动，心动则五脏六腑皆摇。"

4. 损伤人体的阴阳　情志的强烈变化可损伤人体的阴阳，导致人体阴阳失衡，如《素问·阴阳应象大论》中云"暴喜伤阳""暴怒伤阴"。

（三）情志致病的个体差异

情志致病不仅与精神刺激的量、强度等因素有关，还与人体体质、意志勇怯、思想修养，以及年龄和性别等有关。

1. 人体体质　首先，人体体质不同，情志刺激的易发性也不同。人体的阴阳多少影响性格，《灵枢·行针》指出："多阳者多喜，多阴者多怒。"《灵枢·通天》认为"太阴之人，多阴无阳"，精神易抑郁；"少阴之人，多阴少阳"，心胸狭窄，多忧愁悲伤，郁郁不欢；"太阳之人，多阳无阴"，感情易暴发；"少阳之人，多阳而少阴"，爱慕虚荣，自尊心强。其次，不同体质类型易伴有不同情绪、发生不同疾病，如《灵枢·阴阳二十五人》指出火型人对"怒"有明显的易发性；木型人多悲观、忧愁；水型人感情易忧思、悲哀且易发郁证，说明不同体质、人格特点的人对情志刺激产生的好发性有所不同。

2. 性格差异　性格是人们个性心理特征的重要方面。不同的人处在同样的环境下，感觉是不一样的，每个人的性格、价值观、身体状态，以及个人的生活目标都会影响个人的体会和感受。一般而言，性格开朗乐观之人心胸宽广，遇事心气平静而自安，故不易患病；性格抑郁之人心胸狭隘，感情脆弱，情绪激烈波动，易酿成疾患。这种耐受性的差异，与人意志的勇怯密切相关。意志坚定者，善于控制调节自己的感情，使之免于过激，故不易发病；而意志怯弱者，常畏缩惧怕、惊恐不安，容易受到精神刺激而发病。故《素问·经脉别论》中指出："凡人之惊恐恚劳动静，皆为变也……勇者气行则已，怯者则着而为病。"

3. 年龄差异　儿童脏腑娇嫩、形气未充，中枢神经系统发育不完备，多为惊、恐致病；成年人气血方刚，奋勇向上，多易怒、思为病；老年人常有孤独情感，易为忧郁、悲伤、思虑致病。

4. 性别差异　男性属阳，以气为主，性多刚悍，一方面是不易引起精神强烈变化，另一方面是情志致病多表现为亢奋形式，多狂喜、大怒。女性属阴，以血为先，其性多柔弱，多以情志为患。对于情志的刺激，多以忧郁、悲哀、思虑致病。如《外台秘要方》所论"女属阴，得气多郁"。孙思邈在《备急千金要方》中指出："女人嗜欲多于丈夫，感病倍于男子，加以慈恋、爱憎、嫉妒、忧患，染者坚牢、情不自抑，所以为病根深，疗之难瘥。"

四、不良情绪调摄法

不良情绪是导致很多内伤病和疑难杂症的内因或诱因。据临床调查，性格内向又不善于排解不良情绪者，其慢性病的发病率比较高。因此，面对不良情绪，首先要承认不良情绪的存在；其次，分析产生不良情绪的原因；最后，寻求适当的方法和途径解决。下面介绍一些调摄不良情绪的方法。

（一）节制法

节制法就是调和、节制情感，防止七情过极，达到心理平衡。《吕氏春秋》说："欲有情，情有节，圣人修节以止欲，故不过行其情也。"重视精神修养，首先要节制自己的情绪，才能维护心理的协调平衡。故正常七情宜养，异常七情宜戒。

1.遇事戒怒 "怒"是历代养生家最忌讳的一种情绪，它是情志致病的魁首，对人体健康危害极大。怒不仅伤肝，还可伤及他脏。孙思邈在《备急千金要方》中指出："卫生切要知三戒，大怒、大欲并大醉，三者若还有一焉，须防损失真元气。"《老老恒言·戒怒》亦指出："人借气以充身，故平日在乎善养。所忌最是怒。"这些论述都把戒怒放在首位，明确指出了怒伤身的严重危害性。"怒"的产生是因为内在的需求未被满足，发怒时学会停下，反问自己"我怎么了？"关注自己内在的需求。

2.宠辱不惊 人世沧桑，诸事纷繁；喜怒哀乐，此起彼伏。老庄提出"宠辱不惊"之处世态度，视荣辱若一，后世遂称得失不动心为宠辱不惊。对于任何重大变故，都要保持稳定的心理状态，不要超过正常的生理限度。现代医学研究证明，情志刺激与免疫功能息息相关。任何过激的刺激都可削弱人体白细胞的战斗力，减弱人体免疫功能，使人体内防御系统的功能低下而发病。

3.静神调息 静神调息的方法是：端坐，含胸收腹，下颌内收，将右手放于左胸的心前区，闭合双目，使精神进入宁静状态；慢慢地调节呼吸，使呼吸速度缓慢而深沉；然后右手根据呼吸的速度顺时针地轻摩心脏，一呼一吸为一息，一息按摩一圈，按摩36圈。此法有运行气血、滋养心脏的作用，使心情平和。还可采用静坐养神之法。

（二）疏泄法

疏泄法是指把积聚、抑郁在心中的不良情绪，通过适当的方式宣达、发泄出去，"郁者发之"，以尽快恢复心理平衡。

1.直接发泄 用直接的方法把心中的不良情绪发泄出去，可通过设置情境导泄。如当一个人遇到不幸，悲痛万分时，不妨大哭一场，通过哭泣可以使有害化学物质排出体外。当心情郁闷、压抑时，可以通过强烈粗犷、无拘无束的喊叫，将内心的郁积发泄出来。发泄不良情绪，必须学会用正当的途径和渠道，决不可采用不理智的、冲动的行为方式。否则，会带来新的烦恼，引起更严重的不良情绪。

2.宣泄法 宣泄即人们通过任何一种行为表现释放和发泄心身郁闷、紧张不安、焦虑恐惧等。通过言语表达的方式，可把内心的某些不良情绪都谈出来，最好是一倾而泄，使身心纯净。宣泄法可根据《内经》所论之法，由医生或旁人"告""语""导""开"，感动患者以情而诉、怒、哭、闹、舞、蹈以泄于外，这样可以解除内心的郁闷。

（三）转移法

转移法又可称移情法，即通过一定的方法和措施改变人的关注焦点，或改变其周围环境，使其与不良刺激因素脱离接触，从而从情感纠葛中解放出来，或转移到另外的事物上去。《素问·移情变气论》言："古之治病，惟其移精变气，可祝由而已。"古代的祝由疗法，实际上是心理疗法。其本质是转移患者的精神，以达到调整气机、精神内守的作用。

1.升华超脱 所谓升华，是指人们被压抑于潜意识的本能冲动，转向社会认可的活动中去，以寻求变相的、象征性的满足，用顽强的意志战胜不良情绪的干扰。古今中外，因压抑受挫得到升华的例子很多，如孔子饱受厄运而著《春秋》、左丘明双目失明后乃著成《国语》、孙膑被截去膑骨而写《孙子兵法》等，都是把愤怒的情绪升华为著书立说的动力，从而也使自己从挫折造成的痛苦情绪中解脱出来。

超脱，即超然，把事情看淡一些，脱离导致不良情绪的环境。在心情不快、痛苦不解时，可以到环境优美的公园或视野开阔的海滨漫步散心，驱除烦恼，产生豁达明朗的心境。如果条件许可，还可以短期旅游，把自己置身于绮丽多彩的自然美景之中，可使精神愉快，气机舒畅，忘却忧烦，寄托情怀，美化心灵。

2.移情易性 移情，即排遣情思，改变内心情绪的指向性；易性，即改易心志，经过排除内心杂念和抑郁，改变其不良情绪和习惯。"移情易性"是中医心理保健法的重要内容之一。《临证指南医案》说："情志之郁，由于隐情曲意不伸……郁症全在病者能移情易性。"

移情易性的具体方法很多，可因人而异、灵活运用。琴棋书画是我国传统文化中的四种雅事，古人早就认识到琴棋书画具有影响人的情感、转移情志和陶冶性情的作用。如《北史·崔光传》说："取乐琴书，颐养神性。"《理瀹骈文》说："七情之病者，看书解闷，听曲消愁，有胜于服药者矣。"

3.运动移情 运动包括体力劳动和体力运动。大量事实证明，通过运动可有效地把不良情绪的能量发散出去，以调整机体平衡。英国学者卡拉谢尔萨发现，人长时间地跑步锻炼后，体内的去甲肾上腺素倍增，能排除消极、颓废情绪和悲观心理。传统的体育运动健身法，如太极拳、太极剑、八段锦、五禽戏等，主张动中有静，静中有动，动静结合，因而能使形神舒畅，松静自然，心神安合，促进人体阴阳协调平衡。

此外，还可以参加适当的体力劳动，用肌肉的紧张去消除精神的紧张，促进血液循环，使人精神振奋、心情愉快。尤其是在户外环境优美、空气清新的环境中劳动，更具调养心神的功效。如清代画家高桐轩在"耕耘乐"中所说："耕耘虽劳肢体，然颇健身心。伏案一日，把锄半天，既享田家之乐，又能健壮人身；既不忘耕耨之劳，又有秋收之望，何乐不为。"

（四）情志制约法

情志制约法又称以情胜情法，是根据情志及五脏间存在的阴阳五行生克原理，用互相制约、互相克制的情志，来转移和干扰原来对机体有害的情志，藉以达到协调情志的目的。

1.五脏情志制约法 中医学认为五志分属五脏，五志与五脏之间按五行生克规律而相互制约。这是认识了精神因素与形体内脏、情志之间，及生理病理上相互影响的辩证关系，根据"以偏救偏"的原理，创立"以情胜情"的独特方法。历代医家对情志的调摄法都非常重视，而且创造了许多行之有效的情志疗法。如，或逗之以笑，或激之以怒，或惹之以哭，或引之以恐等，因势利导，宣泄积郁之情，畅遂情志。

（1）喜胜悲（忧）疗法　即用各种方法使患者喜乐，以制约原有的以悲忧为主的情志障碍，及由此引起的相关躯体障碍。常用的方法有两种：其一，医生可"以谑浪亵狎之言"使患者高兴起来，以消除因过度悲伤忧愁所致的疾病；其二，若患者是因意念未遂、所求不得而郁郁寡欢积久成疾者，医生则"以顺其意，使病者情志舒畅而得愈"（《素问·移精变气论》）。医生应结合病情分析患者的意愿，如果意愿合乎常理，应予以满足，如果客观条件暂不具备，应创造条件，精心策划，并可借助某些手段与情境，使患者得到满足。若意愿完全脱离实际，则应明确指出其利害，晓之以理，不可姑息迁就。

（2）悲胜怒疗法　即用各种方法使患者悲哀，以制约原有的以怒为主的情志障碍，及由此引起的躯体障碍。运用此法时，医生可备不同情境，或"以怆恻苦楚之言"感化患者，唤起其悲痛的情志；或用威吓的语言震慑，使其恐惧，继而转悲，悲则气消，胸中郁怒之气得以排解。

（3）怒胜思疗法　即用各种方法使患者发怒，以制约原有的以思为主的情志障碍，及由此引起的躯体障碍。可根据患者个性特点，或采取不恭之行为，或"以污辱欺罔之言"，设计激怒患者，其忧思之情便可化解。怒在一定范围是正常的心理反应，若过度则称为致病因素，此处利用怒时肝气升发、气机亢奋等效应可消除思虑导致的气机郁结，即便用于治疗也只能作权宜之计，不可久用，且用时要掌握"以怒胜之，以喜解之"的善后原则。此法对肝阳上亢、肝火易升、心经实火者禁用。

（4）思胜恐疗法　即用各种方法引导患者进行思考，以制约原有的以恐为主的情志障碍，及由此引起的相关躯体障碍。应用时，医生可"以虑彼志此之言夺之"。通过说理开导，促其反思，使其在理念支配下领悟事物真实状况，主动排解惊恐等不良情志，同时通过"思则气结"，又可收敛涣散的神气，调整人体的生理状态。

（5）恐胜喜疗法　即用恐吓的手段，使患者惊恐，以制约原有的以过喜为主的情志障碍，及由此引起的相关躯体障碍。在运用时，医生可"以迫遽死亡之言"等恐吓手段刺激患者，使其在惊恐、惧怕的情志中逐渐消除"神散"的症状。一般而言，恐对身心是有害的，但将恐作为一种治疗手段，是借恐则气下之理，压抑太过之喜及由此引起的亢奋狂躁等病证。此法只宜作为权宜之计，不可长期应用，并要进行适当善后处理。

2. 阴阳情志制约法　即运用情志之间阴阳属性的对立制约关系，调节情志，协调阴阳，又称两极情志疗法。情志具有两极性，情志活动可用阴阳属性来分，如喜与悲、喜与怒、怒与恐、惊与思、怒与思、喜乐与忧愁、喜与恶、爱与恨等。性质彼此相反的情志，对人体阴阳气血的影响也正好相反。因而相反的情志之间，可以互相调节控制，使阴阳平衡。如喜可胜悲，悲也可胜喜；喜可胜恐，恐也可胜喜；怒可胜恐，恐也可胜怒等。即采用使之产生有针对性的情志变化的刺激方法，通过相反的情志变动，以调整整体气机，从而起到协调情志的作用。

采用情胜情法临证时要因人制宜，施术者要熟练掌握和运用中医阴阳五行理论及生克制化规律。在给予情志刺激时，应恰当选择适当的量，量太过或不足都不会达到预期效果；还要注意刺激的方式及持续时间，最后一般要以"恬愉为务"收功；同时还要配合其他疗法，帮助其建立生活兴趣和乐观进取的精神。对于体质虚弱或患有器质性疾病、严重精神疾病、人格障碍者，应慎用某些情志疗法。

3. 其他疗法

（1）激情疗法　因处于激情状态的患者，常能表现出一些超乎平素生理功能和体力限度的剧烈反应，一些难以在常态进行的行为动作，此时都可完成。所以通过有意识地诱发，以利用随激情而出现某些可以预期的强烈的机体或行为反应，从而改善躯体功能状态，达到治疗的目的。常见的有激怒疗法、羞愧疗法和惊恐疗法等。

（2）音乐疗法　音乐之声、自然之声都与人的心灵感受相融合。"天有五音，人有五脏；天有六律，人有六腑"。近年来对音乐疗法的研究较多，音乐疗法也在临床得以推广应用。音乐对人的情感能起到多方面的作用，比如节制、疏泄、移情和以情制情的作用。五音入五脏，宫声入脾、商音入肺、角声入肝、徵声入心、羽声入肾等。所以，可用特定的音乐来减轻对机体有不良作用的情志的影响。

（3）暗示疗法　《素问·调经论》里说："按摩勿释，出针视之曰，我将深之，适人必革，精气自伏，邪气散乱。"个体受暗示性有所不同，与其个性心理特点、高级神经活动特点、年龄有关，而与患者的智商与学历关系不大。施术者施治前要取得患者充分的信任与合作，并尽量保证每次治疗的成功，否则会影响患者的信心，降低成功率。

除此之外，还有很多方法，比如色彩疗法、说理开导法、行为疗法和生物反馈疗法等，这些方法配合应用往往可取得较好疗效。

第六章　饮食养生法　▷▷▷▷

　　饮食为健身之本。饮食养生，是指科学配膳，合理摄取饮食物中的营养，以增进健康，强壮身体，预防疾病，达到延年益寿的目的。孙思邈曾经说过"安身之本，必资于食"，"不知食宜者，不足以存生也"。饮食是生命活动的需要，是健康长寿的基本保证。饮食调理得当，不仅可以保持人体的正常功能，提高机体的抗病能力，还可以治疗某些疾病；饮食不足或调理不当，则可导致一些疾病。因此，历代养生家都非常重视饮食养生。

第一节　饮食养生的作用

一、扶正补虚

　　人体各种组织、器官和整体的机能低下，是导致疾病的重要原因，中医学把这种病理状态称为正气虚，其所引起的病证称为虚证。虚证的临床表现，由于有阴虚、阳虚、气虚、血虚等的不同，而各具其证候特点，但总体上表现为精神萎靡、身倦乏力、心悸气短、食欲不振、腰疼腿软、脉象细弱或沉细。

　　凡是能够补充人体物质，增强机能，以提高抗病能力，改善或消除虚弱证候的食物，都具有补益脏腑、扶助正气的作用。这类食物大多为动物类、乳蛋类、粮食类食物。如：

　　1. 补气类　粳米、糯米、小米、籼米、黄豆、豆腐、牛肉、鸡肉、兔肉、鹌鹑、鸡蛋、鹌鹑蛋、土豆、胡萝卜、大枣等，用于气虚证。

　　2. 补血类　猪肉、羊肉、猪肝、羊肝、牛肝、甲鱼、海参、菠菜、胡萝卜、黑木耳、桑椹等，用于血虚证。

　　3. 滋阴类　鸭蛋、甲鱼、乌贼、猪皮、鸭肉、桑椹、枸杞子、黑木耳、银耳等，用于阴虚证。

　　4. 补阳类　核桃仁、韭菜、刀豆、羊肉、狗肉、雀肉、虾等，用于阳虚证。

二、泻实祛邪

　　外界致病因素侵袭人体，或内脏机能活动失调、亢进，皆可使人产生疾病。如果病邪较盛，中医学称为邪气实，其证候则称为实证。实证的范围很广，如邪闭经络或内阻脏腑，或气滞、血瘀、痰湿、积滞等都属于实证范围。一般常见实证的症状有呼吸气粗、精神烦躁、脘腹胀满、疼痛难忍、大便秘结、小便不通、淋沥涩痛、舌苔黄腻、脉实有力等。

用于实证的食物，大都具有除病邪的作用，邪去则脏安，身体康复。泻实类食物的种类较多，分别介绍如下：

1. 解表类 生姜、大葱、豆豉等，用于感冒。

2. 清热泻火类 苦瓜、苦菜、蕨菜、西瓜等，用于实热证。

3. 清热燥湿类 茄子、荞麦、马齿苋等，用于湿热病证。

4. 清热解毒类 绿豆、赤小豆、马齿苋、苦瓜、荠菜、豆腐、豌豆等，用于热毒证。

5. 清热解暑类 西瓜、绿豆、绿茶等，用于暑热证。

6. 清热利咽类 荸荠、青果、无花果等，用于内热咽喉肿痛证。

7. 清热凉血类 茄子、藕节、丝瓜、黑木耳等，用于血热证。

8. 通便类 香蕉、菠菜、竹笋、蜂蜜、黑芝麻等，用于便秘证。

9. 祛风湿类 薏苡仁、木瓜、樱桃、鳝鱼等，用于风湿证。

10. 芳香化湿类 扁豆、蚕豆等，用于湿温、暑湿、脾虚湿盛证。

11. 利水类 玉米、玉米须、黑豆、绿豆、赤小豆、冬瓜、冬瓜皮、白菜、鲤鱼等，用于小便不利、水肿、淋病、痰饮等证。

12. 温里类 干姜、肉桂、花椒、茴香、胡椒、羊肉等，用于里寒证。

13. 行气类 刀豆、玫瑰花等，用于气滞证。

14. 活血类 山楂、酒、醋等，用于血瘀证。

15. 化痰类 海藻、昆布、海带、紫菜、萝卜、杏仁等，用于痰证。

16. 止咳平喘类 杏仁、梨、白果、枇杷、百合等，用于咳喘证。

17. 安神类 莲子、小麦、百合、龙眼肉、酸枣仁、猪心等，用于神经衰弱、失眠证。

18. 收涩类 乌梅、莲子等，用于泄泻、尿频等滑脱不禁证。

三、防病益寿

食物对人体的滋养作用是身体健康的重要保证。合理地安排饮食，保证机体有充足的营养供给，可以使气血充足，五脏六腑功能旺盛。正气存内，邪不可干。

饮食可以调整人体的阴阳平衡，如《素问·阴阳应象大论》所说："形不足者，温之以气，精不足者，补之以味。"根据食物的气、味特点，及人体阴阳盛衰的情况，予以适宜的饮食营养，或以养精，或以补形，既是补充营养，又可调整阴阳平衡；不但保证机体健康，也是预防疾病的重要措施。

此外，某些食物的特殊作用，可直接用于某些疾病的预防。如用大蒜预防腹泻；用绿豆汤预防中暑；用葱白生姜预防风寒感冒，等等，都是民间的宝贵经验。

对于老年人，饮食在延缓衰老方面的作用十分重要。《养老奉亲书》说："高年之人真气耗竭，五脏衰弱，全仰饮食以资气血。"

第二节　饮食养生的原则

一、全面膳食

食物的种类多种多样，所含营养成分各不相同，只有做到合理调配，才能保证人体正常生命活动所需要的各种营养。我国古代医学经典著作《黄帝内经》提出："五谷为养，五果为助，五畜为益，五菜为充，气味合而服之，以补精益气。"它概述了膳食的主要组成内容，即以谷类食物滋养人体，以动物食品补益脏腑，用蔬菜水果作为副食辅助、补充。这样调配的膳食，食物多样，荤素搭配，含有人体所需要的各种营养成分，比例适当，避免了五味偏嗜，对于调养身体、促进健康是很有意义的。

营养学家根据我国国情，定期推出中国居民膳食指南，内容大致有八条：食物多样，谷类为主；多吃蔬菜、水果和薯类；每天吃奶类、豆类或其制品；经常吃适量鱼、禽、蛋、瘦肉，少吃肥肉和荤油；食量与体力活动相适应，保持适宜体重；吃清淡少盐的膳食；饮酒应适量；吃清洁卫生、不变质的食物。由此可见，现代提倡的膳食结构金字塔的思想与《黄帝内经》的饮食观念是一致的。

二、合理搭配

（一）谨和五味

中医学将食物的味道归纳为酸、苦、甘、辛、咸五种，统称五味。五味与五脏的生理功能有着密切的关系，对人体的作用各不相同。酸味入肝，苦味入心，甘味入脾，辛味入肺，咸味入肾。五味调和则能滋养五脏，补益五脏之气，强壮身体。正如《素问·生气通天论》所说："谨和五味，骨正筋柔，气血以流，腠理以密，如是则骨气以精。谨道如法，长有天命。"

如果五味偏嗜太过，久之会引起相应脏气的偏盛偏衰，导致五脏之间的功能活动失调。五味对五脏具有双重作用，不可偏颇，应五味和调有节，才有助于饮食营养的消化吸收。根据现代药理学研究，适当吃些酸味食物，可健脾开胃，促进食欲；但过量服食可引起胃酸增多，影响消化功能，故脾胃有病者宜少食。苦味具有清热燥湿、清热解毒、清热泻火等作用，多食则会引起胃痛、腹泻、消化不良等症。甘味具有补养气血、调和脾胃、缓解疼痛、解毒等作用，但过食甜腻之品，则会壅塞滞气、助湿生痰，甚至诱发消渴病。辛味可发散、行气、活血，能刺激胃肠蠕动，增加消化液的分泌，还能促进血液循环和机体的代谢、祛风散寒、解表止痛；但食之过量会刺激胃黏膜，故患有痔疮、肛裂、消化道溃疡、便秘及神经衰弱的患者不食为好。咸味能软坚润下，有调节人体细胞和血液的渗透压平衡以及正常的水钠代谢作用，在呕吐、腹泻及大汗后，适量喝点淡盐水，可防止体内微量元素的缺乏；但成人每天吃 5g 左右盐已足够，过食可诱发水肿、高血压、动脉硬化等。

（二）寒热适宜

寒热适宜，一方面指食物属性的阴阳寒热应互相调和，另一方面指饮食入腹时的生熟情况或冷烫温度要适宜。《灵枢·师传》指出："食饮者，热无灼灼，寒无沧沧。寒温中适，故气将持，乃不致邪僻也。"孙思邈在《千金翼方》中指出："热无灼唇，冷无冰齿。"意即进热食时，口唇不能有灼热感；吃寒食时，也不能使牙齿感觉冰凉。这是因为过食温热之品，容易损伤脾胃之阴液；过食寒凉之物，容易损伤脾胃之阳气，从而使人体阴阳失调，出现形寒肢冷、腹痛腹泻，或口干口臭、便秘、痔疮等病症。现代医学认为，人体中各种消化酶要充分发挥作用，其中一个重要的条件就是温度，只有当消化道内食物的温度和人体的温度大致相同时，各种消化酶的作用才发挥得最充分；而温度过高或过低，均不利于食物营养成分的消化和吸收。

（三）荤素搭配

荤素搭配是指进食饭菜时，应有荤有素，合理搭配。荤指肉类食物，素指蔬菜、水果等。中医学认为肉类食物多有滋养脏腑、补益人体、润泽肌肤的作用，含有人体所需要的优质蛋白、脂肪、脂溶性维生素等营养素。中医养生学历来是讲究素食的，但讲究素食并不等于不吃荤菜，因肉类对人体尤其是青少年的生长发育，也有着重要的作用；若偏嗜膏粱厚味，则有害无益，容易助湿、生痰、化热，导致某些疾病的发生。《黄帝内经》认为，"脾瘅"的病因是由于"数食甘美而多肥"，以致口甘、内热、中满，甚至转为消渴；还有痈肿的发生也与多食肥甘有关，所谓"高粱之变，足生大丁"（《素问·生气通天论》）。这与现代医学认为动物性脂肪中含有大量的饱和脂肪酸和胆固醇，过食会形成高脂血症、动脉粥样硬化、冠心病、糖尿病、胆结石、肥胖症等观点是一致的。因此，历代养生家都强调，肥浓油腻之品太过，即成腐肠之药，所以朱丹溪提倡要多食"谷菽菜果，自然冲和之味，有食人补阴之功"。蔬菜水果多具有疏利、开胃消食、疏通胃肠等作用。但是单一素食难以提供人体所需的全部营养素，不能满足身体生理的需要，所以应荤素搭配，优势互补。素食有五大优点，即增加营养有助消化，防止某种营养缺乏症的发生，防止肥胖，有利于血管的疏通，防癌治癌。尤其是新鲜的蔬菜、干果、浆果等，生物活性极高，是延年益寿的好食物。一般而言，比较合理的菜肴搭配是蔬菜的总量要超过荤菜的 1 倍。通过对长寿地区的实际调查，发现以进食各类蔬菜瓜果为主者，多获得高寿。在我国百岁以上的老人中，大多数人的饮食习惯也都有荤素搭配、以素为主的特点。

（四）粗细搭配

粗细结合，是指主食中的五谷相杂。五谷，古代是稻、麦、黍、稷、菽（大豆）一类食物，含有丰富的碳水化合物，为人体提供了必需的热量和能量。所谓五谷相杂，是说人们每天的主食不可单一化，应粗粮与细粮相结合，才能符合人体的营养结构，满足人身气、血、津液等物质生成的需要。在五谷中，一般认为上等的粳米、面粉为精细品，而高粱、玉米、荞麦、燕麦、大麦之类为粗粮。从营养学观点来看，所谓精品，其营养价值反而不如粗粮高，而且不少粗粮还有防病治病的特殊功效。因此，应五谷相杂，粗细结合，否则不仅不能满足人体营养的需要，严重的还会产生脚气病等营养缺乏症。

三、审因施膳

科学的膳食应在天人合一理念的指导下，保持一个动态平衡。人的生理、病理受多方面因素的影响，如四季的转换、地域的不同、年龄的差异、体质的差异、工作种类的差别等。因此，饮食养生必须根据具体情况区别对待，掌握因人、因时、因地、因病制宜的原则，灵活选食，这叫审因施膳。

以体质而论，阳虚阴盛之体宜食温热而不宜寒凉；阴虚阳盛之体宜食清润而不宜辛辣。痰湿体质的人，宜食清淡利湿之品，少吃肥甘油腻；素体脾胃虚者，宜食温软之品，忌吃粗硬生冷。过敏体质之人，又应慎食海腥、鱼虾之类，以免诱发风疹块、哮喘等病。从年龄而言，老人生机减退，脾胃功能多虚，饮食的原则是清淡可口，以素为主，烹调上要做到熟、细、软、烂，进食宜少吃多餐；小儿脏腑娇嫩，脾胃未健，气血未充，但生机蓬勃，发育迅速，因而，饮食营养必须丰富、全面、合理。在性别方面，主要是女子以血为用，有经、带、胎、产的生理特点。如经期前后，饮食宜温，切忌寒凉酸冷，以适应血气喜温恶寒的特性；妊娠期间，由于胎儿生长发育的需要，应增加营养，但不可偏嗜，一般认为产前宜清补，有"产前一盆火，饮食不宜暖"之说；分娩后气血多虚，且血液上行化为乳汁，故当用血肉有情之品补益气血，并宜温补，因产后体质多属虚寒，所以又有"产后一块冰，寒物用当心"的说法。

一年四季有寒热温凉之别，食物性能也有清凉、甘淡、辛热、温补之异，故饮食摄养宜顺应四时而调整。春季饮食宜"省酸增甘，以养脾气"，春宜辛甘温之品，如小白菜、油菜、胡萝卜、芹菜、菠菜、荠菜、马兰头、菊花脑、荸荠等。夏季宜"减苦增辛"，可选择辛甘苦的菜蔬，如西红柿、洋葱、苦瓜、青椒、黄瓜、茄子、丝瓜等。长夏季节宜"减甘增咸"，选择易消化的食物，有清热、防暑、敛汗、补液作用，还能增进食欲。秋季要"减辛增酸"，多选择甘润性平的食物，以生津养肺，润燥护肤。冬季要"减咸增苦"，根据中医学"冬藏精"的自然规律，冬月进补，滋养五脏，培育元气，提高人体的抵抗力，为来年的健康打下良好的基础。

不同的区域，有不同的地理特点、气候条件，人们的生活习惯也不相同，故应采取适宜的饮食养生方法。例如我国西北地区，多地处高原，气候较寒冷、干燥；东南地区，地势偏低洼，气候较温热、潮湿。根据这一特点，在饮食上应有所选择，以适应养生保健的需要。通常是高原之人阳气易伤，宜食温性之品以胜寒凉之气；又由于多风燥，耗损人体阴液使皮肤燥裂，故宜用滋润的食物以胜气候之干燥。而平原之人阴气不足，湿气偏盛，要多食一些甘凉或清淡通利之品，以养阴益气，宽胸祛湿。总之，根据地区的不同，正确选择对身体有益的食物。

四、饮食有节

食饮有节，即要求饮食不可饥饱无度，并且进餐要有规律，养成定时定量的良好习惯。

（一）饮食以时

饮食必须有定时，有规律，《吕氏春秋》说："食能以时，身必无灾。"有规律地定时进食，可以保证人体消化吸收过程有节奏地进行活动，使脾胃功能协调配合，有张有弛，维持平衡状态。《灵枢·平人绝谷》说："胃满则肠虚，肠满则胃虚，更虚更满，故气得上下，五脏安定，血脉和利，精神乃居。"指出只有定时进食，使胃肠保持更虚更满的功能活动，才能使胃肠之气上下通畅，保证食物的消化及营养物质的摄取和输布正常进行。我国传统的饮食习惯是一日早、中、晚三餐，各餐间隔的时间为 4～6 小时，这样比较符合生理卫生的要求。如果食无定时，或零食不离口，或忍饥不食，打乱胃肠消化的正常规律，都会使脾胃失调，消化能力减弱，食欲逐渐减退，有损健康。

《养病庸言》说："早餐必在寅卯之间，中餐必在午前，晚餐必在戌前，此精其时也。"经现代研究证明，早上 07：00 前后、中午 12：00 前后及晚上 18：00 前后，这 3 个时间内人体的消化功能特别活跃，需要进食。老年人由于脾胃功能薄弱，也可少食多餐，不必拘泥于一日三餐。在做到每日饮食定时之外，为了适应生理活动和工作劳动的需要，还必须注意一日三餐的合理分配。一般早、中、晚餐的能量分别占总能量的 30%、40%、30% 为宜，所以自古以来就有"早饭宜好，午饭宜饱，晚饭宜少"的主张。《老老恒言》指出："日中而阳气隆，日西而阳气虚，故早饭可饱，午后即宜少食，至晚更必空虚。"

早饭宜好：经过一夜睡眠，人体得到了充分休息，精神振奋，但胃肠经一夜时间已经空虚，此时若能进食，则营养得以补充，精力充沛。所谓"饱"是指要保证一定的饮食量，提供充足的能量。除米面食品外，还可以给牛奶、豆浆、鸡蛋等优质蛋白。

午饭宜饱：中午饭起着承上启下的作用，上午的活动告一段落，下午仍需继续进行，白天能量消耗较大，应当及时补充。所以，午饭要吃好，应荤素搭配、干稀搭配、粗细搭配。

晚饭宜少：晚上接近睡眠，活动量小，故不宜多食。如进食过饱，易使饮食停滞，增加胃肠负担，会引起消化不良，影响睡眠。所以，晚饭进食要少一些，也不可食后即睡，宜小有活动之后入寝。

（二）饥饱适度

饥饱适度，是指饮食定量要合理适中，不可过饥过饱，否则便会影响脾胃正常的消化吸收功能，于健康不利。中医学认为，维持人体生命活动的物质基础是依赖水谷精微所化生的，若饥而不能食，渴而不得饮，气血生化无源，脏腑组织失其濡养，则会导致疾病的发生，如《灵枢·五味》说："谷不入，半日则气衰，一日则气少矣。"反之，饮食过量，或经常摄入过多的食物，或在短时间内突然进食大量的食物，超越了脾胃正常的消化能力，亦可加重脾胃负担，损伤脾胃功能，使食物积滞于胃肠，不能及时消化，一则影响营养成分的吸收和输布；二则聚湿生痰化热，变生他病。故《素问·痹论》说："饮食自倍，肠胃乃伤。"长期饱食，摄入量超过机体的需要，多余的能量就转化为脂肪贮存在体内，使身体发胖，高血压、冠心病、糖尿病等便会接踵而来，并可引起胆囊炎、胆石症等。所以饮食过量不仅有损脏腑功能，还易使人未老先衰，短命折寿。尤其需要指出的是，晚餐过饱往往危害更大。《备急千金要方》明确提出："须知一日之忌，暮无饱食。"《类修要诀》也说："晚饭少吃口，享年直到九十九。"

五、饮食卫生

注意饮食卫生是养生防病的重要内容之一，归纳起来，大致有二。

1.饮食鲜洁　所用食物应当是新鲜，没有杂质，没有变色、变味并符合卫生标准的食物，严把病从口入关。进餐要注意卫生条件，包括进餐环境、餐具和供餐者的健康卫生状况。新鲜、清洁的食品，可以防止病从口入，避免被细菌或毒素污染的食物进入机体而发病。张仲景在《金匮要略》中告诫人们，腐败不洁的食物、变质的食物不宜食用，食之有害。

饮食不洁可引发多种胃肠道疾病，出现腹痛、吐泻、痢疾等。或引起寄生虫病，如蛔虫、蛲虫、寸白虫等引起的疾病，临床可见腹痛、嗜食异物、面黄肌瘦等症。若蛔虫窜进胆道，还可出现上腹部剧痛、时发时止等症状。若进食腐败变质、有毒食物，则可出现剧烈腹痛、吐泻等中毒症状，重者可出现昏迷或死亡。

2.熟食为主　大部分食品不宜生吃，需要经过烹调加热后变成熟食方可食用，其目的在于使食物更容易被机体消化吸收；同时，也使食物在加工变热的过程中，得到清洁、消毒，除掉一些致病因素。故饮食以熟食为主是饮食卫生的重要内容之一，肉类尤须煮烂，《备急千金要方》说："勿食生肉，伤胃，一切肉唯须煮烂。"这对老年人尤为重要。

六、饮食禁忌

饮食禁忌指的是有关食之"非所宜"的诸般情况，中医学对此非常重视，认为："所食之味，有与病相宜，有与身为害，若得宜则补体，害则成疾。"饮食禁忌是饮食养生的重要内容。

1.脾胃虚寒者宜食温热柔软食物，不宜食生冷之物，如生的菜果、冷饮、冷食等。

2.热证或阴虚内热者宜食寒凉食物，不宜食辛辣之物，如辣椒、花椒、葱、姜、蒜、酒等。

3.暑湿季节宜食清淡之品，不宜食黏滞食品，如年糕、元宵、糯米饭等。

4.脾胃虚弱、痰湿者，心脑血管病者不宜食油腻之物。油腻食物包括肥肉及油炸、油煎等食品。

5.哮喘、斑疹疮疡、皮肤病者不宜食腥膻之物。腥膻之物包括水产品、羊肉、狗肉等食物。

6.哮喘咳嗽、斑疹伤寒、皮肤病、过敏体质、病后初愈者不宜食腥膻、辛辣之品，以及一些特殊食物如芫荽等，以免新病加重，旧病复发。

总体而言，寒证慎食生冷之品；热证慎食辛辣之物；脾胃虚弱者慎食黏滞、油腻之品。

第三节　饮食保健的方法

饮食养生保健的具体方法，主要包括进餐时的情绪、进餐的方式、进餐前后的保健等内容。这些都至关重要，因为吃的方法不对，会影响食物的消化、吸收。

一、进食保健

（一）进食宜缓

进食时应从容缓和，细嚼慢咽，这对消化有很大帮助。因为在细嚼缓咽过程中，使口中唾液大量分泌，能够帮助胃的消化。如果吃饭时狼吞虎咽，不仅食物嚼不烂，而且食物在口腔里停留时间短，来不及初步消化，吞下去后必然加重胃肠道的负担，有时还会引起打嗝。尤其是老年人，他们的牙齿不好，细嚼慢咽更为必要。所以《养病庸言》说："不论粥饭、点心、肴品，皆嚼得极细咽下。"实验表明，人们咀嚼食物产生的唾液具有很强的消毒能力，它能杀死食物中的致癌物质，使其毒性失灵；不过，食物进入口内必须细嚼30秒以上，方能达到最佳效果。

另外，进餐姿势也是很重要的，一些人喜坐低凳或蹲着吃饭，这样不符合饮食保健。究其原因是胃体受压，食物在食管里不能顺利通过贲门入胃，食道黏膜长期受到机械刺激，容易损伤变性，甚至发生癌变。所以，进餐时应当端坐，上体与大腿应大于90°，这样才能保证食物畅通入胃。

（二）食宜专致

古人所说的"食勿大言"，说明古人主张进食时要专心致志，集中注意力，进食时应该心绪专致，既可品尝食物的味道，又有助于消化吸收，同时，也可增进食欲。倘若进食时，头脑中仍思绪万千，或边看书报边吃饭，没有把注意力集中在饮食上，心不在焉。那么，就不会激起食欲，纳食不香，既不能品赏美食的滋味，又妨碍消化吸收，久之还会引起胃病，影响人体健康。要注意在吃饭过程中，不谈令人不高兴的事情，也不要与人争吵，更不宜在餐桌上谈生意。

（三）进食宜乐

在进餐时应保持舒适愉快的心情和良好安定的环境，尽量避免不良因素的干扰。有些家庭常常利用吃饭的机会，争论问题，训斥孩子，这都不符合营养卫生学的要求。当情绪愉快时，吃什么都津津有味。因为愉快的情绪和兴奋的心情都可使食欲大增，胃肠功能增强；相反，人在愤怒、忧郁或苦闷时，茶不思，饭不想，勉强吃下也难以消化，正如古人所云："食后不可便怒，怒后不可便食。"

事实证明，任何紧张和不安都会破坏食欲，抑制唾液分泌。古代帝王在进餐时，要奏乐助兴。《寿世保元》中说："脾好音声，闻声即动而磨食。"说明在进餐中听一些轻柔愉快的乐曲，有利于增进食欲及加强消化功能。

此外，中医养生学还认为，"已劳勿食"，"已汗勿饮"。所谓"已劳勿食"，是说在十分劳累之后，不要立即进食，应该先稍事休息。所谓"已汗勿饮"，是说大汗后不要立即暴饮，因为此时猛喝水，使血容量急剧增加，加重心脏负担。

二、食后保健

饮食调理也不可忽视饭后的保养。进食之后，为了帮助消化食物，也应做一些必要的调理，如食后散步、摩腹等。

（一）食后漱口

食后要注意口腔卫生。进食后，口腔内容易残留一些食物残渣，若不及时清除，往往引起口臭，或发生龋齿、牙周病。早在汉代，《金匮要略》中即有"食毕当漱口数过，令牙齿不败口香"之说。经常漱口可使口腔保持清洁，牙齿坚固，并能防止口臭、龋齿等疾病。

（二）食后散步

一般饭后切忌饱后急行，也不宜食后即卧。食后即卧可导致宿食停滞，影响脾胃健运；饱后急行，则会损伤脏腑。饭后一般宜缓行散步，有利于消化吸收，有益于健康。俗话说"饭后百步走，能活九十九"。《摄养枕中方》中说："食止，行数百步，大益人。"进食后活动身体，有利于胃肠蠕动，促进消化吸收，而散步是最好的活动方式。散步之后，宜做适当休息。中医学认为，食后看书、说话、跳踯、骑马、登高、劳作等各种活动，都是应当避免的。此外，情绪的波动会影响胃肠的正常功能。因此，食后须避免各种精神刺激和情感变化，如愤怒、忧郁、思虑、悲哀、惊恐等。

（三）食后摩腹

饭后摩腹对于促进食物的消化吸收也有重要的作用。《千金翼方》说："平日点心饭讫，即自以热手摩腹。"又说："中食后，还以热手摩腹。"食后摩腹的具体方法是：吃食以后，自左而右，可连续做二三十次不等。这种方法有利于腹腔血液循环，可促进胃肠消化功能，经常进行食后摩腹，不仅于消化有益，对全身健康也有促进作用。

如果在饭后，边散步，边摩腹，则效果更佳。这是一套较为完整的食后养生方法，后世多所沿用，实践证明行之有效。

第四节 饮品保健法

饮食，又称膳食，是指通常所吃的食物和饮品两部分。饮品的范围很广，如茶、酒、醋、羹汤、粥饮、饮料等。学会科学选择饮品，对饮食养生非常重要。

一、茶

饮茶，又称品茗，被视为一种修身养性的行为。饮茶不仅能让人心神宁静，还能解忧去乏，防病强身。所以，茶叶历来被人们视为延年益寿之品。古人主张人有小病，只需饮茶，不要服药。中国是世界上产茶最早的国家，是茶的故乡。唐朝陆羽写成的世界上第一部茶叶著作《茶经》，论述了茶的起源、茶的品种、种茶技术、茶的加工方法、茶的烹法、茶的饮法和采制烹饮有关的各种器具等，对传播茶的知识贡献很大。目前茶叶已成为世界饮料之一。

古代医家提出"诸药为各病之药，茶为万病之药"，高度地评价了茶对人的保健作用。

（一）茶的保健作用

1. 提神醒脑 茶叶之所以提神，是因为茶叶中含有咖啡因，而咖啡因具有兴奋中枢神经的作用。

2. 消食解腻 饮茶能去油腻，助消化。这是由于茶叶中含有一些芳香族化合物，它们能溶解脂肪，帮助消化肉类食物。我国一些以肉食为主的少数民族有这样的谚语："宁可一日无油盐，不可一日无茶饮。"

3. 利尿瘦身 俗话说："茶叶浓，小便通。三杯落肚，一利轻松。"这是指茶的利尿作用，故饮茶可以辅助治疗多种泌尿系统的疾病，如水肿、膀胱炎、尿道炎等；对于泌尿系统结石，茶叶也有一定的排石作用。经常饮茶也有利于保持身材苗条。

4. 清热解暑 《本草纲目》中说："茶苦味寒……最能降火。"茶叶既能清热防暑，又能生津止渴，是夏天经常使用的饮料。

5. 杀菌消炎 实验证明，茶叶对大肠杆菌、葡萄球菌及病毒等都有抑制作用，这是因为茶叶中的儿茶素和茶黄素等多酚类物质会与病毒蛋白相结合，从而降低病毒的活性。茶叶浸剂或煎剂，对各型痢疾杆菌皆有抗菌作用。

6. 降压、延寿 茶叶中所含的有效成分有降脂、降血压和改善血管的功能。一般认为，绿茶降血压疗效优于红茶。茶叶具有延缓衰老、强身益寿作用，是茶叶中含有的维生素 E 和各种氨基酸等化学成分综合作用的结果，故民间有"茶叶是长生不老的仙药"之说。因此，坚持经常喝茶，有益于身体健康长寿。

（二）饮茶方法

坚持经常喝茶，有益于身体健康。但喝茶必须讲究方法，懂得科学饮茶，具体方法如下。

1. 因人施茶　中国的茶叶主要分为绿茶、红茶、青茶、白茶、黑茶和黄茶六大类。喝茶要因人而异，根据不同的体质、年龄及工作性质、生活环境等条件，选择不同种类的茶叶，采用不同方式饮用。

少女经期前后，性情烦躁，可饮用花茶以疏肝解郁、理气调经；更年期的女性，也以喝花茶为宜。女性产后宜饮红茶，如加红糖更好；脾胃虚寒者以喝红茶为好，不宜多喝绿茶。从工作性质来看，经常接触放射线和有毒物质的人员，应喝些绿茶。

2. 因时施茶　从季节上看，春季人多饮花茶，花茶具有升散作用，可以散发冬季积存在人体内的寒邪，浓郁的香气能促进人体阳气升发。夏季，以饮绿茶为佳，绿茶性味苦寒，可以清热、消暑、解毒、止渴、强心提神等。秋季，饮青茶为好，如乌龙、铁观音等，其性适中，介于红、绿茶之间，适合秋天气候，常饮能润肤、益肺、生津、润喉，有效清除体内余热，恢复津液，对金秋保健大有好处。冬天气温低，寒气重，对能量与营养要求较高，可适当饮红茶，红茶性味甘温，含有丰富的蛋白质，冬季饮之可补益身体，生热暖腹，从而增强人体对冬季气候的适应能力。

在一天之中，根据不同需要，选择喝不同的茶。例如，有的人早晨喝两杯绿茶，清理胃肠，绿茶有排毒和美容功效；下午泡一杯半发酵茶，如铁观音；若晚上吃得过于油腻，可泡一杯普洱茶来帮助胃肠清油腻、降血脂。

3. 泡茶方法　首先，泡茶重视用水，以质清味美的泉水泡茶最佳。其次，要选择好的茶具，常用的茶具五花八门，各具特色，但最好的是紫砂茶壶、瓷茶杯。在不同的茶具中，即使放入同样质量的茶叶和水，冲泡出来的茶，色、香、味也各不相同。再有，要讲究科学的冲泡方法。饮茶最好用茶壶冲泡，然后再将茶汤倒入茶杯中，这样不仅有利于茶香的保存，而且还能节省茶叶。用茶杯直接泡茶，容易使茶香散失，茶汤先浓苦后淡薄，影响饮茶效用。饮用一般的红茶、绿茶，每杯用茶 3g 左右，200mL 沸水冲泡 3～5 分钟，即可饮用；但一些名茶则有特异的泡法，如乌龙茶，头一泡要随泡随饮，冲泡第二次时间稍长，1 分钟左右，以后随着冲泡次数增加，延长冲泡时间，但不能过长。喝茶与喝咖啡不一样，一杯茶通常续水 3～5 次，才能把茶中的有机元素和营养成分充分释放出来。

4. 饮茶禁忌　尽管茶叶对人体有利，但也不是"有百利而无一弊"，若过多或不适当地饮茶往往会带来许多不良后果。如茶叶中的茶碱、鞣酸对胃肠道有刺激作用，多饮浓茶尤其是空腹饮茶可引起胃部不适、胃痛，诱发和加重胃或十二指肠溃疡。茶叶中的鞣酸有收敛作用，有人发现许多严重便秘的年轻人与饮茶过多有关。

不能用茶水送服药，因为茶叶中含有大量的鞣酸，可同药物中的蛋白质、生物碱及金属盐等发生化学作用而产生沉淀，影响药物疗效，甚至失效。还要指出的是，在临睡前不宜服用大量浓茶，这样会引起失眠，即使再服镇静药物，也无济于事。失眠者注意睡前不能饮茶。

5. 常用保健茶

（1）人参茉莉花茶

原料：人参，茉莉花，黄芪，绿茶。

制作：水煎，不拘时，代茶饮。

功能：补气虚，适用于气短乏力、病后亏虚、倦怠神疲、自汗不已、饮食不香、心悸、口干。

（2）乌龙保健茶（见《良药佳馔》）

原料：乌龙茶 4g，槐角 24g，冬瓜皮 24g，首乌 40g，山楂肉 20g。

制作：把乌龙茶放入茶器内，其他的药用清水煮沸，取汁冲泡，代茶饮。

功能：防病保健，常服可健身延年。

（3）乌龙戏珠枣茶（见《本草纲目》）

原料：沧州金丝小枣，乌龙茶。

制作：将茶滤纸袋直接放入杯中，开水冲泡，代茶饮。

功能：益智安神，适用于胃病、神经衰弱及各种慢性病。

（4）甘露茶（见《古今医方集成》）

原料：橘皮 120g，乌药、炒山楂、姜炙川朴、麸炒枳壳各 24g，炒谷芽 30g，麸炒六神曲 45g，茶叶 90g。

制作：先将橘皮用盐水浸润炒干，碾为粗末，和匀过筛，分装；每袋 9g，每次 1 袋，加鲜姜 1 片，用开水泡，代茶饮。

功能：理气消积，适用于食积停滞引起的脘腹胀闷、不思饮食及水土不服等症。忌生冷、油腻之物。

二、酒

酒为各种粮食与曲或果类酿成的一种饮品，分蒸馏酒（烧酒、白酒）与非蒸馏酒（黄酒、葡萄酒）两大类，都含有酒精（乙醇）。对于酒，人们毁誉参半。几千年来，人们跟酒结下了深厚情谊，每逢过年过节，招待亲朋时，沾酒欢叙，可增加情谊和欢乐气氛。

中医学认为，酒味苦、甘、辛，性大热，入手足太阴、阳明、厥阴及手少阳三焦经，具有活血脉、御风寒、行药势的作用，用治风寒痹痛、筋脉挛急、胸痹、心腹冷痛。虽然在医药领域应用较多，但是无节制地饮酒则伤神损寿，甚则夺人性命。酒对于人体有两重性，如何取其利而避其弊，需要掌握科学的方法。

首先，饮酒宜少而不宜多。酒也是一味历史悠久的药，可舒筋活血，散寒祛风。少量饮酒可使人精神振奋、愉快，解除消极情绪。人在受凉之后或风寒初起时，饮少量酒还可防止感冒的发生和发展。

其次，饮酒时要慢慢饮。切忌"一饮而尽"，可以边饮酒边吃些菜肴（动物食品、豆制品、蔬菜等），是饮酒而又不影响健康的良法。

再次，饮酒要适时。不宜在空腹时喝酒，因为空腹时喝酒，酒精于肠管之吸收迅速，10～30分钟后血浓度可达到顶点。什么时候喝好呢？一般是在晚餐之时，小酌慢斟，恰到好处。

最后，注意酒后禁忌。一禁"醉以入房"，这是指酒喝太多后，禁行房事，酒后行房事损害健康，若怀孕还会影响下一代的健康；二禁酒后开车；三禁酒后情绪激动和剧烈运动，大喊大叫、大怒或剧烈运动易致肝气横逆，肝风内动，会发生中风等。

另外，需要提及的是药酒也有一定保健功效。药酒是指在酒中加入一定量的某种食品以及药物等制成的酒，用来防病健身。如人参酒，可治神经衰弱、疲倦、心悸、气短、阳痿等症；山楂酒，治劳动过度、身体疲倦和妇女痛经等症；枸杞子酒，治肝肾虚损证的目暗、视弱、迎风流泪等目疾，还可美容；红花酒，治疗妇女血虚、血瘀性痛经等；白术酒，可坚齿，使面有光泽，除病延年。

三、醋

醋，是人们日常生活中不可缺少的烹调用料和调味品。俗话说："开门七件事：柴、米、油、盐、酱、醋、茶。"这足以说明醋在人们生活中的重要地位。醋又称苦酒，是一味常用的中药，在医学史上的应用历史悠久。早在汉代张仲景《伤寒杂病论》中已明确用醋来治疗疾病，并称醋为"苦酒"。当今社会，醋的保健功能也越来越被人们所认识和应用，在日常养生保健中提倡"少盐多醋"的健康饮食习惯。

人类食用醋的历史非常悠久，南北朝时期的名著《齐民要术》曾系统地总结了我国劳动人民从上古到北魏时期的制醋经验和成就，书中共收载了22种制醋方法，这也是我国现存史料中对粮食酿造醋的最早记载。

（一）醋的类别

做醋的原料很多，制作方法不同。按生产方法的不同，食醋可分为酿造醋和配制醋。配制醋是以食用冰酸醋添加配料而成，仅具有一定的调味功用；酿造醋是以粮食为原料，通过微生物发酵酿造而成，其营养价值和香醇味远远超过配制食醋，具有调味、保健、药用、医用等多种功用。

粮食醋类：食醋分烹饪用的调味品和醋饮料两类。在我国，醋主要以谷物酿制，如高粱、大麦、大米、小米、糯米、玉米等，最多见的醋如米醋、香醋、陈醋、熏醋、麸醋等，用来做调料、制作泡菜等，稀释后又可适量饮用。

果醋类：做饮料口感好，如以苹果、黑枣、青梅、酸枣、山楂、葡萄、柿子、梨等为主要原料，利用现代生物技术酿制成一种营养丰富、风味优良的酸味调味品。欧美国家，则以酒精酿造的酒精醋和葡萄、苹果等水果酿造的果醋使用最为广泛。它兼具水果和食醋的营养保健功能，含有较多的天然芳香物质有机酸，保持了水果特有的果香，既可做调味品，也可以作为饮品直接饮用。

保健醋类：传统的食醋添加食药两用的产品，如红枣、山药、山楂、蜂蜜、桂圆、枸杞、核桃仁、芦笋、茯苓、香菇、黄豆芽等，按科学的配方精制而成营养保健醋。从养生保健目的出发，社会上也出现"醋饮"时尚。醋饮不是传统的食醋调味品，也不是一般的果汁饮料，而是一种生津止渴、强身健体的保健型饮料。

（二）饮醋的作用

中医学认为，食醋酸、苦，温；归脾、胃、肝经；具有开胃、养肝、散瘀、止血、止痛、解毒、杀虫等功效。《本草备要》记述，醋可除湿散瘀、解毒下气、消食开胃。如唐代陈藏器著《本草拾遗》、清代王士雄著《随息居饮食谱》等，都称醋能"开胃、消食"。历代医学家在用醋治病养生方面积累了许多丰富的经验，古今药醋方甚多，有关食醋治病养生的论述也颇多。现代研究表明，醋的营养成分丰富，含有蛋白质和多种氨基酸、维生素和矿物质，既可以作为调味品，也可以稀释后当饮品。目前，很多国家的人们对醋的保健功效越来越重视。经常食醋可以起到软化血管、调节血脂、调节血液循环、降低血压、预防动脉硬化的功效。此外，食醋能消除疲劳、延缓衰老、开胃、解毒、减肥、美容、抗癌、杀菌，还有解酒等广泛而独到的保健作用。

（三）饮醋的方法

成年人每天食醋量应在 20 ～ 40g，应把醋稀释后再饮用。保健醋虽有营养，也不宜大量饮用。饮醋的时间可在饭后，亦可在晚上睡觉前饮用，睡前饮用一小杯食醋益处很多，一般以饮用高级米醋为宜，用量也不宜过大，以每次 15mL 为宜。

（四）饮醋的注意事项

醋虽然有许多保健功能，但一定要了解其注意事项。

1. 不能大量饮用，每天最好不要超过 20mL 浓缩汁。不要空腹喝，或是不经开水稀释就喝，否则会对食道、胃造成一定伤害。喝醋后要漱口，不然会腐蚀牙齿。

2. 患胃溃疡、胃酸过多的人慎用，醋会腐蚀胃肠黏膜而加重溃疡病，还会使消化器官大量分泌消化液，从而使胃酸增多导致溃疡加重。糖尿病患者不宜多喝。

3. 服用"解表发汗"的中药时不宜饮醋。因醋有收敛之性，解表发汗中药与之配应时，醋会促进人体汗孔的缩小，还会破损中药中的生物碱等有效成分，从而干扰中药的发汗解表功效。

4. 正在服用某些西药，如庆大霉素、卡那霉素、链霉素、红霉素、磺胺类、碳酸氢钠、复方氢氧化铝等药物者不宜饮醋。因为醋酸能改变人体内局部环境的酸碱度，从而使某些药物不能发挥作用。

5. 对醋过敏及低血压者不宜饮醋。食醋过敏会导致皮疹、瘙痒、水肿、哮喘等症状，还会使低血压者出现头痛、全身无力等反应。

6. 老年人在骨折治疗和康复期间应避免饮醋。醋能软化骨骼和脱钙破坏钙元素在人体内的动态平衡，从而会促发和加重骨质疏松症，影响骨折愈合。

四、羹汤

羹汤是开胃的良方，许多人都喜欢饭前或饭后喝上一碗汤。羹汤的花样繁多，不仅可以饱人口福，而且对健康大有裨益，既富营养又易于消化。汤的配料比较灵活，鸡、鸭、鱼、肉、蔬菜、水果皆可用来做汤的原料。喝汤不仅有益于健康，而且还可用来防病、治病。

不同地方喝汤的习惯也不一样。有的地方喜欢一日三餐有汤，而有的人则喜欢中午、晚上喝汤，这些都要依据具体情况而定。广东人喜欢饭前喝，而北方人则喜欢饭后喝。在日常生活中，合理配餐对健康非常有益。下面列举几种羹汤，可作参考。

1. 西施豆腐汤

原料：主料：豆腐 1 块、小冬笋 2 个、香菇 3 个、火腿肠 1 根、香葱 2 根；配料：生粉、料酒、酱油、盐、姜、味精、胡椒粉、油。

制作：把豆腐、冬笋、香菇、火腿切成丁，分别放入开水里烧 2 分钟，然后捞起来分别装入碗里备用。锅里放油把姜炒香，加水煮开，把备好的丁放入水里煮，再把生粉、料酒、酱油、盐、味精、胡椒粉，放入碗里加水调匀，直接倒入锅里，2 分钟后起锅，撒上香葱末。其特点是香、滑、嫩。

功效：养气阴，助消化，养颜美容。

2. 风栗健脾羹

原料：栗子肉 250g，瘦肉 200g，怀山药 25g。

制作：栗子肉用沸水浸泡后去皮，再与洗净的瘦肉、山药同置砂锅内，加水，煮沸后用文火焖至熟烂，饮汤食肉。

功效：补益脾肾，适用于久病或衰老、气虚体弱、少气懒言、疲倦乏力、食欲不振等症。

五、粥

喝粥早已成为人们祛病延年的一种饮食疗法，清代养生家王士雄说："粥饮为世间第一补人之物……病人、产妇，粥养最宜。"宋代大诗人陆游，对于食粥养生有着深刻的认识，他曾经写诗赞誉喝粥的好处："世人个个学长年，不悟长年在眼前，我得宛丘平易法，只将食粥致神仙。"简而言之，养生长寿、祛病延年的方法有许多，而简便易行又行之有效的方法中，粥疗应算其中之一。下面介绍一些常用的粥饮。

1. 山药粥

原料：干山药片 45～60g，或鲜山药 100～120g，粳米 2～3 两。

制作：将山药洗净切片，同粳米共煮粥。

功效：补脾胃，滋肺肾，可用于脾虚腹泻、慢性久痢、虚劳咳嗽、食少体倦及老年性糖尿病等。

2. 玉米粉粥

原料：玉米粉适量，粳米适量。

制作：将玉米粉冷水溶和，待粳米粥煮熟后，调入玉米粉同煮为粥。

功效：益肺宁心，调中开胃，适用于高脂血症、冠心病、心肌梗死、动脉硬化等心血管系统疾病及癌症的防治。

3. 赤小豆粥

原料：赤小豆适量，粳米 2 两。

制作：将赤小豆浸泡半日后，同粳米煮粥。

功效：健脾益胃，利水消肿，适用于大便稀薄、水肿病、脚湿气、肥胖病。

3. 黄芪粥

原料：生黄芪 30 ～ 60g，粳米 2 两，红糖少量，陈皮末 1g。

制作：取生黄芪浓煎取汁，选用粳米和红糖少量同煮，待粥将成时，调入陈皮末，稍沸即可。

功效：补益元气，健脾养胃，利水消肿，适用于劳倦内伤、慢性腹泻、体虚自汗、老年性浮肿、慢性肝炎、慢性肾炎、疮疡久溃不收口等一切气血不足的病症。

4. 薏苡仁粥

原料：薏苡仁粉 30 ～ 60g，粳米 2 两。

制作：先将生薏苡仁洗净晒干，碾成细粉，每次取薏苡仁粉 30 ～ 60g，同粳米煮粥。

功效：健脾胃，利水湿，抗癌肿，适用于浮肿、脾虚腹泻、风湿痹痛、筋脉拘挛者，可作为防治癌肿的一种辅助食疗措施。

5. 八宝粥

原料：芡实、山药、茯苓、莲肉、薏苡米、白扁豆、党参、白术各 6g，大米 100g，糖适量。

制作：将前 8 味中药加水共煮 40 分钟，捞出党参与白术之药渣，再入淘干净的大米，继续煮烂成粥。分顿调糖食用，连吃数日。

功效：健脾益气，温阳利湿，适用于体虚乏力、虚肿、泄泻等症。

六、饮料

随着社会发展，饮料的种类越来越丰富，如各种冷饮、果汁、菜汁等，要在日常生活中科学选择，合理搭配。

（一）冷饮

现在越来越多的人喜欢喝冷饮，尤其是青少年。酷暑盛夏，冷饮成了人们不可缺少的消暑饮料。夏季暑气当令，腠理开泄，出汗很多，常感口渴，适当用些冷饮，可帮助体内散发热量，补充体内丢失的水分、盐类和维生素，能起到生津止渴、清热解暑的作用。但从人体生理特点来讲，因夏季气候炎热，人体气血趋向体表，从而形成阳气在外、阴气内伏的生理状态，此时胃液分泌相对减少，消化功能较低，喝冷饮必须根据年龄、性别、职业的不同，对饮料适当加以选择，即因人服用。如百合绿豆汤，适用于阴虚内热之人饮用；用绿豆、赤小豆、黑豆、黄豆、白扁豆加甘草做成的五豆汤，男女老幼皆宜；夏季腹泻及苦夏之人，宜服乌梅汤，因本汤能生津开胃、除烦涩肠。夏季饮料品种繁多，除了传统的中药保健冷饮外，还有固体饮料、果汁饮料、强化饮料、汤汁饮料等，例如山楂晶、菠萝晶、酸梅粉、橘粉等。但冷饮切忌暴食，正如《颐身集》中所说："夏季心旺肾衰，虽大热，不宜吃冷淘冰雪、蜜冰、凉粉、冷粥。"有谚语说："天时虽热，不可贪凉；瓜果虽美，不可食多。"此外，大汗之后不要过量服用冷饮，因为冷饮服用太多不仅不能尽快补充和调节体内盐类和水分的丢失，反而冲淡了胃液，降低胃液的杀菌力，易使致病微生物通过胃肠道，患胃肠道疾病。

（二）果汁

营养学家认为，常饮新鲜果汁不仅可以补充人体所需的各种维生素，而且还可以用来医治某些常见病。这里所说的果汁饮料是指新鲜果汁，如椰子、西瓜、柑、橘、橙、柚、葡萄等，都是比较容易取汁的水果。用新鲜水果和蔬菜直接制取的天然果汁，基本上保留了鲜果的营养成分，一般不添加任何外来物质，经常饮用有助于防病、美容和增进健康。

（三）菜汁

蔬菜中的各种维生素，一经受热，或多或少都会损失，科学的吃法应该是生食。家庭制作菜汁，取汁的原料尽量选用新鲜蔬菜，现做现用。制作时，要充分洗涤干净，且最好去皮后再进行取汁。取汁的办法是针对蔬菜的特点因物制宜，像番茄等果肉比较浓的可采用糖渍法。因为糖具有很强的渗透力，它能渗透到蔬菜的细胞内，使菜汁自动流出。对于一些纤维比较硬的蔬菜，像芹菜、萝卜、胡萝卜等，要事先切碎后再榨取菜汁。如果菜汁的口味欠佳，可加调味的调料，最好用果菜汁，这样可以保持饮料的天然风味。

第五节　药膳介绍

所谓药膳，是指对人体既有保健功能和营养价值以增强体质，又具有一定医疗效果以达到预防和治疗疾病的药用食品。

我国自古以来，食药同源，药食同用，以食物供药用者很多，如龙眼、山药、桑椹、山楂等，既可食用，又能入药，难以严格区分。选择食药同源的具有滋养强壮作用的食物做成羹汤、粥食、药膳等，可以用来补益身体，增强体质，达到延年益寿的目的。

药膳是饮食养生的一种特殊形式，它是一种药食相配的特殊膳食，其组成以食物为主，药物为辅，具有保健强身、防治疾病的作用。食物与药物的性能相通，二者配合应用可以更好地发挥作用。药膳无苦药之弊，寓养生于美味食品之中，因而受到人们的欢迎。

常用药膳方举例如下：

1. 八仙茶（《韩氏医通》）

【组成】粳米、粟米、黄豆、赤小豆、绿豆各500g，茶叶500g，芝麻375g，花椒

75g，小茴香 150g，姜、食盐适量。

【制作】将上述原料研成细末，混合在一起。外加面粉，炒黄熟，与其他原料粉拌匀，瓷罐收贮。

【用法】每服 3 匙，白开水冲服。

【功效】益精悦颜，保元固肾。

【应用】适用于 40～50 岁中年人延缓衰老之用。

2. 归圆杞菊酒（《摄生秘剖》）

【组成】当归（酒洗）30g，桂圆肉 30g，枸杞子 30g，菊花 30g，白酒 1000mL。

【制作】将上述药物用绢袋盛之，悬于坛中，再入白酒，封固，贮藏 1 月余即可饮用。

【用法】每次 10～30mL，每日 1～2 次。

【功效】补肾滋精，益肝补血，养心安神。

【应用】适用于精血不足而致的目暗不明，头昏头痛，面色萎黄，心悸失眠，腰膝酸软。

【注意】患有湿热、痰饮等疾者，不宜服用。

3. 地仙煎（《饮馔服食笺》）

【组成】山药 50g，牛奶 200mL，甜杏仁 20g。

【制作】杏仁用水浸泡，去皮尖，研细；山药洗净，去皮，切碎，与杏仁、牛奶混合，绞取汁液，加热煮沸，停火。

【用法】每日 1～2 次。

【功效】补虚损，坚筋骨，益颜色。

【应用】适用于腰膝无力、疼痛缠绵不愈、关节不利者。常人服之亦能强身健体。本品还有美容功效。

4. 糯米阿胶粥（《食医心鉴》）

【组成】阿胶 30g，糯米 50g，红糖适量。

【制作】将糯米淘洗净，入锅加清水煮至粥将熟时，放入捣碎的阿胶，边煮边搅拌，稍微煮至 2～3 成沸，加入红糖搅拌均匀。

【用法】每日分两次趁热空腹服食，3 日为一个疗程。

【功效】滋阴补血。

【应用】适用于阴血不足、虚劳咳嗽、吐血、衄血、便血、月经不调、崩中、胎漏等。

【注意】阿胶性黏腻，连续服用会导致胸满气闷，所以应该间断服食；另外，脾胃虚弱者也不宜多用。

5. 八仙糕（《外科正宗》）

【组成】人参、莲子、茯苓、薏苡仁、芡实、山药各 20g，粳米粉 700g，糯米粉 300g，蜂蜜、白糖适量。

【制作】将配方中前六味原料研成细粉，与糯米粉、粳米粉和匀；蜂蜜、白糖用水熬化，倒入米粉中，搅拌均匀；置笼上蒸熟，切成糕条，火上烘干，取下。待凉，瓷器收贮。

【用法】每日清晨食数条。

【攻效】健脾益肾，不老延年。

【应用】本品性味平和，适合老年人食用。

6. 山药茯苓包子（《儒门事亲》）

【组成】山药粉 100g，茯苓粉 100g，面粉 200g，白砂糖 300g，食用植物油、青丝、红丝适量。

【制作】将山药粉、茯苓粉放于大碗中，加水适量，搅拌成糊，上蒸笼蒸半小时，加入面粉后发酵、加碱；用植物油、青丝、红丝等为馅，包成包子，蒸熟即可。

【用法】连续随量食用。

【功效】益气健脾，补阴涩精。

【应用】适用于脾胃不健、尿频、遗精、遗尿等症。

7. 冬虫夏草鸭（《本草纲目拾遗》）

【组成】雄鸭 1 只，冬虫夏草 5～10 枚，食盐、葱、姜等调料适量。

【制作】雄鸭去毛及内脏，洗净放入锅内，加冬虫夏草、食盐、葱、姜等调料，加水以小火煨炖至熟烂即可。

【用法】经常食用。

【功效】补虚助阳。

【应用】适用于久病体弱、肢冷自汗、阳痿、遗精等症。

8. 当归生姜羊肉汤（《伤寒论》）

【组成】当归 20g，生姜 12g，羊肉 300g，胡椒粉 2g，花椒粉 2g，食盐适量。

【制作】羊肉去骨，剔去筋膜，入沸水锅内焯去血水，捞出晾凉，切成 5cm 长、2cm 宽、1cm 厚的条；砂锅内加适量清水，下入羊肉，放当归、生姜，武火烧沸，去浮沫，文火炖 1 个半小时，至羊肉熟烂；加胡椒粉、花椒粉、食盐调味即成。

【用法】饮汤食肉。

【功效】温中补血。

【应用】适用于寒凝气滞引起的脘腹冷痛，亦为年老体弱、病后体虚、产后气血不足者之滋补佳品。

【注意】本品性温，凡阳热证、阴虚证、湿热证等不宜服用。

9. 赤小豆鲤鱼汤（《外台秘要》）

【组成】赤小豆 100g，鲤鱼 1 条（250g），生姜 1 片、盐、味精、黄酒、食用植物油适量。

【制作】将赤小豆洗净，加水浸泡半小时；生姜洗净；鲤鱼留鳞去鳃、肠脏，洗净。起植物油锅，煎鲤鱼，放清水中量，放入赤小豆、生姜、黄酒少许，先大火煮沸，改小火焖至赤小豆熟，调盐、味精即可。

【用法】随量食用或佐餐。

【功效】利尿消肿。

【应用】适用于水湿泛溢，症见水肿胀满、小便不利等。

10. 丝瓜花鲫鱼汤（《中医饮食疗法》）

【组成】鲜丝瓜花 25g，鲫鱼 75g，樱桃 10g，香菜 3g，葱白 3g，姜 2g，盐、味精、料酒、胡椒粉适量，鸡汤一大碗。

【制作】将活鲫鱼刮鳞、去鳃、去内脏，洗净，在鱼身两侧剖花刀，加盐、料酒、胡椒粉、味精腌制片刻；起锅放植物油，烧至八成熟时，把鱼下锅炸，见鱼外皮略硬即捞起沥去油；把炸好的鱼置砂锅内，加葱白、姜片、料酒、盐、鸡汤，用武火煮沸，改文火慢煨；掠去葱白、姜片，再加入味精、丝瓜花、樱桃、香菜，煮滚 2 分钟，起锅后撒上胡椒粉即成。

【用法】佐餐食用。

【功效】健脾利水。

【应用】适用于脾胃虚弱所致的食少、水肿、小便不利、脘腹胀满等症。

11. 荠菜鸡蛋汤（《本草纲目》）

【组成】荠菜 250g，鲜鸡蛋 1 个，盐、味精适量。

【制作】将荠菜洗净、切段，鸡蛋去壳打匀，用清水煮成汤，调入盐、味精即可。

【用法】佐餐食用。

【功效】清肝利尿。

【应用】适用于老年人的迎风落泪、头晕目眩，以及尿频、尿急、尿血等。

【注意】本品感冒发烧者不宜服用。

第七章　药饵养生法 ▷▷▷▷

　　药饵养生，就是指通过口服具有调和阴阳、补精益气、通补血脉的药物以达到延年益寿、涵养精神、强身健体、防病治病效果的养生方法。药饵养生主要源自古代本草的应用经验，历代本草、方书中多有延年益寿方药的记载。《神农本草经·序录》将药物分为上、中、下三品，上品药物"主养命以应天，无毒，多服、久服不伤人"，有"轻身益气、不老延年"之功；中品药物"主养性以应人"，能防病治病、补益虚损；下品药物"主治病以应地，多毒，不可久服"，有"除寒热邪气、破积聚"治疗疾病之效。古人认为上中品药物有养生之用。这种根据药物的功效与毒性进行分类的方法，应与当时民间药饵养生的经验和传统有关。从功能上分类，本草不外乎可分为养生和治病两类。药饵养生与药物治病的经验，经过不断交融与演变，逐步发展和凝炼成比较系统的中药学理论。换句话说，养生与治病是传统医药研究的终极目的。因而，药饵养生是中医药学不可分割的组成部分，也是中医养生学的重要内容。

　　若要通过药饵养生达到延年益寿、延缓衰老的目的，不可能一蹴而就，必须要经历一个从量变到质变的缓慢过程。也就是说，药物需要长期服用才有效果。然而许多药物有一定的毒性和偏性，长期服用可能导致不良反应。因此，药饵养生应选择无毒的上品和中品药物，而且采用小量频服的方法能减少不良反应的发生。从历代方书所记载的具有延年益寿的药饵方法来看，大多符合无毒、小量、长期、频服的特点。值得注意的是，虽然药饵养生应遵循《神农本草经·序录》有关延年益寿类上中品药物的原则，但是人们对养生类药物的认识是不断发展的，故不应局限于《神农本草经》的上中品药物。

第一节　药饵养生的原则

　　药物养生以平衡阴阳为大法，具体应用着眼于补虚、泻实两个方面。药物用之得当，确实在一定程度上可起到益寿延年的作用。然而，如果单纯依靠药物，而不进行自身锻炼和摄养，那么养生就变成被动的、消极的。故药物只是一种辅助的养生措施，在实际应用中应掌握以下原则。

一、平衡阴阳

　　人在健康之时，全身气血阴阳皆处于平衡、和谐的状态。《素问·生气通气论》记载："是以圣人陈阴阳，筋脉和同，骨髓坚固，气血皆顺。"王冰解释说："此言循阴阳法，近养生道。"当机体处于阴阳调和的时候，邪气就不能侵袭人体，人之气血运行则可与天相应，达到百病不生。因此，人若要想达到健康和长寿，必须注意调和气血阴阳。药饵养生的原理，正是在于通过药物调和阴阳之偏盛偏衰，恢复机体本来的阴平阳秘状态。

中医用药之大法，不外《黄帝内经》所曰："实则泻之，虚则补之，不虚不实，以经调之。"然而，综观历代本草方书，以延缓衰老、治未病为目标的药饵养生，往往以调和阴阳、补精益气为主，这大概与古代养生家扶正以祛邪的主导思想有关。尽管如此，以药饵养生必须辨别体质之阴阳偏颇，辨清证候之虚实寒热，当补则补，当泻则泻，勿犯"虚虚实实"之戒。否则，补之失当，反受其害。

二、调补脾肾

肾为先天之本，主藏精。在人的生长壮老已过程中，肾气充盛是主要影响因素。人年过四十，肾气渐衰，肾精亏虚，生殖能力下降，逐渐出现头发斑白、牙齿松动、面容憔悴、动作迟缓等衰老征象。如果有意识地用药物补益肾之精气，使肾气充盛，可延缓衰老的速度。肾为水火之脏，元阴元阳皆藏于肾，平调肾之阴阳，则一身之阴阳可复归平衡。

脾为后天之本，能运化水谷之精微，变化为营卫气血，故被称为"气血生化之源"。人体生命活动所需之营养、能量，都来源于水谷；五脏六腑、四肢百骸、筋骨肌腠、皮肤毛发，甚至先天之精，都需要得到气血的温煦、滋润和充养。因此，无论养生还是治病都要注意顾护脾胃。脾胃功能畅旺，气血生机不息，则有望"春秋度百岁而动作不衰"。古人论治虚损之症，有"上下交损，当治其中"之说，就是指调补脾胃的重要意义。

从本草而言，补精重在滋肾，益气重在健脾。故而，药饵养生，调和阴阳、补精益气都离不开调补脾肾。

三、预防在先

"上工治未病"是中医养生学的重要思想。在药饵养生中，"治未病"体现为未衰先补、平调体质。

未衰先补，是指根据人体衰老的客观规律，在未衰之时适当施用补法有延年之效。孙思邈说："凡人四十以下，有病可服泻药，不甚须服补药。然有所损，不在此限。四十以上，则不可服泻药，须服补药。五十以上，四时勿缺补药。如此乃可延年，得养生之术耳。"

平调体质，是指由于人之体质或多或少都存在阴阳之偏颇，故可根据体质情况适时采用药饵养生的方法，达到平衡阴阳的目的。若能在阴阳偏颇不甚之时，提前干预和调整，可以起到事半功倍之效。类似的，"夏病冬治"和"冬病夏治"也是顺应四时阴阳消长的规律，遵循"春夏养阳、秋冬养阴"的原则，提前采取预防措施，就能纠正阴阳之偏衰偏盛，符合"治未病"宗旨。譬如，夏季老年人正气不足，易感暑邪，若事先服用清暑益气之药物，则可防患于未然。再如，哮喘患者多在冬春之季发作，可在上年夏季三伏天在背俞穴贴敷药物，或服用药物，以预防发作。

四、审因施补

如前所述，药饵养生是益寿延年的重要方法，年老体弱者采用补益类药物进行养生防病无可厚非。然而，中医理论强调治病必求于本，讲究"伏其所主、先其所因"。药饵养生必须辨清标本虚实，透过现象认识本质，对体质病证有了透彻的了解，施补才能做到有的放矢，避免滥补、壅补。不然，做不到审因施补，就会"藉寇兵而赍盗粮"，反而滋生邪气，事与愿违。正如《备急千金要方》所论："凡有脏腑积聚，无问少长，须泻则泻；凡有虚损，无问少长，须补则补。以意量度而用之。"此处，泻即是补，损邪即是补正。

五、宜缓勿急

衰老是个复杂而缓慢的过程，益寿延年不是一朝一夕之事。药饵养生也不例外，不可能指望在短时期内依靠药物达到养生延寿的目的。因此，用药宜缓图见功，要有一个渐变过程，不宜急于求成。若不明此理，则欲速不达，非但无益，而且有害。这是药物养生中应用的原则，也是千百年来历代养生家的经验之谈，应该予以足够的重视。

特别是服补药宜缓不宜急，用量宜从小量开始试服。以丸药为例，初始剂量定为10 丸（每丸如梧桐子大小，合 2 ～ 3g），逐渐加量，但最多不超过 40 丸。否则，过量服用反而有损于人。服补药时最好能做到小量频服，比如一天的剂量分成 3 ～ 4 次服用，使药力绵缓持久，药气通灌百脉，润泽五脏六腑，积久为佳。

第二节 常用延年益寿中药

历代本草、方书及医家著述所记载的具有延年益寿作用的中药有很多，这类药品一般均有补益作用，同时也能疗疾，应用得当可收有病祛病、无病延年的功效。药物服饵可以服用单味药，也可应用方剂。以下按其功用分为益气、养血、滋阴、温阳四类，重点介绍其在药物服饵方面的应用与使用注意。

一、常用益气类中药

1. 人参

【性味归经】甘、微苦，微温；无毒。入肺、脾经。

【服饵应用】《神农本草经》谓其"补五脏，安精神，定魂魄，止惊悸……明目，开心益智，久服轻身延年"。本品可大补元气、生津止渴、安神益智，对年老气虚、久病虚损、神志衰弱者，尤为适宜。人参的服食方法很多，主要有饮、膏、片、散等剂型，各适其宜。

（1）人参饮 心肺元气不足，有心悸、气短、喘促之症者，可煎人参汤作茶饮，时时呷服之。人参尤善补心肺之元气，煎汤作茶饮，则取其气味俱薄，性浮而升，偏走于上焦；另可使气旺水生汤送服。

（2）人参膏 体弱多病，或多欲之人，肾气衰惫，有咳嗽不止、头目眩晕、疲乏少力之症者，可用人参膏，以生姜、橘皮煎服饵。人参膏还适宜于"亚健康状态"属气虚体质，有易感冒、不耐疲劳、精神紧张、睡眠不安等表现者。

（3）人参含片（散） 人参制成含片或散剂，未经煎煮，直接口服嚼化，适宜于体弱气衰、不耐劳作、不耐寒暑者，特别是在远行或登山之时服用，有助于提高耐缺氧能力和运动耐力。

【使用注意】常用剂量为每日 3～10g，分 2～4 次服。煎炖人参饮时，宜煮沸后再用慢火煎煮 1 小时以上，以便有效成分溶出，保证疗效；若制作人参煎膏，可将人参 200g 细切，反复煎煮两次，滤汁后浓缩收膏，每次服用时取一汤匙，用温水或姜汤送服；服用人参含片和散剂，每次 0.5～1g，且每日总量不宜过多。服用人参时不宜同时饮茶和吃白萝卜，以免降低服用人参的效果。外感期间不宜单独服用。

【现代研究】人参的主要有效成分为人参皂苷。人参的药理作用丰富，机制复杂，主要表现在以下方面：①提高非特异性和特异性免疫功能，改善白细胞低下状态，提高巨噬细胞的吞噬功能；②调节内分泌功能，主要表现在促进肾上腺皮质激素的合成与分泌，促进性腺发育，提高精子数量和活动力，提高胰岛素水平等；③改善学习记忆能力，对中枢神经的兴奋与抑制过程均有加强作用，尤以兴奋作用为明显；④增强骨髓造血功能；⑤具有强心、抗休克、调节血压作用；⑥具有延缓衰老、延长寿命的作用，可提高机体清除自由基、抗氧化的能力；⑦具有多方面的抗肿瘤作用，除调整机体免疫状态、增强宿主抗肿瘤能力外，还能诱导肿瘤细胞凋亡，抑制肿瘤细胞黏附和浸润，抑制新生血管形成，临床应用中还可减少化疗药物引起的不良反应。

2. 西洋参

【性味归经】甘、微苦，凉。入心、肺、肾经。

【服饵应用】西洋参，原产于美国者称花旗参，功能补肺益阴，清退虚火，生津液，除烦倦，对于气阴亏虚而有火者最为相宜。近代名医张锡纯说："凡欲用人参而不受人参之温补者，皆可用之。"服食西洋参的方法与人参类似。

（1）体质虚弱者，剧烈活动后容易有疲乏、口渴、汗出等表现，宜于活动之前含服西洋参片；或在运动之后用本品煎水服，有补气益阴、生津止汗之效。

（2）糖尿病，无论有无口渴多饮之症，均宜以本品 5～10g，水煎代茶饮；或研细末，每次 1～1.5g，温水冲服。

（3）慢性支气管炎、肺心病属气阴两虚证，或兼有热象者，出现咳嗽痰血、气短、烦躁等，可服食本品配合治疗。

【使用注意】本品也不宜与绿茶、白萝卜同时服用。本品性凉，对于阳虚体质者不适合。外感风寒不宜服用。暑季可服本品以清暑益气。

【现代研究】西洋参含人参皂苷，其抗衰老药理作用与人参类似。西洋参在抗脂质过氧化、抗缺氧、抗低温应激反应方面强于或优于人参；人参在抗疲劳及对正常免疫功能的影响方面强于西洋参；而对糖皮质激素造成的低下的免疫功能的调节作用，二药的作用差异不显著。西洋参还有丰富的心血管药理作用，如抗心肌缺血、抗心律失常、增加心肌收缩力等。

3. 山药

【性味归经】甘，平。入肺、脾、肾经。

【服饵应用】《神农本草经》谓其："补虚羸……补中，益气力，长肌肉，强阴。久服耳目聪明，轻身不饥延年。"本品具有健脾补肺、固肾益精之功用。因此，本品对于体弱多病的中老年人颇为相宜，适宜久服常服。

（1）下焦虚冷，小便频数，瘦损无力者，可用山药200g研细末，炒香后，用酒煎，每日早晨空腹服用一次。

（2）纳食不馨，心腹虚胀，手足逆冷，或过服苦寒之药（包括西药之抗生素），未食先呕，不思饮食者，用山药半生半炒，为末，每次米饮送服6g，每日2次。

（3）慢性腹泻、糖尿病、慢性肾炎、慢性支气管炎等患者，可常服山药粥，以健脾益气、固肾止泻。即用干山药片45～60g（或鲜山药100～120g，洗净切片），粳米60～90g同煮粥。此粥四季可食，早晚均可用，温热服食。

【使用注意】胃肠气滞、中焦湿盛或大便干结者，不宜多食本品。

【现代研究】山药含薯蓣皂苷元、游离氨基酸、淀粉酶、糖蛋白、维生素等成分。山药能改善实验大鼠脾虚模型病理状态，对离体肠管运动有双向调节作用，有助于消化与吸收；对小鼠细胞免疫和体液免疫均有较强的促进作用；还具有降血糖和抗氧化作用。此外，山药还具有多种药理作用，如降血糖，抗衰老，抗氧化、抗自由基活性，降脂，抗肿瘤等。

4. 茯苓

【性味归经】甘、淡，平。入心、脾、肾经。

【服饵应用】《神农本草经》谓其："久服安魂养神，不饥延年。"本品具有健脾和胃、宁心安神、利水渗湿之功用。《普济方》记载服饵茯苓可令人长寿。历代医家均将其视为常用的延年益寿之品。因其药性缓和，既健脾补中，又能利湿化痰，补而不峻，利而不猛，既可扶正，又可祛邪，故为平补之佳品。

（1）本品特别适宜于脾虚湿盛、体胖多痰、大便不实之体质者，常服以调整体质之偏颇。可将茯苓磨成细粉，取15g，同粳米煮粥，名为茯苓粥。李时珍谓："茯苓粉粥清上实下。"常服茯苓粥，对老年性浮肿、肥胖症有益。

（2）易发头晕、心悸而有痰饮之征象者，可用茯苓30g煎水代茶饮，有化痰饮、止头眩之功。

（3）脂溢性脱发，伴痰湿体质者，亦可用一味茯苓饮调治。取茯苓500～1000g，研为细末，每服6g，温水冲服，每日2次；坚持服一个较长时期，以发根生为度。

（4）茯苓饼是清宫中的名点，长期服饵，可增强体质、延缓衰老，有开胃畅脾、安神宁志、养颜护肤之效。制作茯苓饼，以云南、贵州所产的云苓为佳。

【使用注意】阴津不足、体质瘦弱者不宜。

【现代研究】茯苓含茯苓多糖、蛋白质、脂肪、卵磷脂等成分。茯苓多糖有增强免疫的作用，从而改善机体状况，增加抗感染能力，尤其对老年人免疫功能有较强作用，而且具有抗胸腺萎缩、抗脾脏增大和抑制小鼠实体肿瘤生长的功能。茯苓三萜类化合物可使胰岛素的分化诱导活性增强，具有一定降血糖作用。

5. 冬虫夏草

【性味归经】甘，平。入肺、肾经。

【服饵应用】本品平补肺肾，既补肺气、纳肾气，又益肺阴、抑虚火。《本草纲目拾遗》认为本品"保肺气、实腠理"，有补虚强壮之效。

（1）肺肾两虚，摄纳无权，久咳虚喘，甚或有劳嗽咳血者，可用本品研末冲服，每次0.5g，每日2次。

（2）病后体虚不复，头晕、自汗、畏寒，或易感风寒，或伴有贫血，或因放疗、化疗所致白细胞下降等情况，均可用本品配母鸡、老鸭等炖食，有较好的滋养气血、改善虚弱状态的作用。

（3）慢性肝病有肝纤维化或肝硬化者，亦可服用本品调治，以研末服为上，每次0.3g，每日2次，需长期服用方可见效。

【使用注意】本品价高，可以人工培养的冬虫夏草菌丝作为代用品，或以紫河车配三七代之。

【现代研究】冬虫夏草的有效成分有虫草酸、虫草素、虫草多糖等。冬虫夏草能显著提高巨噬细胞吞噬能力，促进淋巴细胞转化，诱导IL-2生成，改善免疫抑制状态；具有性激素样作用，可增加受孕机会；有抗氧化自由基损伤作用，可延缓衰老；还可增强骨髓造血功能。临床上，冬虫夏草对哮喘、肾炎、肾衰竭有防治作用。

6. 松花粉

【性味归经】松花粉色黄，《神农本草经》中称松黄。甘，温；无毒。归心、肺、脾经。

【服饵应用】本品功效为健脾祛湿、润肺养心、祛风益气、通利小便、消瘀止血，亦可酿酒。用治心腹寒热邪气、头目眩晕、中虚胃疼、久痢等。久服轻身增力，益寿延年。外用治疗痘疮、湿疹、黄水疮、皮肤糜烂等。松花粉可以做汤、制馅、蒸饼、酿酒。

（1）松花蜜酒 苏东坡喜欢吃松花酒，甚至沐浴时还加上一点松花酒，起到美容驻颜、益气活血的作用，有诗为证："一斤松花不可少，八两蒲黄切莫炒，槐花杏花各五钱，两斤白蜜一起捣。吃也好，浴也好，红白容颜直到老。"唐代孟诜《食疗本草》记载"花粉蜂蜜浆"，长期服用有驻颜美容作用。《证治准绳》有用松花酿酒的记载，气味清香芳烈，用治头晕目眩，轻身疗病。

（2）松花饼 《山家清供》记载松黄饼有滋润皮肤、补益脑髓的作用。现代《中医食疗方全录》记述松黄饼的做法：松花粉6g，面粉100g，蜂蜜适量；做成面饼，早晚可食之，保健增寿，预防早衰。

（3）松花汤 元代忽思慧《饮膳正要》中记载有"松黄汤"，并说明此汤有补中益气和壮筋骨之功效。

【使用注意】本品甘温，应在辨体辨病的前提下食用。前人记载多食发上焦热病。有花粉过敏史者不宜用。

【现代研究】现代研究表明，松花粉含油脂、色素、蛋白质、蛋氨酸、赖氨酸、缬氨酸、苏氨酸、亮氨酸、异亮氨酸等营养成分，14 种维生素，铁、磷、硫、硒、钾、钙、锌、锰、铜等 20 多种无机元素，多种天然活性酶，激素，芳香类物质等。具有增强免疫、抗衰老、降低血脂、改善消化、抑制前列腺增生、兴奋造血功能和促进生长作用；可扩张冠状动脉，降低血压，增加血管韧性，对实验性肝损伤有保肝护肝作用。

二、常用养血类中药

1. 地黄

【性味归经】生地黄，甘，苦，寒；熟地黄，甘，温。入心、肝、肾经。

【服饵应用】《本草纲目》引《礼记》曰"羊苄豕薇"，苄即地黄，证明自古就有服饵地黄的习惯。《神农本草经》时只用干地黄，到《名医别录》时新增生地黄，后世本草又多出熟地黄。实际上，三者是同一品种，因炮制加工不同导致性味之间存在差异。目前临床所用的生地黄就相当于《神农本草经》之干地黄，鲜地黄相当于《名医别录》之生地黄，熟地黄首见于《本草拾遗》，三者均有养阴生津之功。三者的不同之处在于：鲜地黄，甘苦大寒，滋阴之力弱，长于清热凉血；生（干）地黄，甘寒质润，凉血之力稍逊，长于养心肾之阴，善退虚热；熟地黄，甘温，入肝肾而功专养血滋阴，填精益髓。故养生服饵首选熟地黄，或据个人体质之宜选用生地黄。《本草纲目》谓熟地黄："填骨髓，长肌肉，生精血，补五脏内伤不足，通血脉，利耳目，黑须发。"本品有补血滋阴之功。服饵地黄宜优选道地药材，近世以怀庆府（今河南省焦作市）所产地黄为上。

（1）《本草纲目》引《神仙方》服食地黄法　取鲜地黄，捣绞取汁，煎煮使之变稠，加入白蜜，再煎煮炼成丸剂。每以温酒服 5g，每日 2～3 次。制作过程中，也可以加枣泥或干地黄末制成丸剂。服之百日，面如桃花，三年身轻不老。葛洪《抱朴子》记载，春秋时"楚文子服地黄八年，夜视有光，手上车弩也"。服饵地黄有明目补肾、固齿乌须、强筋壮骨之功效。

（2）《备急千金要方》地黄煎　单用地黄绞汁制丸，用法同上所述，有补虚除热之功效，可用于吐血、唾血的治疗和调养，相当于现代心衰、支气管扩张、消化道出血等疾病，证属阴虚血热者。

（3）地黄粥　用生地黄、熟地黄各 30～60g，与糯米同煮，待米熟加入蜂蜜、酥油（或牛奶）适量，再煮熟，温服。味甘美，有补血活血、益肾生精之功。

【使用注意】服本品时，忌服诸血、无鳞鱼、萝卜、蒜、葱等。本品性质黏腻，有碍消化，凡脾胃气虚或气滞多痰者，宜先调理脾胃，再行服用。长期服用过程中，若出现消化不良的现象，或遇外感，应暂时停用。

【现代研究】地黄中化学成分主要有低聚糖、多糖、环烯醚萜苷、氨基酸等。熟地黄多糖有很好的抗氧化和抗衰老作用；梓醇、水苏糖具有降糖作用；地黄低聚糖可以促进骨骼肌成肌细胞的增殖；多糖能改善造血功能，对骨髓间充质干细胞有诱导分化作用，还有中枢抑制作用。在拮抗阿司匹林诱导的小鼠凝血时间延长方面，鲜地黄汁优于干地黄。此外，地黄水提液能够保护胃黏膜，抑制肺纤维化，促进血管内皮细胞增殖等。

2. 何首乌

【性味归经】苦、甘、涩，温。入肝、肾、心经。

【服饵应用】《开宝本草》谓其："益气血，黑髭鬓，悦颜色。久服长筋骨，益精髓延年不老。"明代医家李中梓云："何首乌老年尤为要药，久服令人延年。"《本草纲目》记载本品："养血益肝，固精益肾，健筋骨，乌髭发，为滋补良药，不寒不燥，功在地黄、天冬诸药之上。"

（1）《太平惠民和剂局方》何首乌丸：取何首乌蒸制，配枣肉为丸。有壮筋骨、长精髓、补血气之功，久服乌须发、兴阳道，令人多子，轻身延年。

（2）阴虚血热体质者，多发皮肤疮疖等慢性皮肤病，或有内痔者，可久服本品煎膏或丸散，以改善体质、防治疾病。每服 3～6g，每日 2 次。

【使用注意】服本品时，忌服诸血、无鳞鱼、萝卜、蒜、葱等。

【现代研究】何首乌主要含有卵磷脂及蒽醌类化合物。何首乌的延缓衰老作用是多方面的，主要机制有：促进物质代谢，增加老年小鼠蛋白质合成能力和 DNA 修复能力；改善老年大鼠的神经系统功能；增强老年大鼠脑和肝组织中 SOD 的活性；延长果蝇二倍体的生长周期，延长果蝇寿命。何首乌还有降血脂、抗动脉粥样硬化、保护肝细胞、促进骨髓造血、增强免疫和内分泌系统功能等作用。

3. 龙眼肉

【性味归经】甘，温。入心、脾经。

【服饵应用】《神农本草经》谓其："久服强魂聪明，轻身不老。"清代名医王孟英称赞龙眼为"果中神品"。本品能补心气、安神定志，益脾阴、养血滋营。

（1）玉灵膏 以新鲜或干龙眼肉 50g，加白糖 10g，隔水蒸至膏状，又名代参膏。凡年老体弱，大便溏泻，体内无痰火者，宜服此膏。每服一汤匙，大补气血，力胜参、芪。

（2）龙眼肉粥 清代曹庭栋在《老老恒言》中载有龙眼肉粥。即龙眼肉 15g，红枣 10g，粳米 60g，一并煮粥，每日早晚可服一二碗。此粥开胃悦脾，养心益智，通神明，安五脏，可用于心脾两虚，心悸失眠，不思饮食者，然而有内火者不宜。

【使用注意】外感未清，内有郁火，气滞胀满，痰饮内停者不宜服本品。

【现代研究】龙眼肉中主要化学成分有糖类、脂类、皂苷类、多肽类、氨基酸及微量元素等。龙眼肉具有抗自由基和抗肝过氧化脂质生成作用，并可抑制脑 B 型单胺氧化酶的活性而延缓衰老过程；还有增强非特异性免疫和体外抗肿瘤作用。

4. 阿胶

【性味归经】甘，平。归肺、肝、肾经。

【服饵应用】《神农本草经》谓其："久服轻身益气。"《名医别录》认为本品适宜于虚劳体弱之人，或腿重筋弱而不能久立者。本品具有补血滋阴、止血安胎、利小便、润大肠之功效，药性平和，为补血佳品。

（1）本品单服，可用开水，或热黄酒烊化；或隔水炖化，每次 3～6g。适用于血虚诸证。

（2）本品炒黄为末服，可治疗妊娠尿血。

（3）凡有喘嗽，无论虚实寒热，都可用本品安肺润肺。每次烊服 5～10g。又肺与大肠相表里，若有大肠疾病，如慢性腹泻、痢疾等，也可用阿胶养血润燥以扶助正气。

【使用注意】脾胃虚弱者慎用。

【现代研究】阿胶由蛋白、氨基酸、胶原蛋白、微量元素、多糖类物质及其他小分子物质组成。阿胶具有显著的抗贫血作用，能显著增加造血干细胞的数量，对抗多种因素所致白细胞和网织红细胞减少；在治疗晚期肿瘤患者化疗后引起的外周血血小板减少症中，有明显的刺激血小板再生功能。阿胶还具有增强免疫、抑瘤增效、抗疲乏、耐缺氧、抗辐射、改善骨质密度、促进骨愈合、促进子宫内膜生长、有助胚胎着床等作用。

5. 桑椹

【性味归经】甘、酸，寒。入肝、肾经。

【服饵应用】《本草拾遗》称本品"单食止消渴"，且能"利五脏关节，通血气，久服不饥，安魂镇神，令人聪明，变白不老"，并"解酒毒"。本品能滋阴补血，生津润燥。

（1）取新鲜桑椹，色乌者佳，研磨取汁，先熬成稀膏，再加蜜熬稠收膏。每次取 5～10g，开水调服，食后、夜卧前各服 1 次。对于糖尿病或舌干唇焦、口渴喜饮者有益。

（2）取桑椹干为末，以蜜和丸，每服 6g，日 2 次，有安神益智、养血乌发的功效。

【使用注意】新鲜桑椹性寒，脾胃阳虚体质者不宜多食。

【现代研究】桑椹主要含脂类、游离酸、糖类、维生素、蛋白质、磷脂等营养物质。桑椹能明显延长果蝇的平均寿命，可降低血清 LPO 含量，升高 SOD 活性，能延长小鼠游泳时间，说明其对延缓衰老有明显效果。此外，桑椹还具有多种药理作用：促进淋巴细胞转化，对 T 细胞介导的免疫功能有显著促进作用；促进造血细胞生长，升高白细胞；降血糖、降血脂等。

三、常用滋阴类中药

1. 天冬

【性味归经】苦，平；无毒。入肺、肾、胃经。

【服饵应用】《本草纲目》引甄权曰："天门冬，服之耐老、头不白。"明言其有延缓衰老、滋阴乌发之功。

（1）体质虚弱，阴虚内热，潮热易汗出者，宜服食天冬，或作膏服，或煎服代茶饮。每次用量 5～10g，每日 2～3 次。

（2）《抱朴子》记载，以本品作膏散或泡酒服，或鲜者捣汁，服食一百日则身壮力壮，二百日则强筋髓、驻容颜。说明久服本品有滋肾生髓、润肤美容之效。

【使用注意】其味苦，阳虚内寒者不宜。

【现代研究】天冬含天冬酰胺、甾体皂苷、多种氨基酸、多糖等成分。天冬水提液可提高家蚕寿命，对抗 D- 半乳糖致小鼠衰老作用；天冬水煎液能抑制肿瘤生长，延长荷瘤小鼠生命；天冬醇提物具有很强的抑制溃疡形成和抗腹泻作用；天冬水提物具有抗炎作用，通过降低 TNF-α 抑制酒精性肝炎；天冬酰胺有一定平喘镇咳祛痰作用，并有辅助治疗乳腺增生和甲状腺功能低下症的作用。

2. 枸杞子

【性味归经】甘，平；无毒。入肝、肾经。

【服饵应用】《神农本草经》谓其："久服坚筋骨，轻身不老。"《本草经疏》曰："枸杞子，润血滋补，兼能退热，而专于补肾，润肺，生津益气，为肝肾真阴不足，劳乏内热补益之要药。老人阴虚者十之七八，故取食家为益精明目之上品。"本品具有滋肾润肺、平肝明目之功效。

（1）《太平圣惠方》载有枸杞粥，用枸杞子 30g，粳米 60g，煮粥食用，对中老年因肝肾阴虚所致之头晕目眩、腰膝疲软、久视昏暗，以及老年性糖尿病等，有一定效用。《本草纲目》云："枸杞子粥，补精血，益肾气。"对血虚肾亏之老年人最为相宜。

（2）枸杞子还可单独作膏服，或与菊花同泡代茶饮，有明目益肾、补虚延寿之效。每次用量 5 ～ 10g。

【现代研究】枸杞子的主要有效成分是枸杞多糖。枸杞子有抗衰老作用，主要机制有抗氧化、调节免疫、提高 DNA 修复能力、抑制细胞凋亡等。枸杞子还有保肝、降血脂、降血糖、抗糖尿病并发症、抗肿瘤、抗诱变等作用。

3. 玉竹

【性味归经】甘，微寒。入肺、胃经。

【服饵应用】《本草拾遗》谓其："主聪明，调气血，令人强壮。"本品可养阴润肺、除烦止渴，对老年阴虚之人、糖尿病患者尤为适宜。《太平圣惠方》载有服葳蕤（玉竹）法："二月九日，采葳蕤（玉竹）根切碎一石，以水二石煮之，从旦至夕，以手挼烂，布囊榨取汁熬稠，其渣晒，为末，同熬至可丸，丸如鸡头子大。每服一丸，自汤下，日三服，导气脉，强筋骨，治中风湿毒，去面皱益颜色，久服延年。"

【现代研究】玉竹主要含有甾体皂苷、黄酮、生物碱、多糖、甾醇、鞣质、黏液质和强心苷等成分。玉竹具有清除自由基的能力，并抑制脂质过氧化，减轻氧化损伤，具有一定延缓衰老作用；玉竹具有降血糖作用，其甾体苷类能增强外周组织对胰岛素的敏感性，水提物能抑制 $α_2$ 淀粉酶的活性；其抗炎免疫作用表现在抑制细胞介导的免疫应答，抑制 IL-2、TNF-α 炎症介质产生；玉竹总苷有明显的增强心肌收缩性能和保护心肌作用，且降低外周血管阻力而有一定降压作用；具有诱导肿瘤细胞凋亡、抑制肿瘤增殖的作用。

4. 黄精

【性味归经】甘，平。入脾、肺、肾经。

【服饵应用】《本经逢原》云："宽中益气，使五脏调和，肌肉充盛，骨髓坚强，皆是补阴之功。"本品有益脾胃、润心肺、填精髓之作用。《太平圣惠方》载有取黄精法：将黄精根茎不限多少，洗净，细切，用流水去掉苦汁。经九蒸九晒后，食之。此对气阴两虚、身倦乏力、口干津少有益。《抱朴子》："服（黄精），其花胜其实，服其实胜其根，但花难多得。……服黄精仅十年，乃可大得其益耳。"说明本品之花、实、根皆有补养作用，唯花、实更为清润，补而不腻，更加适宜久服。

【现代研究】黄精主要含有多糖、甾体皂苷、黄酮、氨基酸和微量元素等成分。黄精口服液能减少过氧化脂质生成，具有抗衰老作用；黄精多糖有调节免疫的作用，并对辐射损伤小鼠的造血功能具有明显的保护作用；黄精多糖还有抗炎、抗病毒、抗肿瘤、抗疲劳的作用。

四、常用温阳类中药

1. 菟丝子

【性味归经】甘、辛，微温。入肾、肝、脾经。

【服饵应用】《神农本草经》谓其"补不足，益气力"。《名医别录》云："久服明目，轻身延年。"本品具有补肝肾、益精髓、坚筋骨、益气力之功效。《太平圣惠方》载有服菟丝法，云："服之令人光泽。唯服多甚好，三年后变老为少。……久服延年。"具体方法是"用酒一斗浸，曝干再浸，又曝，令酒尽乃止，捣筛"，每次酒服 6g，日服 2 次。此药禀气和中，既可补阳，又可补阴，具有温而不燥、补而不滞的特点。

【使用注意】阴虚火旺者不宜。

【现代研究】菟丝子含有皂苷、糖类、香豆精、黄酮类成分。菟丝子能增强体液免疫及巨噬细胞吞噬功能；具有性激素样或促性腺激素样作用，能调节生殖内分泌功能，改善下丘脑 – 垂体 – 性腺的调节机能。

2. 鹿茸

【性味归经】甘、咸，温。入肾、肝经。

【服饵应用】《神农本草经》谓其"益气强志，生齿不老"。《本草纲目》云："生精补髓，养血益阳，强筋健骨。"本品具有补肾阳、益精血、强筋骨之功效。单味鹿茸可冲服，亦可炖服。冲服时，鹿茸研细末，每服 0.5～1g；炖服时，鹿茸 1.5～4.5g，放杯内加水，隔水炖服。

【使用注意】阴虚火旺患者及肺热、肝阳上亢者忌用。

【现代研究】鹿茸的主要化学成分有氨基酸类、脂肪酸、脂类、含氮类化合物、多糖等。鹿茸具有改善心血管及神经系统功能，具有抗氧化、增强性功能、促进创伤愈合、抗应激、增强免疫力、抗肿瘤等多种药理活性。鹿茸可以使肾阳虚模型大鼠和老龄大鼠升高的血清 LPO 的量明显降低，使 SOD 活力和睾酮的量明显升高，说明鹿茸具有防治肾阳虚和抗衰老的作用。

3. 肉苁蓉

【性味归经】甘、咸，温。入肾、大肠经。

【服饵应用】《神农本草经》谓其："养五脏，益精气。"《药性论》云："益髓，悦颜色，延年。"本品有补肾助阳、润肠通便之功效。本品单味服用，可以水煎，每次 5～15g 内服。亦可煮粥食用，《本经逢原》云："肉苁蓉，老人燥结，宜煮粥食之。"即肉苁蓉加大米、羊肉煮粥，有补肝肾、强身体之功用。

【使用注意】阴虚火旺者不宜。

【现代研究】肉苁蓉提取物松果菊苷（ECH）能够提高衰老小鼠的免疫能力、NO 含量，减轻 D-gal 诱导衰老小鼠的活性氧自由基损伤，这些可能是其延缓衰老的机制之一。肉苁蓉总苷对辐射损伤小鼠的 T 淋巴细胞具有增强免疫功能，对造血系统损伤有保护作用。此外，肉苁蓉还有调节神经内分泌系统、增强体力和抗疲劳、心肌缺血的保护及对脑缺血再灌注损伤的保护等作用。

4. 杜仲

【性味归经】甘，温。入肝、肾经。

【服饵应用】《神农本草经》谓其："补中，益精气，坚筋骨，强志……久服轻身耐老。"本品有补肝肾、强筋骨、安胎之功效。

【使用注意】可用本品炒腰花食用，有强腰壮肾之功。对于腰脚酸痛、骨质增生者，可以本品煎膏服用。每日用量以 5～15g 为宜。

【使用注意】阴虚火旺者不宜。

【现代研究】杜仲含有木质素类、环烯醚萜类、多糖类、杜仲胶等多种化学成分。杜仲的皮和叶均有不同程度的降压作用，松酯醇二葡萄糖苷是其主要有效成分；杜仲枝叶的水提物有抗脂质过氧化作用，可促进人体皮肤、骨骼、肌肉中胶原蛋白的合成和分解，有延缓衰老作用；杜仲叶醇提物能增进骨髓生成和增加骨髓强度，对实验性关节炎有防治作用，且有明显的镇痛作用；可促进伤口愈合进程；还有降血糖、降血脂、镇静等作用。

第三节　延年益寿方剂

一、补肾类方剂

历代方书所载之延年益寿方剂，以补肾者居多，其法有补阴、补阳、阴阳双补等。盖肾为先天之本，元阴元阳所居，肾气旺盛，则延缓衰老而增寿。

1. 金匮肾气丸（《金匮要略》）

【组成】干地黄　山药　山茱萸　泽泻　茯苓　牡丹皮　桂枝　附子

【功效】补肾助阳。

【主治】肾阳不足证。腰痛脚软，身半以下常有冷感，少腹拘急，小便不利，或小便反多，入夜尤甚，阳痿早泄，以及痰饮，水肿，消渴，脚气，转胞等。

2. 六味地黄丸（《小儿药证直诀》）

【组成】熟地黄　山药　山茱萸　泽泻　茯苓　牡丹皮

【功效】滋阴补肾。

【主治】肾阴虚证。腰膝酸软，头晕目眩，耳鸣耳聋，盗汗，遗精，消渴，骨蒸潮热，手足心热，舌燥咽痛，牙齿动摇，足跟作痛，小便淋漓，以及小儿囟门不合。

3. 彭祖延年柏子仁丸（《千金翼方》）

【组成】柏子仁　蛇床子　菟丝子　覆盆子　石斛　巴戟天　杜仲　天冬　远志　天雄　续断　桂心　菖蒲　泽泻　薯蓣　人参　干地黄　山茱萸　五味子　钟乳　肉苁蓉　白蜜

【功效】益肾填精。

【主治】体虚、肾衰、记忆力减退等。

4. 胡桃丸（《御药院方》）

【组成】胡桃仁（捣膏）　补骨脂　杜仲　萆薢

【功效】补肾气，壮筋骨。

【主治】老年人肾气虚衰，腰膝酸软无力。

5. 乌麻散（《千金翼方》）

【组成】纯黑乌麻，量不拘多少。

【功效】补肾润燥。《寿世保元》云："久服百病不生；常服延年不老，耐寒暑。"

【主治】老年肾虚津亏，肌肤干燥，大便秘结。

6. 何首乌丸（《太平圣惠方》）

【组成】何首乌　熟地黄　地骨皮　牛膝　桂心　菟丝子　肉苁蓉　制附子　桑椹子　柏子仁　薯蓣　鹿茸　芸苔子　五味子　白蜜

【功效】滋补肝肾。"补益下元，黑髭发，驻颜容"。

【主治】老年人肾之阴阳俱虚，腰膝无力，心烦难寐。

7. 巴戟丸（《太平圣惠方》）

【组成】巴戟　天冬　五味子　肉苁蓉　柏子仁　牛膝　菟丝子　远志　石斛　薯蓣　防风　白茯苓　人参　熟地黄　覆盆子　石龙芮　萆薢　五加皮　天雄　续断　石南　杜仲　沉香　蛇床子　白蜜

【功效】补肾，健脾，散寒。原书云："治肾劳，腰脚酸疼，肢节苦痛，心中恍惚，夜卧多梦……心腹胀满，四肢痹疼，多吐酸水，小腹冷痛，尿有余沥，大便不利，悉皆主之。久服延年不老，万病除愈。"

【主治】老年脾肾两虚，腰腿酸痛，腹胀冷痛。

8. 延寿丹（《丹溪心法》）

【组成】天冬　远志　山药　巴戟天　柏子仁　泽泻　熟地黄　川椒　生地黄　枸杞子　茯苓　覆盆子　赤石脂　车前子　炒杜仲　菟丝子　牛膝　肉苁蓉　当归　地骨皮　人参　五味子　白蜜

【功效】滋肾阴，补肾阳。《医学正传》所载之延寿丹出自《备急千金要方》，无车前子、赤石脂，有鹿茸、菖蒲、大茴香，并云："治诸虚百损，怯弱欲成痨瘵，及大病后虚损不复，凡人于中年后常服，可以却疾延年。"

【主治】老年人腰酸腿软，头晕乏力，阳痿尿频。

9. 八仙长寿丸（《寿世保元》）

【组成】生地黄　山茱萸　白茯神　牡丹皮　五味子　麦冬　干山药　益智仁白蜜

【功效】滋补肾阴。《寿世保元》云："年高之人，阴虚筋骨萎弱无力。……并治形体瘦弱无力，多因肾气久虚，憔悴盗汗。发热作渴。"

【主治】老年人肾亏肺燥，喘嗽口干，腰膝无力。

10. 十全大补汤（《寿世保元》）

【组成】人参　白术　白茯苓　当归　川芎　白芍　熟地黄　黄芪　肉桂　麦冬五味子　炙甘草　生姜　大枣

【功效】健脾益肾。

【主治】老年气血衰少，倦怠乏力；能养气益肾，制火导水，使机关利而脾土健。

11. 神仙巨胜子丸（《奇效良方》）

【组成】巨胜子　生地黄　熟地黄　何首乌　枸杞子　菟丝子　五味子　枣仁　破故纸　柏子仁　覆盆子　芡实　广木香　莲花蕊　巴戟天　肉苁蓉　牛膝　天冬　韭子官桂　人参　茯苓　楮实子　天雄　莲肉　川续断　山药　白蜜　大枣

【功效】滋肾填精，温补肾阳。原书云："安魂定魄，延长寿命，添髓驻精，补虚益气，壮筋骨，润肌肤。""耳聋复聪，眼昏再明。服一月元脏强盛；六十日发白变黑；一百日容颜改变，目明可黑处穿针，冬月单衣不寒。"

【主治】肾阴阳虚衰，腰痛腿软，畏寒肢冷，尿频便溏。

12. 还少丸（《奇妙良方》）

【组成】山药　牛膝　远志（去心）　山萸肉　楮实　五味子　巴戟天　石菖蒲肉苁蓉　杜仲　茴香　枸杞子　熟地黄　白蜜　大枣

【功效】补益肾气。

【主治】可大补真气虚损，主治肌体瘦、目暗耳鸣、气血凝滞、脾胃怯弱、饮食无味等。

13. 延生护宝丹（《奇效良方》）

【组成】菟丝子　肉苁蓉　晚蚕蛾　韭子　枣　胡芦巴　莲实　桑螵蛸　蛇床子白龙骨　莲花蕊　乳香　鹿茸　丁香　木香　麝香　荞麦面

【功效】温补肾阳。《奇效良方》云："补元气，壮筋骨，固精健阳，通和血脉，润泽肌肤，延年益寿。"

【主治】肾虚阳痿，滑精早泄，夜尿频多，腰背酸痛。

14. 二精丸（《圣济总录》）

【组成】黄精　枸杞子　白蜜

【功效】滋阴补肾。《圣济总录》云："常服助气益精，补填丹田，活血驻颜，长生不老。"

【主治】老年人虚阴不足，头晕耳鸣，口舌干燥。

15. 益寿地仙丸（《圣济总录》）

【组成】甘菊　枸杞子　巴戟天　肉苁蓉　白蜜（春秋枸杞、菊花加一倍，冬夏苁蓉、巴戟加一倍）

【功效】补肾清肝。原书云："久服清头目，补益丹田，驻颜润发。"

【主治】老年人肾虚，目花耳鸣，大便秘结。

16. 苁蓉丸（《圣济总录》）

【组成】肉苁蓉　山萸肉　五味子　菟丝子　赤石脂　白茯苓　泽泻　熟干地黄山茱萸　巴戟天　覆盆子　石斛

【功效】补肾和胃。原书云："治肾脏虚损，补真藏气，去丹田风冷，调顺阴阳，和胃气，进饮食，却老。"

【主治】老年脾肾虚弱，食欲不振，二便不调。

17. 补骨脂丸（《圣济总录》）

【组成】补骨脂　白蜜　胡桃肉

【功效】温润补肾。原书方注云："暖下元，补筋骨，久服令人强健，悦泽颜色。"《奇效良方》云："久服延年益气。"

【主治】老年肾虚，腰膝酸痛。原书云："治因感湿阳气衰绝。"

18. 不老丸（《寿亲养老新书》）

【组成】人参　川牛膝　当归　菟丝子　巴戟天　杜仲　生地黄　熟地黄　柏子仁石菖蒲　枸杞子　地骨皮　白蜜

【功效】补肾充元，益气安神。《奇效良方》名神仙不老丸，并云："此方非特乌髭发，大能安养荣卫，补益五脏，和调六腑，滋充百脉，润泽三焦，活血助气，添精实体。"

【主治】老年头昏头痛，烦躁不安，精神疲惫，倦怠乏力。

19. 全鹿丸（《景岳全书》）

【组成】鹿角胶　鹿茸　鹿肾　鲜鹿肉　鹿尾　熟地黄　黄芪　人参　当归　生地肉　苁蓉　补骨脂　巴戟天　锁阳　杜仲　菟丝子　山药　五味子　秋石　茯苓　续断胡芦巴　甘草　覆盆子　於术　川芎　橘皮　楮实子　川椒　小茴香　沉香　大青盐

【功效】固精益气，滋补强壮。《景岳全书》云："此药能补诸虚百损，五劳七伤，功效不尽述。人制一料服之，可以延寿一纪。"

【主治】老年体衰，头晕目眩，耳鸣耳聋，腰膝无力，形寒肢冷，小溲余沥。

20. 斑龙丸（《医学正传》）

【组成】白茯苓　补骨脂　鹿角胶　鹿角霜　菟丝子　熟地黄

【功效】补肾气，滋肾阴。原书云："老人虚人常服，延年益寿。"

【主治】老年人肾阴肾阳俱虚，腰酸、阳痿、难寐。

21. 龟龄集（《集验良方》）

【组成】鹿茸　穿山甲　石燕子　小雀脑　海马　紫梢花　旱莲草　当归　槐角子　枸杞子　杜仲　肉苁蓉　锁阳　牛膝　补骨脂　茯苓　熟地黄　生地黄　菊花

【功效】温肾助阳，补益气血。

【主治】阳痿遗精，头昏眼花，步履维艰，腰腿酸软，神倦乏力等。

二、健脾类方剂

本类方药均以培补后天脾胃为主，辅以其他法则，兼而用之。脾居中央，以溉四方，脾胃健旺，斡旋之力充实，则周身皆得其养，气血充盛，便可延缓衰老。

1. 大茯苓丸（《圣济总录》）

【组成】白茯苓　茯神　大枣　肉桂　人参　白术　细辛　远志　石菖蒲　干姜　甘草　白蜜

【功效】补中益气，健脾散寒。原书云："服之去万病，令人长生不老。"

【主治】五脏积聚气逆，心腹切痛，结气腹胀，吐逆食不下，姜汤下；羸瘦，饮食无味，酒下。

2. 神仙饵茯苓延年不老方（《普济方》）

【组成】白茯苓　白菊花　松脂

【功效】健脾利湿，清热明目。原书云：服此药"百日颜色异，肌肤光泽，延年不老"。

【主治】脾虚便溏，头昏眼花。

3. 仙术汤（《太平惠民和剂局方》）

【组成】苍术　枣肉　杏仁　干姜　甘草　白盐

【功效】温中健脾。原书云："常服延年，明目。驻颜，轻身不老。"

【主治】脾胃虚寒，痰湿内停。

4. 资生丸（《兰台轨范》）

【组成】人参　於术　茯苓　山药　莲子肉　陈皮　麦芽　神曲　薏苡仁　白扁豆　山楂　砂仁　芡实　桔梗　甘草　藿香　白豆蔻　川黄连　白蜜

【功效】健脾益胃，固肠止泻。

【主治】老年脾虚呕吐，脾胃不调，大便溏泄，纳食不振。

5. 八珍糕（《外科正宗》）

【组成】茯苓　莲子　芡实　扁豆　薏米　藕粉　党参　白术　白糖

【功效】健脾养胃，益气和中。

【主治】年迈体衰，脏腑虚损，脾胃薄弱，食少腹胀，面黄肌瘦，腹痛便溏等。

6. 阳春白雪糕（《寿世保元》）

【组成】白茯苓　怀山药　芡实　莲子　陈仓米　糯米　白砂糖

【功效】健脾益气。

【主治】年老之人元气不足，脾胃虚衰。

三、脾肾双补类方剂

1. 无比山药丸（《备急千金要方》）

【组成】山药　苁蓉　五味子　菟丝子　杜仲　牛膝　泽泻　干地黄　山茱萸　茯神　巴戟天　赤石脂

【功效】温阳益精，补肾固摄。

【主治】肾气虚惫，头晕目眩，耳鸣腰酸，冷痹骨痛，四肢不温，或烦热有时，遗精盗汗，或带下清冷。

2. 人参固本丸（《养生必用方》）

【组成】人参　天冬　麦冬　生地黄　熟地黄　白蜜

【功效】益气养阴。

【主治】气阴两虚，气短乏力，口渴心烦，头昏腰酸。

3. 大造丸（《红炉点雪》）

【组成】紫河车　黄柏　杜仲　牛膝　生地黄　砂仁　白茯苓　天冬　麦冬　人参

【功效】滋阴补肾。

【主治】虚损痨瘵，神志失守，内热水亏；男子遗精，女子带下；又能乌须黑发，聪耳明目。

4. 补天大造丸（《体仁汇编》）

【组成】侧柏叶　熟地黄　生地黄　牛膝　杜仲　天冬　麦冬　陈皮　干姜　白术　五味子　黄柏　当归身　小茴香　枸杞子　紫河车

【加减】如骨蒸，加地骨皮、知母、牡丹皮；血虚，加当归倍地黄；气虚，加人参、盐黄柏；肾虚，加覆盆子、炒小茴香、巴戟天、茱萸；腰脚疼痛，加苍术、萆薢、锁阳、续断；妇人，去黄柏加川芎、香附、黄芩。

【功效】大补肾元。《古今图书集成医部全录》云："此方专滋养元气，延年益寿。……若虚劳之人，房室过度，五心烦热，取之神效。"

【主治】老人肾阴肾阳俱虚，腰膝无力，口渴烦热。

5. 延龄固本丹（《万病回春》）

【组成】菟丝子　肉苁蓉　天冬　麦冬　生地黄　熟地黄　山药　牛膝　杜仲　巴戟　枸杞子　山萸肉　人参　白茯苓　五味子　木香　柏子仁　覆盆子　车前子　地骨皮　石菖蒲　川椒　远志肉　泽泻

【功效】益肾壮阳。

【主治】诸虚百损，中年阳事不举，未至五十须发先白。

6. 仙茅丸（《圣济总录》）

【组成】仙茅　羌活　白术　狗脊　防风　白茯苓　姜黄　菖蒲　白牵牛　威灵仙　何首乌　苍术　白蜜

【功效】散风通络，补肾健脾。原书云："治风顺气，调利三焦，明耳目，益真元，壮筋骨，驻颜色，保生延年。"

7. 枸杞子丸（《圣济总录》）

【组成】枸杞子　菊花　肉苁蓉　远志　山萸肉　柏子仁　人参　白茯苓　肉桂　黄芪　牛膝　生地黄

【功效】补肾养心。原书云："平补心肾，延年驻颜。"

【主治】老年人肾虚腿软，夜寐不佳。

8. 双芝丸（《奇效良方》）

【组成】熟地黄　石斛　肉苁蓉　菟丝子　牛膝　黄芪　沉香　杜仲　五味子　薏苡仁　麝香　鹿角霜　白茯苓　天麻　山药　覆盆子　人参　木瓜　秦艽　白蜜

【功效】添精补髓，调和脏腑。原书云："治诸虚，补精气，填骨髓，壮筋骨，助五脏，调六腑，久服驻颜不老。"

【主治】年高体弱，腰膝酸软，阳虚畏寒。

四、活血化瘀类方剂

1. 养血返精丸（《集验方》）

【组成】补骨脂　白茯苓　没药

【功效】补肾养心活血。《古今图书集成医部全录》记载："昔有人服此，至老不衰；盖破故纸补肾，茯苓补心，没药养血，三者既壮，自然身安。"

【主治】心肾不足，气血瘀滞。

2. 琥珀散（《千金翼方》）

【组成】琥珀　石韦　干姜　滑石　牡丹皮　茯苓　川芎　石斛　续断　当归　人参　远志　桂心　苁蓉　松脂　牡蒙　橘皮　松子　柏子　茝子　车前子　菟丝子　菴子　枸杞子　牛膝　通草　胡麻子　芜菁子　蛇床子　麦冬

【功效】补肾益精，活血通络，健脾和胃。原书方注云："用牛羊乳煎令熟，长服令人志性强，轻身益气力，消谷能食，耐寒暑，百病除愈。久服老而更少，发白更黑，齿落更生矣。"

【主治】虚劳百病，阳痿精少，小便淋沥不尽，身倦乏力，腰脊痛，四肢重，咽干口燥，饮食无味，惊悸不安，胸闷气短。

3. 生化汤（《傅青玉女科》）

【组成】全当归　川芎　桃仁　干姜　炙甘草

【功效】化瘀生新，温经止痛。

【主治】产后瘀血腹痛。恶露不行，小腹冷痛。本方原为妇女产后用方，其实也可用于妇女有气血瘀滞体质者的调理用方。若有血热者，不宜本方。

4. 丹参饮（《时方歌括》）

【组成】丹参　檀香　砂仁

【功效】活血祛瘀，行气止痛。

【主治】血瘀气滞，心胃诸痛。本方对于心脑血管疾病者有益，现代可用复方丹参滴丸代替使用。

第四节　古代养生服饵文化简介

一、养生服饵的起源

养生服饵，又称服食，起源于战国神仙家对长生不老药物的追求；后来有关养生服饵的方法和方药融入道教，并与中医学发展相互影响。《汉书·艺文志·方技略》将医书分为医经家、经方家、房中家和神仙家。其中，服饵的方药主要来源于神仙家，部分内容，如"久服轻身延年"等，融入东汉成书的《神农本草经》，从而正式与医药合流。到了魏晋时期，神仙服饵一度成为时代风尚，同时也产生了服食丹药中毒的流弊。在中医药发展史上有承前启后作用的医药学家如葛洪、陶弘景、孙思邈等在谈到养生方法时，都特别提到神仙服饵的作用。不过，需要指出的是，早期神仙服饵的目的在于长生不老，隋唐以来养生服饵的目的则逐渐转变为益寿延年，其原则是补精、益气、养神，使精足、气旺、神全，则百病不生。正如《神农本草经·序录》对上品药物的描述，养生服饵方药"主养命以应天，无毒，多服、久服不伤人"，有"轻身益气、不老延年"之功。

二、养生服饵方的分类与特点

服饵方药，按其本草属性而言，可以分为草木方药和金石丹药两大类。随着时代的变迁，金石丹药逐渐退出历史舞台；而草木方药的合理部分则演变成中医药学的组成部分，并成为养生服饵方的主流。本节重点介绍草木类养生服饵方。

草木类养生服饵方又可分为两类：一类是具有特殊保健功效的五谷、果菜等日常饮食，属于食疗和药膳的范畴；另一类是指具有特殊禀赋或效用的植物根茎和果实，以及一些稀有的花草、菌芝等。以下着重谈谈后一类养生服饵方的特点。

1. 异禀性　此类养生服饵方主要是一些野生的天然植物，古人认为它们吸收天地日月之精华，具有特殊的灵气，故服饵此类植物的果实会有特殊的功效，驻颜轻身，延年益寿。以松树为例，其树龄比较长，有的甚至有上千年，《本草纲目》引《玉策记》云："千年松树四边枝起，上杪不长如偃盖。其精化为青牛、青羊、青犬、青人、伏龟，其寿皆千岁。"孔子曰："岁寒，然后知松柏之后凋也。"松柏常青，不畏严寒，经久不凋，被古人视为奇异之树。王安石《字说》云："松柏为百木之长。"陶弘景曰："松柏皆有脂润，凌冬不凋，理为佳物，服食多用，但人轻忽之尔！"《本草纲目》云："松叶、松实，服饵所须；松节、松心，耐久不朽。松脂则又树之津液精华也。"同此可见，古人对松树的崇拜与敬畏之情，在他们看来，松树一身都是宝。

2. 纯粹性　养生服饵方与后世的延年益寿方有所不同，一般为单味药。古人认为这类草木服饵药都有异禀性，具有特殊的灵气，服饵之后能够补充人体的精气。《黄帝内经》云："久而增气，物化之常。"长期服饵某种植物就能够改变人的气质，不仅延年，而且不老。这是道教"守一"思想在养生服饵方面的体现。"守一"是道教早期修炼方术之一，其主旨为守持人之精、气、神，使之不内耗，不外逸，长期充盈体内，与形体相抱而为一，凡修习"守一"术，就可以延年益寿，乃至长生久视。因此，养生服饵讲究纯粹性，贵专而忌杂。从因果关系来分说，长期服饵单味药对健康的利弊比较易于观察和辨别其异禀性。

3. 安全性　为了达到养生延年的目的，草木服饵方药需要长期服用，这就对它们的安全性提出了要求。因此，《神农本草经》认为这一类药属于上药，没有毒性，适宜久服多服而对人体没有伤害。不过，基于"久而增气"的原理，不论是食物还是药物，长期服用可能会产生一定的偏性。

三、常用服饵方药

1. 服松脂方（《备急千金要方》）

【服饵应用】取反复炼制过的松脂，研成细末，以蜜调和制成药丸，密封于容器备用。每日口服量为 3～6g，开水冲服，连续服用一个月，有"不饥延年"之功。能饮酒者，可用黄酒溶化药丸。松脂的质量，以老松树根皮处自然形成的松脂为最佳；若终日不见日月者，名曰阴脂，就更属上品。《备急千金要方》引《仙经》云："常以三月入衡山之阴，取不见日月松脂，炼而饵之，即不召而自来，服之百日，耐寒暑；二百日五脏补益；服之五年，即见西王母。"可见，服饵松脂有补益五脏精气的作用。

2. 饵松子方（《备急千金要方》）

【服饵应用】孙思邈说，每年于阴历七月七日采收新鲜松子，研末或制丸服用，每次服 2～3g，每日服 3 次，服饵 100 天，有益气轻身之用。若口渴欲饮水者，可以配合松脂一起服用。不过，若采收不按时，或者松子落地就不宜作为服饵之用了。

3. 饵柏实方（《备急千金要方》）

【服饵应用】柏子仁 100g，捣成细末，用白酒 4L 浸泡 2 天，再搅拌如泥状，加入白蜜 2L，枣膏 3L，制成蜜丸，有养血安神、健脾和中的功用；原料中也可加入生地黄末、白术末各 50g，双补脾肾，加强补益气血之力。每次服 6g，每日 2 次。对于老年虚损精气不足、夜眠不安、纳食欠佳者，或有高血压、神经衰弱的人群有调养之功。

4. 饵茯苓方（《备急千金要方》）

【服饵应用】茯苓 1000g，去皮，用酒浸泡密封，15 日之后取出，研成细末，每次服用 3～5g，每日 3 次。或取茯苓末，煮沸作茶饮，长服有健脾益气、消食化痰之功。

5. 茯苓膏方（《备急千金要方》）

【服饵应用】选择茯苓、松脂各 300g，松子仁、柏子仁各 150g，以上 4 味药，捣细过筛备用；取用白蜜 1000mL，微火煎熬 1 天，再次第加入以上四味药，不时搅拌，共微火煎熬 7 天，最后制丸，每服 50g，每日 3 次。有减少食欲、补充精气、轻身明目之功。

6. 服枸杞根方（《备急千金要方》）

【服饵应用】枸杞根 500g，2000mL 水煎取 500mL 澄清药液；再加入小麦 100g，浸泡 12 小时；自然晒干或烘干，将小麦研成细末，开水或黄酒冲服，每次 3～5g，每日2次。1年之中，在阴历二月和八月各服一料，有养性延龄之功。

7. 乌麻脂（《千金翼方》）

【服饵应用】取黑芝麻油500mL，薤白150g，微火煎薤白令黄，去滓，制成药油。每次取10mL，用黄酒或米酒调服。有补虚肥健、益气通阳、延年祛损之功。

8. 服地黄方（《备急千金要方》）

【服饵应用】

①取鲜生地黄汁500mL，或生地黄1000g，熬汁成500mL，加入白蜜150mL，枣泥100g，制成蜜丸。每服10g，每日2次，有补益精髓、健运脾胃、令人肥白的功用。

②生地黄500g，以黄酒2000mL，浸泡72小时；取出生地黄曝干，然后再浸入酒中；经过多次重复浸泡、晒干的过程，直至黄酒用尽；将炮制好的生地黄制成丸药服用，每次6g，每日2次。有补虚养血、强壮延年之功。若加适量甘草、巴戟，有增强药效的作用。

9. 蜜（《千金翼方》）

【服饵应用】取白蜜1000mL，腊月猪油500mL，芝麻油250mL，生地黄500mL，以上4味药，混合后煎煮、浓缩，制成丸药。每次服6～9g，每日3次。久服可补虚益气，对于老年羸瘦、疲乏少气者，最为合适。

10. 牛乳（《千金翼方》）

【服饵应用】孙思邈认为牛乳有"补血脉、益心、长肌肉"之功，可令身体康强，皮肤润泽，面目光悦，志气不衰。老年人常有饮食不馨、胃肠胀气之患，可服牛乳补虚破气方。制作方法：取牛乳500mL，水500mL，荜茇15g，煎煮得500mL，空腹顿服，分两次饮完，有补虚消滞的作用。

第八章　**房事养生法** ▷▷▷▷

性是人类与生俱来的天性，孔子称其为"人伦之始""五代之基"。孟子谓："食色，性也。"古人云："阴阳交则物生，阴阳隔则物杀。"强调男女不合则违背阴阳之道。古代养生家正是以阴阳之道为基准来研究人类的性爱活动的，并将其作为养生益寿的重要原则，融于人类生活之中。

第一节　房事与养生

一、基本概念

古人认为性生活只宜在房室床帷中进行，故而把有关性保健、性医学的内容统称为"房事养生"或"房室养生"，把与性生活相关的原则、技巧、法式等内容称为"房中术"。

房事养生是在"阴阳天道观"思想的指导下，根据人体生理特点和生命规律，采取健康的性行为，通过和谐的性生活，提高生活质量和性道德，以达到身心健康、长寿、优孕优生、预防和调理生殖系统疾病目的的理论和方法。它是中国传统文化的重要组成部分，包括性心理、性生理、性病理、性技巧、性保健、性医疗等多种学科。

中国古代性学家认为，"长生之要，其在房中""凡服药千种，三牲之养，而不知房中之术，亦无所益也"（《抱朴子·微旨》）。这足见房事在养生中的重要作用。

中国的性学源远流长，有很多代表人物和传说故事，例如大家公认的中华民族的老祖宗黄帝曾拜"玉女"为师，向素女、玄女、玉女等五位女性性学专家请教性爱之道，有一本历史悠久的性学古籍《素女经》即由此而来。彭祖在中国历史上是以长寿闻名的，老年仍鹤发童颜，身轻如燕。中国古代房中术很重视通过性事活动来养生、长寿，所以中国古代的性医学又称"房事养生学"，而彭祖就是这方面的一位杰出代表。在古代，长寿之道又称"仙道"，彭祖的仙道有三项内容——服食、行气（古代称吐纳术，现代称气功）、房中（又称男女合气术）。

性活动是一种补益活动，可使人快乐而强壮，还可以延年益寿。《素女经》记载："今欲长不交接，为之奈何。素女曰，不可。天地有开阖，阴阳有施化；人法阴阳，随四时，今欲不交接，神气不宣布，阴阳闭隔，何以自补……能知其道，乐而且强，寿即增延，色如华黄……不知行者，渐以衰损。"性生活还可以预防疼痛和瘀积等疾病。《素女经》记载："素女曰：阴阳不交，则生痛瘀之疾，故幽、闭、怨、旷多病而不寿。"

二、房事的生理作用

1. 联结夫妻的纽带　性生活能给夫妻带来无穷的快乐，能使其领略异性身上的一切善良而美妙的内容。如果对性欲施以理性的调节和控制，则对家庭和社会的安定和谐，对人体的养生保健、预防和治疗生殖系统疾病，以及延年益寿，都起莫大的作用。

2. 能产生天然"快乐激素"　当消极情绪，如过分的喜、怒、忧、思、悲、恐、惊出现时，性生活可以促进中枢神经系统释放内啡肽，这是一种使人镇静、止痛、轻松快乐和有益身心健康的天然生化物质，又称为"快乐激素"。

3. 有助于防病延寿　规律的性生活能刺激激素的分泌，如禁欲则导致性器官的萎缩和大脑萎缩。前者引起性欲下降和阳痿；后者导致记忆力和精力衰减甚至老年痴呆，这是用则进化、废用则退化的道理。

4. 能使男女保持青春活力　性交刺激男性性腺分泌更多雄性激素，使男人更强壮；刺激女性性腺分泌更多雌激素，以增强卵巢生理功能、促进月经正常、保持青春容颜，推迟更年期。性生活有益于预防和减轻男女生殖系统的疾病。

5. 能减轻女性的经前期综合征　女性在月经前期 5～7 天，盆腔内充血，感觉肿胀、痉挛；女性性交达到高潮时肌肉收缩，可加速盆腔血液循环，使其尽快流入盆静脉，减轻盆腔充血的压力。

三、房事和谐与健康长寿

道家房中养生反对禁欲，主张爱惜阴精，不宜频繁性生活，保护和不断充实蓄积自己的阴精，才能长寿。

《备急千金要方》中说："男不可无女，女不可无男，无女则意动，意动则神劳，神劳则损寿。"《抱朴子》也说："阴阳不交伤也。"《三元延寿参赞书》指出："若孤阳绝阴，独阴无阳，欲心炽而不遂，则阴阳交争，乍寒乍热，久而为劳。"这些观点都是反对禁欲的。男女相互依存，正常的性生活可以调协体内的各种生理功能，促进性激素的正常分泌，有利于防止衰老。有人提出"性与生命同在"是有道理的。实践证明，独处或旷男怨女多病而不寿，"独身主义"不符合生理规律。正常的房事生活可保持和促进健康的心理，它可以疏散心情忧郁、苦闷和精神压力，预防疾病和不良行为。健康的性爱可鼓舞人的斗志，可使人生乐观，积极向上，奋斗有成。

现代研究认为，适当的性生活可以刺激脑下垂体分泌激素，促进新陈代谢，有助于预防、推迟、减轻脑萎缩引起的痴呆。这说明正常适度、规律协调的性生活对降低患病率、死亡率及延长寿命有肯定的积极意义。

节欲保精是中医房事养生的基本思想。中医学认为精受之于先天，充养于后天，藏之于肾，关系到人的生长发育衰老过程及生殖能力，是维持生命活动的根本。精气的盛衰盈亏直接影响人的健康和寿夭，因此惜精、养精、固精即成为养生防衰的关键。节欲保精，即是说房事应该适度，欲不可禁，亦不可纵，应有所节制，以使精气保持盈满，精足则神旺，神旺则生命富有活力，有利于抗衰防老。房事不节，过度纵欲，必耗伤精气。故常言道："纵欲催人老，房事促短命。"临床上常见到有人由于不注意节欲保精，欲念太过，施泄无度，精气亏耗而引发早衰，出现牙落、发鬓稀疏早白、视力减退、耳鸣耳聋、小便失禁、腰膝酸软、健忘、男子阳痿早泄、女子月经不调、白带频多、性欲淡漠等肾精亏损的症状。中国历代帝王多短寿，与他们荒淫无度、沉溺酒色的糜烂生活方式有很大的关系。而善于节欲保精的人大多可享天年，如唐代著名医家和养生家孙思邈倡导慎欲惜精并身体力行，活了百余岁，至百岁还为人治病、著书立说。

现代医学研究认为，精液中含有大量的前列腺素、蛋白质、锌等重要物质。过频的性生活使之大量丢失，促使身体多种器官发生病理变化而加速衰老。同时，由于精子和性激素是睾丸产生的，失精过度，一方面加重睾丸的负担，同时因"反馈作用"而抑制脑垂体前叶的分泌，导致睾丸萎缩，从而加速衰老。

四、房事和谐与性道德

房事养生是一门新颖而又古老的学科。说它新颖，是因为它于近数十年来才受到国内外医家的重视和研究；说它古老，则是这门学科源远流长，随着人类文明的诞生，就有了性医学的萌芽。中国古代对房事保健的研究是很早的，但由于古代封建礼教的约束，特别是儒家思想的长期统治，对于性的知识认为诲淫败俗，不屑称道。因此，长期以来，性保健教育是一个充满阻力、非难和曲解的问题，致使人类自身的性知识和学说并没有得到正确对待，性医学在传统医学中仍是一个薄弱环节，这种情况亟待改变。

性行为是人类的一种本能，是人类生活的重要内容之一，故有人把性生活、物质生活和精神生活一起列为人类的三大生活。房事保健的根本任务，是人的性生理、心理、性爱等一系列活动，通过宣传教育，使人们掌握性的必要知识和正规的性行为，培养高尚的性道德和社会性文明，提高人口的素质。

人的生长发育可以分为两个过程，即自然生长过程和社会化过程。人的性活动不仅是个体问题，而且具有社会性。因为性活动必然发展为婚姻、生育，生育又必然影响到整个社会，因此性保健是一种社会需要。在现实生活中，我们看到中学生乃至小学生早恋现象增多，青少年性错误和性犯罪增多，婚前性关系和少女怀孕、未婚怀孕增多。造成这种现象的原因很复杂，其中有"性解放""性自由"思潮的影响，有黄色文化、淫秽物品的毒害传染，但还有一条就是缺乏科学的性知识、高尚的性道德理论的教育和灌输。不宣传正确的思想，就抵制不了有害的思潮，丑恶的东西就易泛滥，对青少年身心健康非常不利。因此，对于不同年龄、不同心理和生理特点及不同职业的人，分别实施有针对性的性保健教育是非常必要的。

性行为虽然是人类的一种本能，但必须受社会道德观念和法律规范的约束，即是说，只有夫妻间的性行为才符合法律及伦理道德规范。由于受到"性解放""性自由"等不健康思想的影响，导致社会上出现了一些不正当的两性关系，为性病传播提供了孳生的温床。特别是艾滋病已蔓延全球，给人类健康带来极大威胁。因此，每个成年人都应当自重节操，恪守对社会、家庭的义务和责任，洁身自爱，自觉抵制各种诱惑，这在房事养生中不可等闲。

房事养生保健是一件十分重要而严肃的事情，普及性保健知识，具有多方面养生保健价值和广泛的社会意义。

第一，健康的、文明的、科学的生活方式，促进人的身心健康，避免不必要的恐惧和烦恼及多种性功能障碍的疾患。

第二，有利于个人和家庭的幸福和社会的稳定。性保健教育与其他教育有一个显著的不同是，它不但关系到个人的身心健康，而且直接关系到夫妻、家庭的幸福；它为人们提供正确的指导，增强夫妻感情，协调夫妻关系，建立起健康和谐的生活。

第三，有利于青少年的健康成长。普及性科学知识，重视青春期的性道德和性知识教育，可以正确引导青少年培养高尚的道德情操，防止犯罪发生。

第四，有助于移风易俗，促进社会主义精神文明建设。由于长期的封建意识影响，把性的问题看作禁区，使社会很多成员感到一种性压抑感，受到自我思想的束缚。普及和提高性知识，使男女老少谈到生殖器官，就像谈到心、肝、肺、胃和肾一样处之泰然，这是一个民族文化层次与文明程度较高的体现。

第五，有利于打击各种性犯罪活动。性犯罪的司法实践指出，性犯罪分子堕落或腐蚀他人的一条重要途径就是传播黄色、淫秽的读物及影视音响作品。从理论上弄清黄色刊物、黄色镜头与性犯罪之间的关系，就可自觉采取坚决的措施抵制这些精神鸦片。

总之，普及房事养生知识教育，建设社会性文明，是建设高度社会主义精神文明的一个重要组成部分，它有利于人口素质的提高、社会的进步与发展。

第二节　房事养生的原则和方法

一、房事养生原则

房事是男女成熟之后的正常生理现象，中国古代养生家把它提高到法天象地的高度，以天地自然为法则，以阴阳的特性为规范。《素女经》指出："悟其理者，则养性延龄；慢其真者，伤神夭寿。"中医养生十分强调房事活动不能随心所欲，应该遵守一定的基本原则和法度，才能养生延年。

(一) 欲不可早

当一个人进入青春发育期，性欲便开始萌动，但由于血气未定，还未成熟，色欲是养生大戒。所以孔子早有明训说："少之时，血气未定，戒之在色。"元代李鹏飞在《三元延寿参赞书》说："男破阳太早，则伤其精气；女破阴太早，则伤其血脉。"故青少年不可近欲。这说明"早欲"影响正常生理发育，危害健康。伤其阳气阴精，日后可能引起一些疾病，导致早衰。所以，宋代陈自明在《妇人大全良方·求男论》中指出："合男女必当其年。男虽十六而精通，必三十而娶；女虽十四天癸至，必二十而嫁。"就是正常的性生活必须在适合的年龄才可以。这种欲不可早的观点与我们现在提倡的婚嫁年龄基本一致，男子最好是 30 岁，女子为 20 岁。这就是说男女要阴阳发育完全而充实之后，再结婚怀孕生子，下一代也会强壮而能够健康长寿；若婚孕太早，会导致男女过早衰老。

（二）清心寡欲

房事养生原则重在身心和谐和节欲保精。清心，贵在修养。把精力投入到事业，学成一技之长，成长为一方面之专家，其乐无穷。正如《养生延命录》："一有正念，而色念即消，此为上等治法。"寡欲，贵在远色。因为各种色情刺激，都可通过感官引起心绪不宁，欲火妄动，因此要在日常生活中避免淫色秽语的书籍录像。若情不自禁，欲火中烧，则宜转移注意力，做其他有益的活动，可以息灭欲火。

男女房事重在追求精神上爱欲满足，不以泄精为目的，适用于心有余而力不足的中年男子。当男女双方未能同时达到体交的条件时，就应该用神交。神交就是设法使男女在房中做到情投意合，情感交流，用语言、嬉戏、抚摩等手段，情动即止，神交体不交，气交形不交，达到神交愉悦。神交适合老年人的性生活。

（三）行房有度

中医学认为，精血同源，二者可互相促进和转化。精液精气是由血生成的，房劳过度，耗伤精血，心神倦怠，会导致体弱多病，早衰短命。因此，养生学特别强调节欲保精，养阴固精，强身健体。节欲保精的关键是：中壮年节欲，老年人少欲、断欲。

行房有度的"度"不是一个绝对概念，应根据自己的实际情况而定。有度，是指根据不同的年龄、体质、生活等具体情况，安排房事频度，既不强抑，也不超度。一般以次日不感疲劳，觉得身心舒适，精神愉快，工作效率高为原则。

《素女经》认为："人年二十者，四日一泄；年三十者，八日一泄；年四十者，十六日一泄；年五十者，二十一日一泄；年六十者，即当闭精，勿复更泄也。若体力犹壮者一月一泄。凡人气力自相有强盛过人者，亦不可抑忍；久而不泄，致痈疽。若年过六十，而有数旬不得交接，意中平平者，可闭精不泄也。"因此，《备急千金要方》说，"欲不可纵"，"欲不可过"，"务存节欲，以广养生"。

性生活是男女婚后生活的重要内容，必须科学、合理地安排，才对双方的身心健康有益。强抑则抑郁生疾，超度则伤精耗血，均于健康不利。至于频度、行房次数，没有统一的标准和规定。一般以房事后次日感到身心舒适、精力充沛、无疲劳感为原则。若感到腰酸背痛、疲乏无力，表明房事过度，应及时调整节制。一般而言，青壮年夫妇每周一至两次属正常，老年人重在颐养，以少施泄为宜。中医学认为精是人体最宝贵的东西，大凡生病之人精气已经受到耗伤，加之再不节欲，那么正气愈加虚弱而无力抗邪。此时各种治疗、护理措施往往效果不大而使病情加重。纵欲无异于自己加害自己，其责任全在患者的自不爱惜。

（四）行房卫生

注意房事卫生是保健防病的重要措施之一。资料显示，许多泌尿生殖系统感染性疾病与不洁的性交直接相关，如妇女尿路感染、阴道炎、慢性宫颈炎、月经不调等；男性的急慢性前列腺炎、滴虫病、勃起功能障碍等。所以，男女双方都要养成良好的卫生习惯。性生活前，夫妻双方都要用温水把外生殖器清洗干净。尤其男性，每次都要把包皮翻开冲洗干净，因包皮与龟头间往往藏有白色包皮垢，长期不洗干净，极易引起阴茎炎和包皮龟头炎，而且很容易在行房时将病原微生物和分泌物带入女方尿道和阴道，引发尿路感染、妇科炎症，甚至宫颈癌。而妇科炎症又往往是不孕的重要原因之一。这一点，尤其对预防新婚蜜月病很有现实意义。另外，中老年夫妇由于性腺分泌减少，龟头和阴道干燥，性交插入困难，容易引起出血，出血就容易感染，应该涂抹洁净的医用液状石蜡。

（五）欲不可纵

"欲不可纵"是我国古代房中养生学的重要内容，人的性行为不可放纵，要加以节制。这个观点对于人们树立正确的性观念，科学地指导夫妻间的性活动，都具有积极的意义。

《汉书·艺文志》指出："房中者，性情之极，至道之际，是以圣王制外乐以禁内情，而为之节文。传曰，先王之作乐，所以节百事也。乐而有节，则和平寿考。及迷者弗顾，以生疾而陨性命。"男女行房中之事，固然很愉悦，但要节制，则不损寿命，否则，痴迷无节制，则会生病损寿。他肯定了房事行为的合理性和人道价值，肯定了男女两性的关系不仅仅是为了生殖繁衍，而是建立在两性间"快乐"的基础上。然而这种"乐"又不是纵欲，而须符合天地阴阳的规律。遵循这些规律的人就能得以健康长寿，违反这些规律的人就会损害健康，对人体生命造成危害。

《元气论》曰："嗜欲之性，固无穷也，以有极之性命，遂无涯之嗜欲，亦自毙之，甚矣。"也就是说，人们对性爱的欲望是无穷尽的，用有限的生命去追逐无限的嗜欲，这比自取灭亡还要严重。《古今医统正脉·房中节度》专论纵欲的害处，指出："嗜而不知禁，则侵克年龄，蚕食精魄，开然弗觉，而元神真气去矣，岂不可哀。"具体说来，纵欲的害处是多方面的：纵欲是引起性功能障碍的主要原因，阳痿是男子性障碍的最常见病证；纵欲是造成早衰的重要原因；纵欲还不利于优生，甚至引起不育；最后，众所周知的事实是婚外性生活，包括同性恋，是性病传播蔓延的主要途径。

（六）提倡独宿

中医传统房中术提倡夫妻当分居独宿，蓄养精血。独宿，又称独卧，是古人提倡节欲、蓄养精气的重要措施之一。孙思邈《千金翼方》引彭祖的话说："上士别床，中士异被，服药百裹，不如独卧。"民间还有谚语说："服药千裹，不如一宵独宿；服药千朝，不如独卧一宵。"是说服食一千包补药，不如与妻一夜分床独卧；服药千天，不如一夜分床独眠。这里特别强调了清心寡欲、养精保肾的重要性，远远胜于药物的补益、治疗作用。这在某种特定情况下是有其根据的，因而是科学的。另外，也暗含了"防重于治"的预防纵欲伤身致病的积极思想。独宿之妙，不但老人，少壮亦当如此。正常人不论老少都提倡适当地独宿，病中尤宜独宿；顾护精气，恢复元气，才能扶正祛邪，使人精力充沛，精力旺盛。其意义在于，能使人神清气定，耳目不染，利于控制情欲而养生。特别是情欲旺盛的青壮年、经期孕期的妇女、肝肾亏虚的老人、慢性病患者，可适当改变夫妻同床的生活常规。

二、房中补益方法

房事养生不仅要遵循一定的原则，还要掌握一些方法和技巧，才能达到强身健体、延年益寿的目的。

（一）七损八益法

西汉马王堆医书《天下至道谈》记载了"七损"和"八益"。七损是有损于身心健康的七种情况，八益是有益于身心健康的八种房中养生方法。

1. 七损 是闭、泄、竭（渴）、勿、烦、绝、费。

闭：性交时男子会阴部痛，或者不射精而仍勉强交媾，精道不通为"内闭"。

泄：入房时汗出淋漓不止，精走气泄，是"外泄"。

竭：性交过于频繁无节制，使精气耗竭。

勿：临阵阴茎疲软或举起不坚，但又强行交接。

烦：性交时心烦意乱。

绝：女不欲，男强合。

费：男方不控制欲念，急匆匆射精。

以上七种情况损害健康，为养生之大忌。

2. 八益 是治气、致沫、智时、蓄气、和沫、积气、持赢、定倾。

治气：性交前男女双方首先练习气功导引术，在床上行气提肛为治气，以达经脉通畅。

致沫：练习气功导引术后吞咽舌下津液至下丹田，使丹田之气通于周身。

智时：男女嬉戏在前，在女意情动的时机，不失时机交媾，可互采阴阳。

蓄气：配合意念、呼吸、以意领气，脊柱松软，气沉前阴，蓄养精气。

和沫：夫妇交接时不要出入急快，要柔和，相互协调，有阴液渗出为和沫。

积气：交接适度，不过分，让精气进一步积蓄。

持赢：聚气后，静身不动，深呼吸，意念领气积于会阴，等待气血温润全身。

定倾：高潮射精后将余精洒尽，趁阴茎未疲软时就退出，擦拭洗净外生殖器，为定顷。

这八种方法为八益，有益于补养身体，是房室养生的重要方法。故《素问·阴阳应象大论》说："能知七损八益，则二者可调，不知用此，则早衰之道也。"能够知道七损八益的方法，善用"八益"来倍增精气，去除"七损"来预防疾病，这样就会和谐健康。如果不懂得七损八益的道理，就容易患病早衰。

（二）"三至"和"五候"补益法

中医传统房中术认为，男子有"三至"，女子有"五至"或者"五候"，了解这些规律对于房中养生很有益处。男子的"三至"是：性欲亢奋，肝气至；阴茎壮大而热，心气至；阴茎勃起坚硬而持久，肾气至。三至俱足，女心方悦，男心亦愉，双方养生。如果男子痿而不举，是肝气未至；肝气未至而勉强交合，会损伤筋，导致精液流淌而不射。阴茎壮大而不热，是心气未至；心气未至而勉强交合，会损伤血，导致精液清冷而不暖。阴茎虽勃起坚硬但不持久，是肾气未至；肾气未至而勉强交合，会损伤骨，导致精液不能射出，或射出甚少。

女子的"五至"或者"五候"是：颜面潮红、眉艳忽生，是心气至；或者妖吟低语，为心候。目光妖娆、斜视送情，是肝气至；或者合目不开，为肝候。低头不语、鼻中涕出，是肺气至；或者咽干气喘，为肺候。交颈相偎、身体自动，是脾气至；或者仰卧如尸、两足或屈或伸，为脾候。玉户开张、琼液浸润，是肾气至；或者口鼻气冷、阴户沥出黏液，为肾候。

"五气"或者"五候"俱至，男子认识此情方与之交合，情意融洽和美，女子容易达到性高潮而阴精涌出，此时交合，男方才能采阴补阳，不惟容易种子，而且有补益之功效。女子"五至"或"五候"未到而强暴行房，是为忌讳。

（三）房事食养法

唐代养生家孙思邈说，"凡养生在于爱精"，"精少则病，精尽则死"。因此，男子需要补充生精食物。早期房中书以食补为主，主要是以禽肉蛋奶等高蛋白食物为主，后期随着医药的进步，则以药补为主，多为补肾类的药物。

强精壮阳的饮食结构：首先，多食富含优质蛋白质的食品，如精瘦肉、鱼类、奶类、豆类制品等可增强精子活力，提供精子所需的各种氨基酸，久服能起强精壮阳之功效。其次，补充与性功能有关的微量元素，如牡蛎、鲕鱼、核桃仁、蘑菇、芝麻、枸杞子、红枣、鳖肉、动物肾脏等。维生素 A、C、E 类有较强抗氧化能力的营养素，对提高性欲、增加精子数量和提高精子活力、改善性功能均有良好功效。

第三节　强肾补精功法

肾气充足，性功能旺盛，可有效地保持身心健康。强肾保健的方法很多，如饮食、药物、推拿按摩、针灸、气功等，根据不同情况选择相应方法保健，都可收到良好效果。下面介绍几种简单易行，效果显著，不出偏差的功法，只要坚持锻炼，持之以恒，就可以达到强肾保精、延年益寿的目的。

一、疏通任督功法（男女皆宜）

取半仰卧位。点神阙：一手扶小腹，另一手中指点按在神阙穴上，默数 60 个数，然后换手再做一次。搓尾闾：一只手扶小腹，另一手握尾闾 30 ～ 50 次，然后换手再重做 30 ～ 50 次。揉会阴：一只手或双手重叠扶在阴部，手指按在会阴穴上，正反方向各揉按 30 ～ 50 次。揉小腹：双手重叠，在小腹部正反方向各揉按 30 ～ 50 圈。此功法温运任督，疏通任督，培补元气，燮理阴阳。久练可有疏通经络、滋阴补肾，调节任督冲带等脉功能，对前列腺炎、泌尿结石、子宫疾患有良好的防治功效。

二、叩齿咽津翕周功法（男女皆宜）

每日早晨起床后叩齿 100 次，然后舌舔上腭及舌下、齿龈，含津液满口，频频咽下，意送至丹田。翕周即收缩肛门，吸气时将肛门收紧，呼气时放松，一收一松为 1 次，连续做 50 次。此法有滋阴除火、固齿益精、补肾壮腰的作用，能防治性功能的衰退。

三、按摩下肢涌泉功法（男女皆宜）

取坐位，双手搓热后，双手掌分别紧贴脚面，从趾跟处沿踝关节至三阴交一线，往返摩擦 20 ～ 30 次，然后用手掌分别搓涌泉穴 100 次。摩擦时，宜意守涌泉穴，手势略有节奏感。本法有交通心肾、引火归原之功，对心肾不交引起的失眠、遗精等症都有很好的防治效果。

四、双掌摩腰功法（男女皆宜）

取坐位，两手掌贴于肾俞穴，中指正对命门穴，意守命门，双掌从上向下摩擦 40 ～ 100 次，使局部有温热感。此法有温肾摄精之效，对男子遗精、阳痿、早泄，女子虚寒带下、月经不调等，均有很好的防治作用。

五、壮阳固精功法（仅用于中老年男子）

兜阴囊：取半仰卧位。将双手搓热后，以一手扶小腹，另一手将阴囊上下兜动，连续做 60 ～ 100 次，然后换手也做 60 ～ 100 次。拿睾丸：一手扶小腹，另一手抓拿睾丸，一抓一放为 1 次，连续做 60 ～ 100 次，然后换手，以同样方法再做 1 次。提阳根：一手掌面紧贴丹田，另一手握阴茎和睾丸向上、下、左、右提拉各 30 次，然后换手再做 1 次。壮神鞭：两手掌夹持阴茎，逐次加力，来回搓动 100 ～ 200 次。做功时不要憋气，要放松肌肉，意念部位，切忌胡思乱想。此功法有壮阳、补肾、固精作用。该功法未婚青年不宜练，最适用于中老年操练，久练能延缓衰老，益寿延年。

六、培元固本功法（仅用于女子）

取坐位或仰卧位。揉乳房：两手同时揉乳房正反方向各 30 ～ 50 圈，再左右与上下各揉 30 ～ 50 次。抓乳房：两手交叉，用手指抓拿乳房，一抓一放为 1 次，可做 30 ～ 50 次。捏乳头：两手手尖同时提住乳头，以不痛为度，一捏一放为 1 次，连续做 30 ～ 50 次。拉乳头：两手同时将乳头向前拉长，然后松回，一拉一松为 1 次，可连续做 30～50 次。此功法对女性有滋补肝肾、培补元气、调节功能、促进发育之功效。久练可调节内分泌，提高免疫功能和抗病能力，增强性功能，延缓衰老。

上述 6 种功法，既可单项做，亦可综合做。只要认真坚持这些保健功法的锻炼，就能使肾气旺盛，阴阳协调，精力充沛，从而起到防治疾病、延缓衰老的作用。

第四节　房事禁忌

中国房事养生非常重视入房禁忌，强调"欲有所忌""欲有所避"。所谓禁忌，就是在某些情况下要禁止房事。若犯禁忌，则可损害健康，引起很多疾病。孙思邈曰："凡新沐、远行及疲劳、饱食、醉酒、大喜、大悲、男女热病未差，皆不可交阴阳。"

房事禁忌，可概括为三个方面。

一、行房人忌

阴阳合气，要讲究"人和"，选择双方最佳状态。人的生理状态受生活习惯、情绪变化、疾病调治等方面的直接影响，女性还有胎、产、经、育等生理特点，在某些特定的情况下不宜行房，以免带来不良后果。

（一）醉酒忌行房

一般认为酒对性兴奋有一定的促进作用，故有"酒是色媒人"之说。但切勿饮酒过量行房，更不能用酒刺激性欲，不然会带来很多危害。《素问·上古天真论》云："以酒为浆，以妄为常，醉以入房，以欲竭其精，以耗散其真，不知持满，不知御神，务快其心，逆于生乐，起居无节，故半百而衰也。"《备急千金要方·道林养性》说："醉不可以接房，醉饱交接，小者面黑干咳嗽，大者伤绝血脉损命。"《三元延寿参赞书》亦说"大醉入房，气竭肝伤，丈夫则精液衰少，阳痿不起，女子则月事衰微，恶血淹留"。可见，醉酒入房害处无穷。

现代研究认为，古人的这些主张有科学价值。醉酒之后有的欲火难禁，行为失控，动作粗暴，礼仪不周，醉态中彼此都会有一些超出双方可容范围的行为。导致房事不和谐，且伤肾耗精，可引起各种病变。临床所见早泄、阳痿、月经不调、消渴（糖尿病）等病，常与酒后房事不当有一定关系。长期饮酒过度，可诱发骨髓炎、食道炎及严重的营养缺乏症等。由于乙醇可损害精细胞和卵细胞，经常饮酒或醉酒入房，不但有害自身，还可殃及后代。妇女酒后受孕或妊娠期饮酒，可使胎儿发育不良，严重者发生各种畸形，出生后先天发育不全，智力迟钝、呆傻，健康状况不佳，寿命不长。

此外，男子酒醉还会降低性功能，损伤前列腺，影响精液质量，危害优孕优生，使后代畸形和低能的概率增高；女子酒醉会导致月经减少，月经紊乱，出血，感染。

（二）憋忍大小便忌入房

膀胱充盈的尿液易于渗漏到开口的射精管及前列腺排泄管，尿液的化学刺激会导致后尿道的无菌性炎症。"忍小便入房者，得淋，茎中痛"（《养生延命录》）。大便充盈结肠而不排出，使结肠淤滞，影响血流，易导致肛门直肠病变，如内外痔。古医家指出："忍大便行房欲得痔。"

（三）七情劳伤忌行房

当人的情志发生剧烈变化时，常使气机失常，脏腑功能失调。在这种情况下，应舒畅情志，调理气血，不应借房事求得心理平衡。七情过极，再行房事，不仅易引起本身疾病，如果受孕还可影响胎儿的生长、发育。另外，劳倦过度宜及时休息调理，尽快恢复生理平衡。若又以房事耗精血，必使整个机体脏腑虚损，造成种种病变。《备急千金要方·房中补益》指出："人有所怒，气血未定，因以交合，令人发痈疽……运行疲乏来入房，为五劳虚损，少子。"《三元延寿参赞书》说："恐惧中入房，阴阳偏虚，发厥自汗盗汗，积而成劳。"只有在双方精神愉快、体力充沛的状态下，性生活才能完美和谐，才能无碍于身心健康。

（四）谨慎用春药行房

房室顺应自然为好，滥用春药增强性欲、提高性交能力，会导致精竭肾衰。清代医家徐大椿："故精之为物，欲动为生，不动则不生，故自然不动者有益，强制者有害，过用衰竭，任其自然而无勉强，则自然之法也。"孙思邈曰："贪心未止，兼饵补药，倍力行房，不过半年，精髓枯竭。"

（五）切忌强合

养生家早就指出："欲不可强。"所谓"强"，即勉强，性生活是双方的事，任何一方都不宜勉强。勉强房事者，不仅会给心理上带来障碍，还会引起各种疾病。因为强行合房违犯了阴阳顺乎自然的法则，其不可避免地会带来不良后果。在两性生活中，不顾体力和情感勉强行房，只会给男女间之关系带来不良影响，给身体造成危害。《三元延寿参赞书》说："强力入房则精耗，精耗则肾伤，肾伤则髓气内枯，腰痛不能俯仰。""体瘦尫羸、惊悸、梦泄、遗沥、便泄、阳痿、小腹里急、面黑耳聋。"强行合房所造成的危害，应引起人们的充分注意。

（六）病期慎行房

患病期间，人体正气全力以赴与邪气作斗争，若病中行房，必然损伤正气，加重病情，导致不良后果。例如，患眼疾未愈时，切忌行房，否则视神经萎缩会引起失明。病中行房受孕，对母体健康和胎儿的发育危害更大。《备急千金要方·养性序》指出："疾病而媾精，精气薄恶，血脉不充，既出胞脏……胞伤孩病而脆，未及坚刚，复纵情欲，重重相生，病病相孕。"这从遗传学的观点说明了病中行房受孕，胎儿易患遗传性疾病，而且"重重相生，病病相孕"，代代相因，贻害无穷。

病后康复阶段，精虚气弱，元气未复，急需静心休养。若反而行房耗精，使正气更难复原，轻者旧疾复发，重者甚或丧命。《备急千金要方·伤寒劳复》指出："病新差，未满百日、气力未平复，而以房室者，略无不死……近者有一士大夫，小得伤寒，差已十余日，能乘马行来，自谓平复，以房室，即小腹急痛，手足拘挛而死。"这就突出说明了病后房事的严重危害性。现代医学证明，适度而和谐的性生活可给男女双方带来好处。有些慢性病患者，也非一概不能行房事，但决不可多欲。例如，结核病、肝脏病、肾病等慢性病患者，房事过度可促使旧病复发或恶化。一定要视病之轻重，适量掌握。凡病情较重，体质又弱者，应严格禁止。

（七）妇女房事禁忌

妇女具有特殊的生理特点，即指经期、孕期、产期及哺乳期，这是正常的生理现象。针对妇女的特殊生理，古代医家和养生家提出了一些具体房事保健要求。

1. 经期禁欲　《备急千金要方·房中补益》指出："妇人月事未绝而与交合，令人成病。"月经期性生活，易引起痛经、月经不调、子宫糜烂、输卵管炎、盆腔感染，或宫颈癌等多种疾病，影响女方身体健康。

2. 孕期早晚阶段禁欲　妇女在怀孕期间，对房事生活必须谨慎从事，严守禁忌。尤其是妊娠前三个月和后三个月内要避免性生活。早期房事易引起流产，晚期房事易引起早产和感染，影响母子健康。《保产要录》指出："则两月内，不露怒，少劳碌，禁淫欲，终身无病。"明代妇科医家万全亦指出："孕而多堕者，男子贪淫纵情，女子好欲性偏。"《傅青主女科》又进一步指出："大凡妇人怀妊也，赖肾水荫胎，水源不足，则水易沸腾，加之久战不已，则火为大劫，再至兴酣癫狂，精为大泄，则肾水溢涸，而龙雷相火益炽，水火两病，胎不能固而堕矣。"孕期妇女需要集中全身精血育养胎儿，房事最易耗散阴精，若不善自珍摄，则母体多病，胎儿亦难保全。

3. 产期百日内禁欲　孕妇产后百脉空虚，体质虚弱，抵抗力低下，需要较长时间的补养调理，才能恢复健康。同时产褥期恶露未净，若再房事，更伤精血，邪气乘虚而入，引起多种疾病。孙思邈在《备急千金要方·妇人方》中明确指出："至于产后，大须将慎，危笃之至，其在于斯。勿以产时无它，乃纵心恣意，无所不犯，犯时微若秋毫，感病广于嵩岱……所以，妇人产后百日以来，极须殷勤忧畏，勿纵心犯触，及即便行房。若有所犯，必身反强直，犹如角弓反张，名曰褥风……凡产后满百日，乃可合会，不尔至死，虚羸百病滋长，慎之。凡妇人皆患风气脐下虚冷，莫不由此早行房故也。"故产后百日内必须严戒房事。

4. 哺乳期内当节欲　在哺乳期内，喂养婴儿需要大量营养价值高的母乳。乳汁乃母体气血所化，若用劳损伤，气血生化之源不足，则乳汁质量不佳，影响婴儿的正常发育，还可引起软骨病、疳积、贫血等病。所以，孙思邈指出："毋新房以乳儿，令儿羸瘦，交胫不行。"特别是"其母遇醉及房劳喘后乳儿最剧，能杀儿也"（《备急千金要方·少小婴孺方上》）。因此，在哺乳期应节制房事，安和五脏，保证婴幼儿的健康成长。

二、行房天忌

所谓天忌，是指气候异常忌入房。因为"人与天地相应"，自然界的剧烈变化能给人以很大的影响，日食月食，雷电暴击，狂风大雨，山崩地裂，奇寒异热之时，天地阴阳错乱，不可同房。《吕氏春秋·季春记》云："大寒、大热、大燥、大湿、大风、大震、大雾七者动精则生害矣。故养生者，莫若知本，知本则疾无由生矣。"自然界的剧烈变化对人体的影响，一是导致精神情绪变化，二是对生物功能的干扰。自然界的剧变常可超过人体本身的调节能力，打破人体的阴阳平衡，发生气血逆乱。此时行房，即为触犯天忌。古代养生家还认为，在自然界气候异常变化之时行房受孕，会对胎儿正常发育产生一定的影响。孙思邈在《备急千金要方·房中补益》中强调："弦望晦朔，大风、大雨、大雾、大寒、大暑、雷电霹雳、天地晦冥，日月薄蚀，虹蜺地动，若御女者，则损人神不吉，损男百倍，令女得病，有子必癫痴顽愚瘖哑聋聩，挛破盲眇，多病短寿。"在自然界剧烈变化之时进行房事，不仅影响男女双方的身体健康，如果受孕生子，有可能出现先天性疾病和先天畸形或出现临盆难产等情况。这说明夫妇房事生活充分注意自然界的异常变化是非常必要的，对优生优育有积极意义。

三、行房地忌

所谓地忌，就是指不良的地理环境忌入房。《备急千金要方·房中补益》所说"日月星辰火光之下，神庙佛寺之中，井灶圊厕之侧，塚墓尸枢之傍"等，一切环境不佳之处均应列为禁忌。良好的环境是房事成功的重要条件之一，不良的环境可影响男女双方的情绪，有害于房事质量，有时还能造成不良后果，在心理上留下阴影。有利于房事的环境，应是安静，少干扰，面积较小的房间，室内光线明暗适度，温度适宜，空气较为流通，卧具要干净。总之，一个安逸、舒爽的环境，对房事和健康有益。

房事保健对人类健康长寿至关重要，正常的房事生活是人们幸福美满生活中不可缺少的一部分。它可以给人们带来幸福和欢乐，也可给人们造成灾难和苦恼，这种相互满足的幸福是不会自行来到人们中间，它是建立在一定知识的基础之上的。中国古代养生家和医家对房中保健做了比较系统的阐述，指出了它的理论原则和具体方法，以及有关禁忌，其中很多观点已被现代科学所证实。我们研究和学习房事保健知识的目的是为了使人类能够得到科学的指导，打破人类对性生活的蒙昧和神秘，创立新的生命科学观，为提高人口素质和人类的健康长寿作出新的贡献。

第五节　优孕优生

优孕优生是对房室性生活及结婚生育时间、自然环境、社会因素等方面提出指导原则和具体改善的方法，以提高后代的质量。优孕优生是一个全新的生育新理念：在受孕种子前3个月，甚至6个月，就开始孕育准备，力求在达到优身、优时、优境的最佳状态下，让最健康、富活力的精子和卵子在天时地利人和时，把父母双方的精良基因如容貌、智慧、个性、健康在受精卵中高度重新组合并表达，从而实现优生。

一、适当的婚育年龄

《素问》指出："女子，四七，筋骨坚，发长极，身体盛壮。""丈夫，四八，筋骨隆盛，肌肉满壮。"女子四七（21～28岁），生长收藏的功能都达到了最旺盛的阶段，筋骨强健，心血充盈至极，脏腑的经气强盛，功能强壮。男子四八（24～32岁），筋骨生长和收藏的功能都达到了最充足旺盛的阶段，经气与精气充满而功能强壮。这个阶段是男女生理的高峰阶段。因此，我们提出最佳的婚育年龄段是：男子24～32岁，女子21～28岁。正如《妇人大全良方》所说："合男女必当其年，男虽十六而精通，必三十而娶；女虽十四而天癸至，必当二十而嫁。皆欲阴阳充实，然后交而孕，孕而育，育而子坚壮长寿。"

男子二八（16岁）、女子二七（14岁）阶段，虽然具有性生活的能力，但青春期少男少女发育尚未完善，即阴阳尚未充实，属于筑基阶段，身体本身虚弱，功能尚未强盛，不是生育理想时期。父母精血不旺，男子易伤精气，女子易伤血脉，生子愚痴或短寿的概率增大。父母年龄过大，肝肾精血日渐虚弱、衰弱，精气功能自然衰退，也不利于优生优育。

二、生育前不纵欲

纵欲之人，男子精气不足，女子血气不足，子女禀赋父母的精血，如不足，则体弱、短寿。《养生保命录·远色》说："好色之人，子孙必多夭折，后嗣必不蕃昌。何则，我之子孙，我之精神所种也。今以有限精神，供无穷色欲，譬诸以斧伐木，脂液即竭，实必消托脱，故好色者，所生子女每多单弱。"

三、选择种子时机

春秋季节，不过寒过热，天气晴和，播种前禁欲5～7天，养精蓄锐，使男女的精血旺盛充盈，女子还要选在排卵期（两次月经来潮的中间时间段）。男女都要在性欲强烈之际（春情猛发），精力最充沛之时，最好在夜半子时（23：00～01：00），这就是播种的最佳期，所孕育的胎儿得天独厚，既能享高度长寿，又聪慧厚德。《千金翼方》记载："老子曰：夜半合阴阳生子上寿贤明；夜半后合生子中寿聪明智慧。"

四、晚婚少育

中国古代养生家早就提出晚婚的主张。《泰定养生主论》中指出："古法以男三十而婚，女二十而嫁。又当观其血色强弱而抑扬之，察其禀性淳漓而权变之，则无旷夫怨女过时之瘵也。"可见，不仅主张晚婚，而且还要观察有无妨碍晚育的疾病，再做决定。这些观点与现代医学的观点是一致的。只有待全身发育成熟后，婚育才可进行。

不仅如此，古人还提倡少育。孙思邈在《备急千金要方》中说"字育太早，或童孺而擅气""生子愚痴，多病短寿"。可见，早婚早育不仅会耗损男女本身的精血，损害身体健康，而且为下一代带来灾难。胎孕生育必然耗伤人体大量精血。因此，产妇产后，正气未复，则不可再孕。否则，会更加耗精伤肾，引起多种疾病，不仅影响母体健康，胎儿亦多先天不足。

五、交媾禁忌

可概括为三忌：天忌、地忌、人忌。例如，严寒酷热、暴风骤雨、地震雷电、日月亏蚀、过饥过饱、过疲过劳、酩酊大醉、过于喜怒忧思悲恐惊、正在患病、月经未净，以及服药、饮酒、吸烟等。男女长期吸烟和饮酒会损伤生殖细胞和胚胎，胎儿易流产、早产、发育不良、畸形、弱智、患病。《玉房秘诀》指出："当避大寒大热、大风大雨、日月蚀、地动雷电，此天忌也。醉饱、喜怒、忧怨、恐惧，此人忌也。山川神祇、社稷井灶之处，此地忌也。即避三忌，犯此忌者，即致疾病，子必短寿。"《医心方》也说："醉饱之子，必为病癫、疽、痔、有疮。"

六、提高精子质量

精子质量关系到人类生存繁衍的重大问题。精子质量下降已经成为全世界范围内男性面临的一项重大健康危害。它会直接导致男性不育，对人类代代相传的生存方式构成威胁。在过去的 50 年里，男性精液质量在全球范围内下降，不育症可能成为流行病。

现代研究发现，影响男子精子质量的因素很多，食品包装和化妆品中邻苯二甲酸酯可干扰内分泌，使男性精子数量减少，影响精子质量；汽车尾气含有大量的二氧化硫、二氧化碳等，对人体都有害，可使男性的睾丸形态发生改变、精子数量减少、生精能力降低；烟、酒的危害会引起睾丸萎缩和精子形态改变，不少男青年烟酒过量，使精液中的锌、锰、碘等明显下降而导致性功能障碍，应引以为戒。同时，避免食用有损于性功能的食品和药物，如棉籽油、酱菜、菱角、动物的脑、茭白、兔肉、水獭肉、麋脂等；长期接触生活中的雌激素的物品，会对生殖系统造成明显的影响，降低精液中的精子数量。与男性生育相关的微量元素主要包括锌、硒、铜、钙和镁等，影响男性生殖器官和第二性征的发育，提高精子的活动能力。抗癌、激素类、抗生素等药物都会对男性性腺功能造成影响，因此，一定要科学合理地应用。长时间的噪音污染可引起男性不育，女性会导致流产和胎儿畸形；大剂量的辐射可引起睾丸组织结构的变化，增加精子的畸形率，降低精子数量、精子密度等。有些毒品，如大麻、可卡因等，对精液质量都会产生影响。了解上述情况，多方位、积极预防，趋利避害。

学习和研究房事保健的目的是打破人们对性生活的蒙昧和神秘，使人们得到科学指导，提高生活质量；对爱情、家庭幸福、身心健康提供必要的科学知识；对优生优育给予导向性的指导，提高人口质量。

第九章　起居睡眠养生法　▷▷▷▷

第一节　起居养生法

一、起居有常

起居是指生活作息，也包括平常对各种生活细节的安排。古代文献中"起居"包含有行动、饮食寝兴、居址和大便等含义；"有常"是指有一定的规律。因此，起居有常是指生活作息合理、有规律。科学证明，坚持起居有常可使人精力充沛，生命力旺盛；反之，若不能合乎自然规律和人体常度，日久则神气衰败，并可导致精神萎靡，生命力衰退。起居养生正是一种通过调节人体的生活起居，使之符合自然界和人体的生理规律的一种养生方法。

（一）主要保健作用

1.提高人体内部节律的顺应性　早在两千多年前，中医学就认为人体的气血受日月、星辰、四时、八节的影响而发生周期性盛衰变化。如管仲认为："起居时，饮食节，寒暑适，则身利而寿命益。"《素问·上古天真论》中说："上古之人，其知道者，法于阴阳，和于术数，食饮有节，起居有常，不妄作劳，故能形与神俱，而尽终其天年，度百岁乃去。"现代医学认为，人健康长寿的主要原因是身体的各种生理功能按照内源性节律来工作，也被称为"生物钟"。研究表明，人脑中的"松果体"能分泌褪黑激素，控制着人们的觉醒和睡眠、兴奋和抑制。人类从原始社会起就习惯于"日出而作，日落而息"，也是顺应了这个基本规律。而有规律的生活能使大脑和神经系统的兴奋和抑制交替进行，天长日久，能在大脑皮层上形成动力定型，这对促进身心健康是非常有利的。所以，坚持"起居有常"可使人适应自身的生物生理活动规律，建立良好的身体"动力定型"，且能对大自然环境做出适应性的调节，从而达到"最佳功能状态"，因而获得"形与神俱"的效果。换言之，起居有常也可以被认为是顺应人体内部节律的"生物钟养生法"。

2.保养神气　清代张隐庵曰："起居有常，养其神也，不妄作劳，养其精也。夫神气去，形独居，人乃死。能调养其神气，故能与形俱存，而尽终其天年。"故中医学素有"失神者亡，得神者昌"之说。古代医家历来重视起居在养"神"方面的重要性，如《素问·生气通天论》中说"起居如惊，神气乃浮"。人们起居有常，作息合理，能够保养人的精神，使人精力充沛，面色红润，目光炯炯，神采奕奕；相反，起居无常，作息失度，会使人精神萎靡，面色萎黄，目光呆滞无神。

（二）起居失常

管仲曰：起居不时，则形累而寿命损。葛洪在《抱朴子·极言》中曰："定息失时，伤也。"孔子也认为："人有三死，而非其命也，已取之也，夫寝处不适，饮食不节，劳逸过度者，疾共杀之。"以上均说明了若生活缺乏规律，不按时作息，起居失调，则精神紊乱，脏腑功能损坏，身体各组织器官都可产生疾病。中医学认为，人之阳气，白天巡行于肌表，保护机体不受外邪侵袭；夜晚内藏于脏腑，护卫脏腑不受损伤。这种阳气的运动正好与自然之阳气的运动规律相吻合，使得人体能够得到自然的资助。若起居不遵循自然之规律，昼伏夜出，违背自然之理，则人体不能接受天地日月之阴阳顾护，也不能得到自然的充养，而更加被自然之气耗损，致使阴阳两虚，气血逆乱。

现代医学认为，长期生活作息不规律可导致生物钟紊乱、自主节律失调，破坏了正常睡眠节律，生理功能自然逐步下降。短期的起居失常，轻则眼圈发黑，精神倦怠，体质下降，抗病能力降低；长期起居失常，则能引发急慢性疾病，加速衰老，严重危害人体健康。

（三）建立良好的作息习惯

作息有时，就是要根据个体的身体状况、生活环境、工作情况等客观因素，制定一个切实可行、有规律的作息时间表。长期坚持有规律的作息制度，可以在大脑神经中枢建立各种条件反射，并使其不断巩固，从而形成稳定良好的生活习惯，并可提高人体对环境的适应能力。

1. 顺应四时阴阳变化 人与自然界息息相通，古人很早就提出人要"与日月共阴阳"。起居作息制度的制定要顺应四时阴阳变化，即所谓"善摄生者，卧起有四时之早晚，兴居有至和之常制"（《备急千金要方》）。关于四时，《素问·四气调神大论》中曰：春季宜"夜卧早起，广步于庭"，夏季宜"夜卧早起，无厌于日"，秋季宜"早卧早起，与鸡俱兴"，冬季宜"早卧晚起，必待日光"。关于一日，中医认为平旦阳气始生，日中阳气最旺，傍晚阳气渐虚而阴气渐长，而深夜阴气最为隆盛。因此，人们应在白昼阳气旺盛之时从事工作和学习，而到夜晚阳气衰微的时候，就应安卧休息，这也是"日出而作，日入而息"的道理。孙思邈还将早晚具体规定为"虽云早起，莫在鸡鸣前；虽言晚起，莫在日出后"（《备急千金要方·养性·道林养性》）。

2. 符合人体生物钟规律 研究证明，生物钟控制着人体的一切生理功能，使人体所有的生命活动都按一定的规律而发生周期性的改变。如人的情绪、体力、智力，都有一定的时间规律；人体的许多生理指标，如脑电图、体温、血压、呼吸、脉搏，以及激素的分泌量等，也都是按照季节、昼夜的规律而有节奏地变化着。如在鸡鸣和日出之间，血液中肾上腺皮质激素的含量逐渐上升。此时起床，头脑清醒，机智灵敏，再加之清晨空气新鲜，空气中负离子浓度高，有利于排出夜间沉积在呼吸道的有害物质，从而促进新陈代谢。故黎明即起，并到户外进行适当的体育锻炼是有益于健康的。

因此，有规律的作息制度不但保证了体内生物钟的正常运转，还可以在人体中枢神经系统中形成一种良性刺激，以建立各种各样有节律的条件反射，从而使各组织器官的生理活动能不知疲倦地长时间进行下去。例如，若养成定时工作学习的良好习惯，则到了相应的时间，大脑便开始兴奋，并使思想集中、思维敏捷，相比其他时间可以收到事半功倍的效果；若有定时就寝和起床的习惯，则到睡眠时间，大脑就处于抑制状态，使睡眠踏实香甜。如此既可预防失眠，又可保证大脑得到充分的休息。到了起床时间，无需提醒，便会准时醒来。

总之，起居作息要符合人体生物钟的运转规律，才能使体内的各种功能活动更加协调统一，更好地与外界环境相适应，提高人体的健康水平。

二、劳逸适度

（一）劳逸适度的主要保健作用

劳和逸之间具有一种相互对立、协调的辩证统一关系，二者都是人体的生理需要。人们在生活中既不能过劳，也不能过逸。古人主张劳逸"中和"，有常有节。孙思邈在《备急千金要方·道林养性》中说："养生之道，常欲小劳，但莫疲及强所不能堪耳。"正常的劳动和体力锻炼有助于气血流通，增强体质；而必要的休息可以消除疲劳，恢复体力和脑力，不会使人致病。可见，劳逸适度对人体养生保健起着重要作用。

1. 调节气血运行　在人的生命过程中，绝对的"静"或相对的"动"是不可能的。只有动静结合，劳逸适度，经常从事一些适度的体力劳动，才能有利于活动筋骨、通畅气血、强健体魄、锻炼意志，从而保持生命活动的能力。

现代医学研究认为，适度的劳动对心血管、内分泌、神经、精神、运动、肌肉等各个系统都有益处。如劳动能促进血液循环，改善呼吸和消化功能，提高基础代谢率，兴奋大脑皮层对肌体各部的调节能力；而适当休息也是生理的需要，它是消除疲劳、恢复体力、调节身心必不可缺的方法。实验证明，疲劳能降低生物的抗病能力，使人体易于受到病菌的侵袭。如有人给疲劳和未疲劳的猴子同时注射等量病菌，结果发现疲劳的猴子被感染得病，另一方却安然无恙，说明了合理休息是增强机体免疫能力的重要手段。

2. 益智防衰　所谓"劳"，不光指体力劳动，还包括脑力劳动。科学用脑，即用脑的劳逸适度。它要求人们勤于用脑，注重训练脑力的功能和开发其潜能，又要注重对脑的保养，防止疲劳作业。因此，科学用脑也是养生保健的重要方面。在实际生活中，应提倡善于用脑，劳而不倦，保持大脑常用不衰。研究表明，在相同年龄组的人群中，能够经常性合理用脑的人脑萎缩少、空洞体积小，不但不会加速衰老，反而有防止脑老化、预防衰老和增加智力的作用，尤其是能够预防老年痴呆。

（二）劳逸失度

劳逸失度是指过度劳累或过度安逸。

1. 过劳 即劳累太过，也称劳倦所伤，包括体劳、神劳和房劳三个方面。中医学认为"病起过用"。所谓"过用"，即指机体内外诸因素超出一定常数，导致机体疲于耐受而发病。《养生三要》强调"养生以不伤为本"，这里的"伤"就是"过用"。

（1）**体劳** 体劳是形体的过于劳累，故又称"形劳"。如积劳成疾，或病后体虚，勉强劳作致病，都属于体劳过度。《庄子·刻意》说："形劳而不休则弊，精用而不已则劳，劳则竭。"所以，劳役过度，精竭形弊是导致内伤虚损的重要原因。其致病特点：一是耗损脏气，特别是脾、肺之气，从而导致少气懒言，神疲体倦。如《素问·举痛论》说："劳则气耗。"劳则喘息汗出，外内发越，故气耗矣。说明过劳可导致内外之气因喘汗而散泄消耗。二是过劳可致形体组织损伤，主要是筋骨的劳损。故《内经》说："久立伤骨，久行伤筋。"

（2）**神劳** 神劳也称"心劳"，主要指思虑不解，用脑过度。由于心主神，脾主思，故思虑劳神日久，易耗伤心血，损伤脾气，以致心悸、健忘、失眠、多梦及纳少、腹胀、消瘦等。

（3）**房劳** 房劳又称"肾劳"，主要指房事太过，或手淫成习，或妇女早孕多育等。房劳易耗伤肾精、肾气，可出现腰膝酸软、眩晕耳鸣、精神萎靡、遗精早泄、性机能减退，以及妇女的月经不调、带下过多等病症。

2. 过逸 即过度安逸，包括体力和脑力两方面。正常的劳动，有助于气血流畅，精神振奋，身心健康。而过度安逸，或继发他病长期安闲少动，久卧、久坐者，则易使人体气血不畅，脾胃功能减弱，而出现食少乏力、精神不振、肢体软弱，或发胖臃，久则气滞血瘀，痰湿内生。另外，过度安逸或长期卧床，则阳气不振、正气不足，可见动则心悸、气喘汗出等症，或抗病力弱，易感外邪。故《黄帝内经》说："久卧伤气，久坐伤肉。"至于长期用脑过少，诸事无所用心者，可致神气衰弱，表现为精神不振、反应迟钝等。

（三）劳逸结合的保健方法

劳逸结合是传统养生的一个原则。《礼记·杂记》称："一张一弛，文武之道也。"意思是劳动（运动）和休息要适当地调节，要有节奏地进行，就像弓弦一样，有张有弛，即时而拉开，时而放松。华佗曾说："人体欲得劳动，但不当使极耳。"（《三国志·魏书·华佗传》）《医说》记载："善摄生者，不劳神，不苦形，神形既安，祸患何由而致也。"因此，唯有了解自己，避免过用，尊重自然，内外协调，阴阳平衡，才能"终尽天年，度百岁乃去"。所以，保持劳逸协调可适度采用劳、逸交替进行，或劳、逸互相包含，劳中有逸，逸中有劳等方法。

1. 量力而行 体力劳动应根据体力，轻重相宜、量力而行。学会主动休息，以调节各器官的功能状态，使自己的精力、体力、心理、卫生等得到充分恢复和发展。

2. 交叉工作 即脑力劳动要与体力活动、体育锻炼相结合，使机体各部位得到充分有效的运动。如脑力劳动时间持续2小时后，可换成体力劳动或做短时体操运动，是驱走疲劳的积极办法。从而达到：动以养形，静以养神，体脑结合，则动静兼修，形神共养。

3. 有序家务 家务劳动要安排得当，做到杂而不乱，有条不紊，有劳有逸。既锻炼身体，又增添了精神享受。

4. 休养结合 即休息和保养娱乐多样化，要求动静结合，寓静于动。既达到休息目的，又起到保持人体精力充沛和娱乐效果。根据不同爱好自行选择静式或动式休息。静式休息主要是指睡眠；动式休息是指人体的活动项目，如听音乐、聊天、看戏、下棋、散步、观景、钓鱼、赋诗作画、打太极拳等，可使人精神放松，消除疲劳。

三、二便保健法

二便是人体内食物残渣、机体代谢产物和有毒物质的主要排泄途径，其正常与否可直接影响人体健康，故古有"要长生，二便清"之说。《素问·五脏别论》指出"凡治病必察其下"，《景岳全书·传忠录》亦说："二便为一身之门户，无论内伤外感，皆当察此，以辨其寒热虚实。"都说明了二便的变化情况对健康及病证判断的重要性。

（一）大便通畅保健法

1. 大便通畅与健康养生

（1）大便的生理 大便是饮食物经胃肠消化吸收后，由肛门排出的糟粕性物质。常人大便一般每日或隔日1～2次，每日便量100～300g。大便的排泄，除直接与小肠、大肠的功能有关外，还与脾胃的运化、肝的疏泄、肾阳的温煦及肺气的肃降等密切相关。故通过对大便的观察，可了解邪气的侵留、食物运化的强弱、体内津液的盈亏、脏腑功能的盛衰及阴阳是否平衡等全身状况。

（2）大便以通降为顺 中医学认为大肠为"传导之官，变化出焉"，以通降为顺。古代养生家对保持大便通畅极为重视。汉代王充在《论衡》中指出："欲得长生，肠中常清，欲得不死，肠中无滓。"大便秘结不畅可导致浊气上扰，气血逆乱，脏腑功能失调，因而可产生或诱发多种疾病。现代医学研究还认为大肠中毒素、细菌等微生物可制造大量毒素危害人体，促进早衰；而大便长期通畅的人，血中胆固醇、肌酸等物质能迅速消减，血液洁净流畅，对健康十分有利。

2. 保持大便通畅的方法

（1）养成定时排便的习惯 按时上厕所，即使一时不易排出，也应坚持按时如厕，以建立正常的排便生理性神经反射。久之，则可养成按时大便的习惯。

（2）排便要顺其自然 排便时要做到有便不强忍，大便不强挣。从现代医学角度来看，忍便不解则可使粪便中部分毒素被肠组织黏膜吸收，危害机体。另外，排便时若强挣努喷，则会过度增高腹内压，导致血压上升。特别对患有高血压、动脉硬化者非常不利，容易诱发中风。此外，排便时也不可蹲厕过久和用力过猛，应缓慢增加力量，以免损伤肛门局部。

（3）肛门卫生与便后调理 日常便后应选用薄柔褶小、清洁均匀的卫生纸进行清洁，也可在便后或晚上睡觉前用温水坐浴。这样既可洗净肛门，也可促进局部血液循环。此外，便后肛门按摩还可改善局部血液循环，对预防痔的发生有积极作用。方法：一是大便后用软纸在肛门部按揉，可按顺时针或逆时针方向交替按摩 10 ～ 20 次，按摩后配合肛门收缩运动；二是可以每晚清洗后用湿毛巾在肛门部按摩数分钟。如果肛门已有炎症，要积极治疗，防止引起肛瘘或其他疾病。

（4）运动按摩通便　运动按摩可起到疏畅气血、增强肠胃消化排泄功能、加强肠蠕动及促进新陈代谢和通畅大便的作用。平常可选用一些传统保健功法进行锻炼，如太极拳、气功导引养生功、腹部按摩保健法等。老年人由于肌肉松弛无力，常常感到排便困难，可用手在左下腹部按压，协助粪便向下运行；也可在肛门左右两侧向上方按压，以利于粪便排出。

（5）防止大便秘结　首先，注意平时要多饮水，特别是重体力劳动者，水分消耗多，更应及时饮水。其次，可通过饮食进行调节，方法：一是注意要有足够的饮食量，才能刺激肠蠕动，使粪便正常排出体外；二是要注意饮食的质，因为粗粮杂粮消化后残渣较多，可增加对肠管的刺激，利于排便，故主食不可过于精细；三是要注意多食含纤维素多的蔬菜，因纤维素不易消化吸收，可增加粪便的体积，提高肠管内压力，促进肠蠕动，有利于排便。最后，要坚持适当的体育活动，并及时治疗与便秘有关的其他疾病。

（二）小便通畅保健法

1. 小便通畅与健康养生　小便是水液在体内代谢后排除废水的主要途径，与肺、脾、肾、膀胱等脏腑的关系极为密切。因此，水液代谢情况反映了机体脏腑功能的正常与否，特别是肾气是否健旺。苏东坡在《养生杂记》中说："要长生，小便清；要长活，小便洁。"《老老恒言·便器》亦说："小便惟取通利。"研究表明，若小便未能及时排出而在体内蓄积的氨、苯酚、肌酐等有害物质和毒素，会对人体造成危害。所以，保持小便清洁、通利，是保证身体健康的重要因素。

2. 保持小便通畅的方法

（1）饮食调摄法　清代曹慈山在《老老恒言》中提出："食少化速，则清浊易分，一也；薄滋味，无黏腻，则渗泄不滞，二也；食久然后饮，胃空虚则水不归脾，气达膀胱，三也；且饮必待渴，乘微燥以清化源，则水以济火，下输倍捷，四也。所谓通调水道，如是而已。如但犹不通调，则为病。然病能如是通调，亦以渐而愈。"意思是少食、素食、食久后饮、渴而才饮等都是保证小便清利的方法。医学研究表明多饮水可使尿液稀释，并可减少尿中有毒物质对膀胱的刺激，有"冲洗"膀胱的作用。通常，人每天需饮水 6 杯（每杯 250mL）。在运动、环境干燥的情况下，饮水量还要有所增加。此外，情绪、房事、运动等对小便的清利也有一定的影响。

（2）顺其自然排小便　憋尿会损伤肾与膀胱之气，并可增加毒物的停留时间，引起膀胱内压力增高；同时，憋尿还可引起尿液反流肾脏而诱发畏寒发热、腰部酸痛、尿频及尿急症状。所以，《备急千金要方·道林养性》说："忍尿不便，膝冷成痹。"此外，排尿要顺其自然，不要用力屏气，如《老老恒言·便器》指出："欲溺便溺，不可忍，亦不可努力,愈努力则愈数而少,肾气窒塞,或致癃闭。"说明排尿要顺其自然,强忍不尿,努力强排,都会对身体健康造成损害。身体虚弱者,则提倡蹲下或坐式小便,使尿液缓慢地排出,以避免排尿时由于血管舒张和收缩障碍,造成大脑一时供血不足而致的突然晕倒和过度伤肾。

(3)导引按摩利小便　常用方法:一是导引壮肾法。在晚上临睡前或早晨起床后,调匀呼吸,舌抵上腭,眼睛视头顶上方,随吸气缓缓做收缩肛门动作,呼气时放松,连续做 8～24 次,待口中津液较多时,可嗽津咽下。这种方法可护养肾气,增强膀胱制约能力,可防治尿频、尿失禁等症。二是端坐摩腰法。取端坐位,两手置于背后,上下推搓 30～50 次,上至背部,下至骶尾,以腰背部发热为佳,可在晚上就寝时和早晨起床时进行练习。此法有强腰壮肾之功,有助于通调水道。三是仰卧摩腹法。取仰卧位,调匀呼吸,将掌搓热,置于下腹部,先推摩下腹部两侧,再推下腹部中央,各做 30 次,动作要由轻渐重,力量要和缓均匀。练功时间亦可在早晚。此法可益气、增强膀胱功能,对尿闭、排尿困难有一定防治作用。

第二节　睡眠养生法

睡眠,古人称"眠食",其重要性不言而喻。中医学十分重视睡眠的养生作用,认为睡眠能消除疲劳,调节人体各种机能活动,使人的精、气、神三宝得以内存和补充,让气血内洒陈于五脏六腑,外流通于四肢百骸、七孔九窍。

一、睡眠的生理

(一)中医睡眠理论

古代中医学家从唯物的形神统一观出发,认为睡眠-清醒是人体寤与寐之间阴阳动静对立统一的功能状态。现代医家则在继承前贤的基础上,不断完善了对睡眠机理的认识。主要包括以下内容:

1. 阴阳学说　阴阳睡眠学说主要是以阴阳理论来解释睡眠的节律性问题。自然界处于阴阳消长变化之中,故有昼夜交替而出现。与之相应,人体阴阳之气也随昼夜而消长变化,于是就有了寤和寐的交替。吴瑭在《温病条辨·下焦》中说"阳入于阴则寐,阳出于阴则寤"。认为寤属阳为阳气所主,寐属阴为阴气所主。中医学认为,阴主静,阳主动,阴气盛,阳气衰则发生睡眠;阳气盛,阴气衰,则发生觉醒。当夜晚人体阳气减少、阴气旺盛的时候,人就会睡眠;反之,到了清晨,阳气旺盛、阴气衰落,人们就会醒来。即所谓"一阴一阳谓之道",一昼一夜作之眠。由此人们就有作有息,有劳有逸,有张有弛,以维持正常个体基本的生命活动。

2. 神主学说　睡眠的神主学说认为,睡眠和觉醒是由神的活动来主宰的。正如张景岳所说:"盖寐本乎阴,神其主也。神安则寐,神不安则不寐。"睡眠不仅是个生理过程,而且也是个心理过程,睡眠和觉醒均受心神的主宰,神安则寐,神动则寤。同时,形体的动静也受心神的指使。一方面，神受阴阳出入的影响，当阳气入于里则神安而入睡，阳气出于表则神动而苏醒；另一方面，神又能控制和影响阴阳出入、营卫运行。所以，由于睡眠受心神的支配，心神安然就能睡好，这就是说睡眠的关键是神的安静，也就是五脏之神是否守舍，而心神的地位尤其重要，心神不安就睡不好。如由于某种需要，可以抑制睡意使睡眠节律改变而连续数十小时不寐，正是"神动则寤"、阳气得出的道理。

3. 营卫运行学说　人的寤寐变化是以人体营卫气的运行为基础的，其中又与卫气运行最为相关。《黄帝内经》认为，生理情况下营卫二气有规律地运行，卫气昼行于阳，夜行于阴，行于阳则寤，行于阴则寐，从而产生人体有规律的正常睡眠周期。《灵枢·营卫生会》也说："卫气行于阴二十五度，行于阳二十五度，分为昼夜，故气至阳而起，至阴而止。"卫气运行一昼夜总计五十周，每日清晨，卫气出于目，循行手足阳经二十五周，人体阳气盛于外，卫外而为固，人寤而活动。夜间卫气运行于阴经合五脏，人卧寐休息。卫气昼夜运行的规律，使人体出现寤与寐的不同生理活动。

以上论述的中医睡眠理论的三个学说之间相互关联，共同组成了中医睡眠的理论体系。睡眠的阴阳说是中医睡眠理论的总纲领，揭示了睡眠与醒觉的基本原理；而神主学说与五脏、五神学说结合起来，揭示了睡眠是人体整体的生命活动形式，又为临床辨证治疗提供更为具体的思路；卫气运行说具体到经络循行的时间和部位，是阴阳说的具体化。

（二）睡眠的分期

根据人在睡眠过程中脑电图的不同特征，睡眠一般可分为两种状态：非快速眼动睡眠（NREM）和快速眼动睡眠（REM）。正常人入睡先进入非快速眼动睡眠（NREM），此期又可分四期（S1～S4）：S1为入睡期，S2为浅睡期，S3、S4统称为深睡眠。经过70～90分钟，睡眠进入另一期性质不同的快速眼动睡眠（REM），此期又称梦睡眠，长约5分钟。之后睡眠又重新进入NREM中的S2、S3、S4，然后再从S4返回S3、S2，第二次进入REM睡眠。如此，一夜睡眠要经历4～5个NREM/REM睡眠周期的交替，大部分的深度睡眠出现在前2～3个周期，即入睡后的3～4小时深度睡眠已经完成，这是恢复机体最有效的睡眠时间。而REM越到后面持续的时间越长，醒前最后一个周期的REM可长达30～40分钟。

二、睡眠的影响因素

1. 年龄因素　年龄是决定睡眠节律变化的主要因素。由于人体神经系统的功能状态及发育阶段的不同而出现睡眠需求差异。通常，年龄越小需要的睡眠时间越长。研究表明，人每天平均睡眠时间为：新生儿（0～1个月）16～18小时；6个月后，平均为13小时；儿童平均为9～10小时；成人之间差异比较大，在4～10小时之间，平均为7～8小时；老年人平均5～7小时，80岁后复增至9～10小时。老年人由于气血阴阳俱亏，故有"昼不精，夜不瞑"的少寐现象，但并不等于其生理睡眠需要减少；

相反，由于老人睡眠深度变浅，质量不佳，反而应当增加必要的休息，其中尤以午睡为重要。

2. 个体因素　睡眠时间可因个体差异而呈现长短不一。一般可按每夜睡眠时间分为三个类型：长睡眠型（超过 9 小时）、中睡眠型（大约 7.5 小时）和短睡眠型（少于 6 小时）。若按中医五行体质分类，则金型、火型人睡眠时间相对较少，而水型、土型人睡眠时间较多。此外，不同的性格特点和所处状态的人对睡眠的需求量也可呈现差异性。如强体力劳动和体育锻炼的人常常睡眠需求量较多，尤其是在睡前几个小时内进行体育锻炼有助于肌肉放松和增加睡眠；而强脑力劳动、精神紧张、抑郁、烦恼的人则可使睡眠量减少。至于体重，相对来说，胖人一般入睡快，睡眠时间长；而体瘦的人一般入睡慢，睡眠时间相对缩短。

3. 食物因素　某些食物的摄入会改变睡眠状况。如含有 L- 色氨酸的食物（如牛奶等），食用后能促进入睡，缩短入睡时间，故 L- 色氨酸被认为是一种天然的催眠剂。再有，少量饮酒也能促进放松和睡眠，但大量饮酒却会抑制异相睡眠；咖啡由于含有咖啡因，睡前饮用会使人兴奋而干扰睡眠；浓茶亦有与咖啡相同的作用。

4. 环境因素　住房条件、卧房的空气和湿度、光线、噪音及地区海拔等环境因素均可影响睡眠者的心理、睡眠时间和质量。研究发现，人在新环境中慢波睡眠和异相睡眠的比例会有所变化，其特点是异相睡眠减少、入睡时间延长、觉醒的次数增加等。

5. 内分泌及心理因素　研究表明，人体内分泌和心理情志因素的变化均可影响睡眠。如妇女在月经期常因感到疲劳而以增加睡眠来补充体力；绝经期妇女由于生理功能的衰退可比男性更容易失眠。正常人由于工作、学习和生活压力而造成的紧张、焦虑或感情上的痛苦等都会干扰原有的睡眠状况。

三、顺时睡眠

《灵枢·本神》说："智者之养生也，必顺四时而适寒暑……"中医养生理论和方法中非常重要的理论就是天人相应、顺时养生。因此，人的睡眠规律也应根据四季交替而做出相应调整，故《类修要诀·养生要诀》中说："春夏宜早起，秋冬任晏眠，晏忌日出后，早忌鸡鸣前。"《素问·四气调神大论》中说："春三月，此为发陈。天地俱生，万物以荣，夜卧早起，广步于庭夏三月，此为蕃秀。天地气交，万物华实，夜卧早起，无厌于日……秋三月，此谓容平。天气以急，地气以明，早卧早起，与鸡俱兴，使志安宁……冬三月，此为闭藏。水冰地坼，勿扰乎阳，早卧晚起，必待日光，使志若伏若匿……"也就是说大到四季，小到一天之中，人的睡眠起居都应有规律，即睡眠起居要与四时生长化收藏的规律相应。如春夏两季宜早起晚睡，以每日睡眠 5 ～ 7 个小时为宜；秋季宜早睡早起，以每日睡眠 7 ～ 8 个小时为宜；冬季宜早睡晚起，以每日睡眠 8 ～ 9 个小时为宜。

四、子午觉

子午觉，即每天于子时、午时入睡。一天之中，子为夜半 23：00 ～ 01：00，阳之始；午为日中11：00～13：00，阴之始。可见子午含有阳极生阴、阴极生阳的意义，是阴阳转化的起点与界线。中医学认为子午之时，一是为阴阳交接，极盛及衰，体内气血阴阳极不平衡，故必欲静卧，以候气复，达到颐养天年的目的。二是为经气"合阴"及"合阳"之时，此时睡眠有益养阴及养阳。三是子时是肾所主时，肾水上升，可交于心火，则心火不至于过旺；午时是心所主时，心火下降，则肾水不至于过寒。此二时辰若能充足睡眠，入睡静养，则心肾相交，水火相济，阴阳协调，人自精力充沛。

现代医学研究表明，只有深睡眠才是有效睡眠，对消除疲劳、恢复体力可起到重要作用。而人在0～4点之间最容易获得深睡眠。同时，每日中午小睡能使大脑和身体各系统都得到放松与休息，可弥补夜晚睡眠的不足，有益缓解疲劳，使体内激素分泌更趋平衡，新陈代谢趋缓，消耗能量减少。并可减少心血管病的发生，从而避免早衰。

因此，人的睡眠应顺天道自然的规律，坚持"子时大睡，午时小憩"。由此既可储存精力、缓解疲劳，也不干扰阴阳相交，对提高睡眠质量、身体免疫力及预防心脑血管疾病等有积极作用。

五、睡眠的方位与姿势

（一）睡眠方位

睡眠方位，即睡眠的卧向。随着科学技术的进步与现代医学的深入研究表明，人体最优睡眠卧向与健康的关系尚有待深入研究。以下是我国古代养生家对睡眠卧向的一些认识。

1. 季节与卧向　按季节定寝卧方向，从天人相应的整体观来看，即主张应四时所旺之气而定寝卧方向。如春气旺于东，头应向东；夏气旺于南，头应向南；秋气旺于西，头应向西；冬气旺于北，头应向北。此外，孙思邈在《备急千金要方·道林养性》中说："凡人卧，春夏向东，秋冬向西。"其观点是符合中医学"春夏养阳，秋冬养阴"的养生原则。从季节上来看，春夏属阳，秋冬属阴；从方位上讲，东方属阳，西方属阴。春夏阳气升发旺盛，秋冬阳气收敛潜藏而阴气盛，所以春夏头向东卧可顺应阳气，秋冬头向西卧可顺应阴气。

2. 寝卧恒东向　古代一些养生家主张一年四季都应向东而卧，认为东方主阳气升发，四季头朝东卧可顺应东方升发之阳气。如《老老恒言》引《记玉藻》："寝恒东首，谓顺生气而卧也。"中医学认为，头为诸阳之会，人体之最上方，气血升发所向，而东方震位主春，能够升发万物之气，故头向东卧，可保证清升浊降，头脑清楚。但也有众多的养生家认为睡眠时应采取东西卧位较好。

3. 避北首而卧　《备急千金要方·道林养性》提出："头勿北卧，及墙北亦勿安床。"《老老恒言·安寝》也指出："首勿北卧，谓避地气。"中医学认为北方属水，阴中之阴位，主冬主寒。若头朝北，恐北首而卧阴寒之气直伤人体元阳，损害元神之府。而现代有些观点则认为，地球是一个巨大的磁场，其磁力线由北极经地球表面而进入南极。人体的生物电流通道与地球磁力线方向相互垂直，地球磁场的磁力就成为人体生物电流的一种阻力。而人睡觉时采取头北脚南的姿势，可使磁力线平稳地穿过人体，最大限度地减少地球磁场的干扰，使人代谢降低，能量消耗减少，利于血液通畅，提高睡眠质量。

以上主张虽各有其道理，但由于日常生活中每个人所处的地理位置及睡眠习惯各异，所采用的睡眠方位也不尽相同。因此，睡眠方位的选择要和自己的身体相协调才是最佳的。

（二）睡眠姿势

孙思邈在《备急千金要方》中说"人卧一夜当做五度反复，常逐更转"。现代研究表明，绝大多数健康人的睡眠姿势在一夜之间是在不断变换着的，这样有利于解除疲劳。睡姿以体位来分，一般有仰卧、俯卧、侧卧三种。

1. 常人睡眠姿势　《释氏戒律》中说"卧为右侧"；《续博物志》中说"卧不欲左肋"，意为右侧卧为最佳卧姿。人睡眠时右侧卧的优点在于使心脏在胸腔中受压最小，以利于减轻心脏负荷，使心输出量增多；并可使全身处于放松状态，呼吸匀和，心跳减慢，使大脑、心、肺、胃肠、肌肉及骨骼得到充分的休息和氧气供给；而且，右侧卧时肝处于最低位，利于藏血。此外，胃及十二指肠的出口均在下方，右侧卧还利于胃肠内容物的排空。故《老老恒言》说："如食后必欲卧，宜右侧以舒脾气。"

仰卧，中医学称之为尸卧。采用这种睡姿，身体和下肢只能固定在伸直部位，达不到全身休息的目的。在腹腔内压力增高时，仰卧还易使人产生胸闷，并会不自觉地把手放在胸前，使心肺受压，易做噩梦。

俯卧时，全身大部分重量压在肋骨和腹部，使胸部和横膈膜受压易影响呼吸，加重心脏负荷；同时，俯卧还会增加腰椎弧度，导致脊椎后方的小关节受压。此外，俯卧时颈部向侧面扭转才能使头歪向一边，容易造成颈肌受损。

左侧卧时，双腿微曲，虽有利于身体放松、消除疲劳，但心脏位于胸腔内左右两肺之间而偏左，胃通向十二指肠、小肠通向大肠的出口也在左侧，故左侧卧时不仅使心脏受到挤压，而且胃肠受到压迫，胃排空减慢。

2. 特殊人群睡眠姿势

（1）孕妇睡姿　妊娠中晚期时，大约有80%的孕妇子宫呈右旋倾斜，使右侧输尿管受压，易产生尿潴留倾向，长期可致右侧肾盂肾炎。另外，右侧卧可压迫腹部下腔静脉，影响血液回流，不利于胎儿发育和分娩。而仰卧时，增大的子宫又可直接压迫腹主动脉，使子宫供血量骤然减少而影响胎儿发育和脑功能。因此，左侧卧最利于胎儿生长，并可大大减少妊娠并发症。

（2）婴幼儿睡姿　首先，婴幼儿不宜俯卧。因婴儿自主能力差，不能主动翻身，加之颅骨软嫩，易受压变形。若俯卧时间较长，会造成面部五官畸形。其次，长期一侧卧或仰卧也易使头颅发育不对称。所以，婴幼儿睡眠时应在看护者的帮助下经常地变换体位，每隔1～2小时翻一次身。

（3）不同疾患睡姿　对于患有某种疾病的人，主动或被动采取保护性睡姿，可防止由于睡眠姿势不当诱发或加重病情。临床常见如心脏病患者，应忌左侧卧或俯卧；若心脏代偿功能尚好者，可向右侧卧；若已出现心衰，宜采用半卧位，以减轻呼吸困难。而脑血栓患者，宜仰卧睡姿；若采取侧卧位睡姿，则可因动脉硬化而加重血流障碍。胃溃疡患者，宜左侧睡；因右侧睡可能导致流向食管的酸性物质过多，使胃痛更趋严重。胆石症患者，不宜左侧卧。因为胆囊位于上腹部，当人体向左侧卧时，胆囊结石在重力作用下易发生嵌顿，引起胆绞痛发作，因此，应尽可能平卧或向右侧卧。腰背痛患者，宜侧卧，可使肌肉完全松弛，避免肌肉牵拉紧张、刺激或压迫神经，引起或加重腰背痛。

六、卧具与环境

（一）卧具

卧具包括床铺、枕头等。

1. 床铺

（1）床的种类因人而异　床为卧具之首，常见的有木床、钢木结构床、棕床、竹床、帆布床、藤床、钢丝床、席梦思沙发床和布艺床等。通常，最有利于健康的当首推木制平板床，其次是棕床和藤制床。床的选择因年龄不同而异。木制平板床适合所有年龄段的人。老年人和儿童要忌用弹簧床，因其易导致脊柱变形弯曲。此外，沙发床因过度软塌，不符合人体生理要求，尤其患脊柱疾病者，用此床会使病情加重。

（2）床的尺寸　服虔《通俗文》中载有："八尺曰床，故床必宽大。"床铺面积大，睡眠时便于自由翻身，有利于气血流通、筋骨舒展。依照人体工程学的观点，床宽通常为人的肩宽的 2.5 ～ 3 倍为宜。一般床的长度是身高加 30cm 的枕头位置；床的高度一般以 45cm 为好，不宜超过 50cm。《老老恒言》说"床低则卧起俱便"，就是说床的高度要便于上下床，可以略高于就寝者膝盖水平为好。

2. 枕头　古代睡眠养生历来重视枕头的选择。合适的枕头可保护脑，并可保持颈椎正常生理弧度，防止颈部肌肉拉紧，给人以舒适的感觉。枕头可因人体体形、年龄、健康状况有别而异，选择时要注意以下几项要点。

（1）高度　枕头要高低适中，一般以 10 ～ 15cm 较为合适，具体尺寸还要因个人颈部的生理弧度而定。枕头过高会使一侧颈肌过分牵拉而易产生落枕；过低则影响呼吸道的通畅。《显道经》指出："枕高肝缩，枕下肺塞。"即是说枕过高影响肝脉疏泄，枕过低则影响肺气宣降。一般认为高血压、颈椎病及脊椎不正的患者不宜使用高枕；肺病、心脏病、哮喘病患者不宜使用低枕。

（2）长宽度　枕宜稍长而不宜过宽。《唐书》记载："明皇为太子时，尝制长枕，与诸王共之。老年独寝，亦需长枕，则反侧不滞一处。头为阳，恶热，即冬月辗转枕上，亦不嫌冷。如枕短卧得热气，便生烦躁。"可见，古人主张枕以稍长为宜。枕的长度应以能够在睡眠时向左右两侧翻身后，头仍保持在枕头上的长度为宜。一般要长于头横断位的周长。宽度以 0.15 ～ 0.2m 为好，过宽会对头颈部关节肌肉造成被动紧张，不利保健。

（3）软硬度　枕头宜柔软而又不失一定硬度，弹性适当，承托力适中。过硬枕头与头的接触面积减少，压强增大，头皮会感到不舒服；枕头太软，难以保持一定的高度，会导致颈肌过度疲劳和影响呼吸通畅，不利于睡眠。弹性较好的枕芯材料可以避免枕头的塌陷，保证枕头长时间使用舒适，增加对颈部弯曲的承托力。

（4）枕芯材料　枕芯材料一般以荞麦皮、木棉、羽绒、芦花、散泡沫、蒲棒绒为主。传统填充材料是荞麦皮，其具有特殊的菱形结构且不易碎，用作枕头填充物时软硬度适中，容易与头型、耳朵融合在一起，可随头部左右移动而改变形状，具有适当的弹性和吸湿性；且荞麦性味甘平寒，常年枕用可起到清头火、解毒热和降血压等防病健身的效果。符合古代养生保健主张的"寒头暖足"，意思为头为诸阳之会，头面部位所凝聚的阳气最为充足，不怕寒冷。另外，中药材自古以来就是枕头填充材料，如《本草纲目》中说苦荞皮、黑豆皮、绿豆皮、决明子……作枕头，至老明目。此外，对于药枕的选择也应因人而异，如小儿宜选不惊不燥的小米枕；老人宜选不寒不热的菊花枕；阴虚火旺体质宜选绿豆枕、黑豆枕；阳亢体质宜选夏枯草枕、蚕沙枕；耳鸣耳聋患者可选磁石枕；目暗目花患者可选茶叶枕和决明子枕；神经衰弱者、心脏病患者可选琥珀枕、柏子仁枕；夏季暑热炽盛时宜选竹茹枕、石膏枕。使用中要注意药枕内容物宜选辛香平和、微凉、清轻之品，以植物花、叶、茎为好，不宜使用大辛大热、大寒及浓烈毒之物；并注意选药时慎用动血、破血之品。对于药效强、药力猛的治疗性药枕，如治疗风湿、类风湿之药枕，不可滥用。在使用过程中还要谨记，不论何种枕芯材料，都要经常晾晒、定期更换，防止滋生真菌、螨虫，引发过敏或哮喘等疾病。

（二）睡眠环境

1. 恬淡宁静　安静的环境是帮助入睡的基本条件之一，一般良好睡眠比较适合的声音强度是 15 ～ 30dB。嘈杂的环境使人心神烦躁，难于安眠，还会引起头昏脑胀、四肢无力。因而卧室选择应重在避声，尽量保持睡眠环境的安静。

2. 空气新鲜　卧室应保持空气新鲜。因为氧气充足不仅利于大脑细胞消除疲劳，而且利于机体表皮的呼吸功能。通常，卧室应保证白天阳光充足，并在睡前、醒后及午间开窗自然通风，以免潮湿、秽浊之气滞留。在睡觉时也不宜全部关闭门窗，应保留门上透气窗；或将窗留有缝隙，但应避免窗户直对睡床。

3. 光线幽暗　《老老恒言》说："就寝即灭灯，目不外眩，则神守其舍。"《云笈七签》说："夜寝燃灯，令人心神不安。"研究表明，较强的光线能通过刺激视网膜产生神经冲动导致大脑异常活跃，而无法进入睡眠状态。所以，睡前必须关灯。同时，室内色彩宜宁静，窗帘以冷色为佳。若住房面积有限，没有专用卧室者，应将床铺设在室中幽暗角落，并以屏风或隔带与活动范围隔开为好。

4. 温湿度适宜　睡眠环境的温湿度对睡眠的影响较大。一般比较适合睡眠的最佳温度是 21 ～ 25℃，最佳湿度为 60% ～ 70%。室内温度可以通过空调、空气加湿器、风扇、暖气等合理调节。卧室内可置吊兰、仙人掌等绿色植物，也有利于温湿度调节。此外，古人睡眠养生强调头部不要面向热源，以免产生头晕鼻干、鼻出血，甚至产生痈疽疮疡等病。

七、失眠的预防

失眠，古籍记载称"不寐""不得眠""目不瞑"等，是以各种原因导致心神失养而引起的经常不能获得正常睡眠为特征的病症。轻者入寐困难，有寐而易醒，有醒后不能再寐，亦有时寐时醒，严重者则整夜不能入寐。当失眠症状持续两周以上，并伴头晕胀痛、心慌心烦等，并可明显影响日间功能活动时，称为失眠症。

（一）失眠的分型

失眠症按现代医学中失眠的表现形式和时间长短可有以下类型。

1. 按失眠表现分型

（1）入睡性失眠　即睡眠潜伏期明显延长超过30分钟，甚至1～2小时还难以入睡。

（2）睡眠维持性失眠　即睡眠表浅、容易觉醒、频繁觉醒或长时间觉醒。每晚醒3～4次或以上，醒后不能再度入睡。

（3）早醒性失眠　即比平时醒得早，离晨起时间还有2小时或更多时间就觉醒，而且常常醒后不能再入睡。

（4）通宵不眠　即整个晚上不能入睡。但真正的通宵不眠甚为少见，多为失眠者将浅睡状态也误认为是未睡。

2. 按失眠时间长短分型

（1）一过性失眠　即指偶尔失眠。常由于一些暂时性因素如时差、环境因素或睡前服用含兴奋剂的药物或饮料等引起。

（2）短期失眠　即持续几天至一个月的失眠。常由于更持久的生活事件如调换新的工作等引起。

（3）长期失眠　即持续一个月以上的失眠。常由于各种疾病引起。失眠反复发生，最终成为慢性失眠。

（二）失眠的原因

失眠并不是一个单一的症状，它伴随着诸多症候群。引起失眠的原因较多且复杂，它是在一个大的背景中诸多因素相互作用形成的，主要可归纳为以下几个方面。

1. 起居失常　是失眠较常见的因素。由于生活不规律、熬夜或劳逸失度，都可造成睡眠 – 觉醒节律的破坏，使自主神经系统紊乱而致失眠。

2. 心理因素　导致失眠的常见心理因素有思虑过度、兴奋不安、焦虑、烦恼和抑郁等。《能寐吟》中说："大惊不寐，大忧不寐……大喜不寐。"《景岳全书·不寐》中说："劳倦思虑太过者，必致血液耗亡，神魂无主，所以不眠。"以上均说明各种精神心理的刺激都易干扰正常的睡眠程序而发生失眠。

3. 躯体与疾病因素　躯体因素中包含来自身体内部的生理、病理刺激，如过饥、过饱、大渴大饮、腑实便秘、疼痛、瘙痒、呼吸障碍等，都会影响正常的睡眠；疾病因素，如脑部疾患、心脑血管病、胃肠病、肝病、肾病、肺系疾病及妇女经期、更年期等内分泌、代谢障碍性疾病，以及其引发的各种症状均可致失眠。

4. 环境因素 不良的睡眠环境也能引起失眠，如强光、噪音、过冷、过热、空气污染、蚊蝇骚扰及地域时差变化等因素。

5. 药物因素 常见影响睡眠的药物有咖啡因、茶碱、甲状腺素、可卡因、皮质激素和抗震颤麻痹药等；某些药物的副作用对睡眠也有干扰作用，如拟肾上腺素类药物常可引起头疼、焦虑、震颤等；有镇静作用的药物产生的睡眠 – 觉醒节律失调等。

6. 老年因素 《灵枢·营卫生会》说："老者之气血衰，其肌肉枯，气道涩，五脏之气相搏，其营气衰少，而卫气内伐，故昼不精，夜不瞑。"张景岳在《景岳全书·不寐》中说："无邪而不寐者，必营气之不足也，营主血，血虚则无以养心，心虚则神不守舍。"明代戴元礼在《证治要诀》中有"年高人阳衰不寐"的论述。以上均说明老年人因年迈体衰，阴阳亏虚，均可导致神失所养，神机逆乱不安而不寐。

（三）失眠预防

预防和告别失眠必须掌握正确的原则和方法，首先，要有不害怕失眠的心理，即顺应失眠，调节失眠，告别失眠；其次，有的放矢，做好自我调节，平衡阴阳，调理气血，调节身心；再次，最重要的是不妄作劳，建立合理的生活方式，通过多样的方法达到身心平衡。

1. 养成良好的睡眠习惯 良好的睡眠习惯有助于失眠的预防。制定适合自己的作息时间，保持睡眠量适度，睡和醒要有规律。其中，睡眠 – 觉醒节律训练可适当采用日光疗法：定时暴露于强光下 2～3 天，可改善睡眠 – 觉醒节律，一般适用于睡眠 – 觉醒节律紊乱者。此外，应避免睡前进行兴奋性活动或饮用干扰夜眠的饮料和药物；还应做好睡前的准备工作，如洗脚、沐浴等，都有助于预防失眠。

2. 病因预防 对于因躯体、起居失常、环境因素等造成的失眠，宜采用病因疗法，即消除失眠诱因。对身患各种疾病而影响安眠的患者，应当首先治疗其原发病，再纠正继发性失眠。

3. 心理预防 平素宜加强精神修养，遇事乐观超脱，增强心理适应能力，改变对失眠的认识。心理治疗常用的方法有自我暗示法，长期进行自我训练可以形成良好条件反射，乃至上床后就会很快入睡。

4. 体育预防 体育锻炼不仅可以改善体质、加强心肺功能，还可使大脑得到更多新鲜血液，而且有助于增强交感 – 副交感神经的功能稳定性，对防治失眠有良好作用。《老老恒言》中说："盖行则身劳，劳则思息，动极而反于静，亦有其理。"所以，一般在睡前 2 小时左右可选择一些适宜项目进行锻炼，以身体发热微汗出为度。

5. 药物预防 安眠药易产生依赖性和成瘾性，对肝、脑及造血系统可产生不良作用，并可干扰睡眠周期节律，影响脑力恢复。因此，安眠药宜偶尔或短期使用，对于中老年人及失眠不严重的人宜选中药为佳。

6. 食物预防 失眠者可适当服用一些有益睡眠的食物，如蜂蜜、桂圆、牛奶、大枣、木耳等，还可配合药膳保健，可根据人的体质和症状辨证选用。有益睡眠的常用药膳，如茯苓饼、银耳羹、百合粥、莲子粥、山药牛奶羹、黄酒核桃泥、芝麻糖、土豆蜜膏等。此外，玫瑰烤羊心、猪脊骨汤效果亦好。

7. 按摩法　失眠者可躺在床上进行穴位按摩，如按揉双侧内关穴、神门穴、足三里穴及三阴交穴，左右交替揉搓涌泉穴等都有助于催眠。在按摩过程中要尽量做到心平气和，思想放松，如此效果才好。

第十章　环境养生法 ▷▷▷▷

　　环境是某个对象周围所有事物的总和，通常所说的环境是指围绕着人类的外部世界。环境是人类赖以生存和发展的物质条件的综合体，环境为人类的社会生产和生活提供了广泛的空间、丰富的资源和必要的条件，包括自然环境和社会环境两种。本章主要探讨适宜养生的生态环境，阐明与环境有关的疾病的发生、发展规律，提出改善环境质量的一些基本方法，从而指导人们适应、选择和创造适宜的生活环境，使人与环境处于和谐的状态，从而预防疾病，增强体质，促进人体健康。

第一节　环境养生

一、环境的基本概念

　　所谓环境，是指空气、水源、阳光、土地、植被、住宅、社会人文等因素综合起来所形成的有利于人类生活、工作、学习的外部条件。

　　人与自然是有机的统一整体。环境创造了人类，人类依存于环境，受其影响，不断与之相适应；人类又通过自身的生产活动不断改造环境，使人与自然更加和谐。

　　生活环境对人类的生存和健康意义重大，适宜的生活环境可保证工作学习的正常进行，促进人类的健康长寿，有利于民族的繁衍兴旺。反之，如果对人类生产和生活活动中产生的各种有害物质处理不当，不仅损害人类健康，还会产生远期潜在危害，威胁子孙后代。一方水土养一方人，孟子指出："居移气，养移体，大哉居乎！"说明人们很早就认识到居住环境对保障人类健康和改变居民体质的意义。

　　环境科学认为，正常的生态系统中能量流动和物质循环总是不断进行着，但在一定阶段，能量与物质的输入与输出、生物种群的组成和数量的比例，都处于一种相对稳定的状态，这种平衡状态叫生态平衡。

　　生态平衡是动态平衡，外界和内部因素的变化，尤其人为因素都可对它产生影响，甚至受到破坏。生态系统之所以能保持平衡，是其内部具有自动调节的能力，或者说环境对污染物有一种自净能力。但这有一定限度，当环境内污染物过多，超过其自净能力，调节不再起作用，生态系统遭到破坏，环境就会受到污染。严重的环境污染能造成生态系统的危机，导致人类的灾难。流行病学研究证明，人类疾病的 70% ～ 90% 与环境有关。人类想健康长寿，就必须建立和保持同外在环境的和谐关系。

二、生态养生环境的标准

中医学认为，自然环境的优劣直接影响人寿命的长短。《素问·五常政大论》指出，天气的寒热与地势的高下对人的寿夭有重要影响。凡地势高峻者，阴气盛；地势低下者，阳气旺。居住在空气清新、气候寒冷的高山地区的人多长寿；居住在空气污浊、气候炎热的低洼地区的人寿命较短。自古以来，佛庙、道观、皇家行宫等，多选址于高山、海岛、多林木的风景优美地区。这说明我国人民对于理想养生环境的选择，是有独到认识的。

那么，如何选择适宜的养生环境呢？孙思邈在《千金翼方》中认为，居住在山林深处，空气清新，亲近大自然，这固然是最好的养生环境。然而，人迹罕至的地方道路险阻，不方便日常出入，且存在一定危险；闹市村落之中，人多则喧杂，又不利于清修养生。因此，能够选择在群居与山野之间比较适合。可在偏离村落的区域，选择背山临水的位置建造屋舍为宜；最好左右都有山岗起伏，山清水秀，景色宜人者，可令人心旷神怡。山林高地之所以适宜养生，还在于其具有空气新鲜、气候凉爽、土地良沃、泉水甘美等优点。

总结古今选择养生环境的情况，生态养生环境大致应具备以下几个特点：即洁净而充足的水源，新鲜的空气，充沛的阳光，良好的植被以及幽静秀丽的景观等。这种适宜的自然环境不仅应满足人类基本的物质生活需求，还要适应人类特殊的心理需求，甚至要与不同的民族、风俗相协调。

第二节 地域养生

不同地域有着不同的环境特点，人们如果了解环境、适应环境，就能做到趋其利而避其害。

一、海滨地区

我国海疆辽阔，海岸线长，有众多的港湾和星罗棋布的岛屿，形成蔚为壮观的自然景象。海洋是生命的发源地，蕴藏着无穷的宝藏和数不清的海洋生物，与人类的生存与健康有着极其密切的关系。

1. 环境特点 首先，海滨地区受海洋气候的影响。通过海洋这个巨大水体的调节，海滨地区的气候变化比内陆缓和得多，气温的年变化和日变化小，极值温度出现的时间也比大陆性气候地区迟；降水量的季节分配较均匀，降水日数多、强度小；云雾频数多，湿度高。其次，由于海陆之间的热力差异造成的海陆风环流，也使海滨地区空气清新舒适。海滨的风向在一昼夜里呈现有规律的变化，白天有凉风从海上吹向陆地，送来清新的空气；夜晚风向也随着转成从陆地吹向水面，送走污浊的空气。在海滨空气中，碘、氯化钠和氯化镁含量通常较高，其中碘含量是大陆空气碘含量的40倍，不仅能补充人体生理需要，还有杀菌作用。此外，我国海滨地区日照充足，即使在雨季，日照百分率也在 50% 左右。明媚的太阳，广阔的地平线，湛蓝的天空，翱翔的海鸟，不绝于耳的周期性的波涛声，都会对人的心理和生理产生良好的影响。

2. 有利于养生的因素　海滨区域渔产丰富，食物种类繁多，海滨居民营养较全面均衡，而且海洋是一切生物的故乡，海水中有毒元素的含量很低，海洋性食物最有利于满足人体对各种必需元素的需要。从近来的环境调查表明，沿海地区的居民由于大量吃海产品，男性居民很少得肺癌，冠心病和糖尿病的发病率也很低。此外，沿海地区气候温暖湿润，盛产各种水果，如烟台的苹果、秦皇岛的水蜜桃、海南的椰子等都为当地居民提供了美味可口的佳品，同时保证了机体对多种营养的需求。另外，海滨气候宜人，有益身心，加上水天一色的壮阔景观，令人心旷神怡。宽广松软的沙滩，为人们进行日光浴和海水浴提供了天然场所和适宜的气候条件。海滨气候所具备的特有的综合作用，可协调机体各组织器官的功能，对许多慢性疾患如神经衰弱、支气管炎、哮喘、风湿病、结核病、心血管系统疾患及各种皮肤病都有一定防治作用。

3. 危害健康的因素及预防　台风是对我国沿海地区影响较大的一种特殊天气现象。台风一年四季都会发生，但主要在夏秋两季，台风侵袭时，常伴随狂风、暴雨和巨浪，严重威胁工农业生产、海上航运、渔业捕捞和人民生命财产安全。由于火山爆发、海底地震引起的海浪叫海啸，它能冲破海堤，毁灭村庄、田地，造成人民生命财产的巨大损失。因此，海滨居民和到海滨疗养度假者要注意收听当地气象预报广播，提早防范。

二、平原地区

平原，指陆地上海拔在 200m 以下，地面宽广、平坦或有轻微波状起伏的地区。

1. 环境特点　由于平原的地势低下，或周围有山岭阻挡，从而造成气流运动缓慢，风速小，湿度大，常出现沉雾和逆温层。平原地区地势平缓，沉积物深厚，许多地区矿泉蕴藏丰富，其上分布的河流蜿蜒曲折，水系紊乱，河槽不稳定，湖泊众多，江湖串连，阡陌纵横，素有"鱼米之乡"之称。我国人口分布不平衡，山区人口稀少，而平原人口稠密。平原地区航运、工业、农业和经济、文化事业都较发达，不少历史名城集中在平原地区。由于地上水网纵横，江河湖泊、水塘、稻田和沼泽地较多，不少地方杂草丛生，容易成为某些传染源宿主动物孳生场所，且某些地球化学元素富集，成为某些地方病如地方性氟中毒发病的条件。平原地区河槽平浅，水流迟缓，排水能力差，山区附近的平原河流不仅汇集当地水流，还要承泄上游来水，在排水不畅的平原地区，洪涝和盐害是普遍存在的灾害性水文现象。

2. 有利于养生的因素　平原地区对人体健康的促进作用是多方面的：一是富饶的土地、丰富的物产，给人们的衣食住行提供了很多方便；二是开放的经济、发达的交通、悠久的文化传统，从不同角度满足人们的精神生活需求；三是丰富的矿泉资源，矿泉中含多种化学微粒、气体及放射性物质，如碘、溴、钙、镁及二氧化碳、硫化氢、氡气等，矿泉的温度、压力、浮力和化学成分对人体都有一定生理作用，并能防治某些疾病；四是优美宜人的湖滨风景和气候疗养，我国的湖滨气候疗养地主要分布在长江中下游平原，如江苏太湖、武汉东湖、杭州西湖，以及风景疗养地如苏州、杭州，都历来为中外人士所向往。这些疗养地的特点为空气清新、气候湿润宜人；景色秀丽、湖光山色相映生辉，令人赏心悦目，心旷神怡。优美的环境作为良性刺激，能使人心情舒畅，精神振奋。因此，在风景胜地和湖滨环境休养生息，对许多神经系统、心血管系统和慢性消化系统疾患，都有较好的防治作用。

3. 危害健康的因素及预防　由于平原地势低，氟的含量高，氟中毒患病率较高。我国是亚洲地方性氟中毒的重要流行病区之一，已知全国有 21 个省（市）区有本病发生，以北方平原如松嫩平原、西辽河平原、华北平原以及河西走廊、柴达木盆地和罗布泊洼地等处为重病区带。因此，预防氟中毒就应调查水质，改善水源，降低水和食品中的含氟量，多吃一些维生素 A 和 C 含量丰富的食物，如猪肝、鸡蛋、瘦肉、胡萝卜和新鲜绿叶蔬菜、水果等。另外，有些传染病或寄生虫病，以低洼环境为主要流行病区，平原地区要开展环境卫生运动，消灭蚊虫、钉螺，做好粪便和水源管理，注意饮食卫生，做好粮食的保管和防霉去毒工作，尽量避免与疫水接触，做好普查工作等。

三、高原山地

高原指海拔高度一般在 1000m 以上，面积广大，地形开阔，周边以明显的陡坡为界，比较完整的大面积隆起地区。山地由山岭和山谷组成，一般指陆地地平面海拔在 500m 以上，相对高度较大，顶部高耸、坡陡、沟谷幽深的地区。我国是一个多山的国家，山区面积占全国土地总面积的 2/3，其中山地和丘陵约占 43%。高原和山地有其相似的特点。

1. 环境特点　高原山区空气稀薄，含氧量变低，气温较低，昼夜温差大，随着海拔的升高，空气渐趋稀薄，太阳辐射比平原地区强烈，尤其紫外线辐射，通常可占到达地面短波辐射量的 30% 左右。在高原和山地环境区的地球化学元素，受重力作用影响迁移较快，加上高海拔地区较强烈的风化作用，某些地球化学元素缺乏。

2. 有利于养生的因素　《素问·五常政大论》指出："高者其气寿，下者其气夭。"认为居处地势高，气候凉爽者多长寿。这与山区长寿老人多的事实相吻合。现代气象与保健学研究也表明，地势较高的地区，气温的季节变化小，冷暖适中，云雨丰沛，利于避暑，山区植被较好，空气清新，气压低，可增强人的呼吸功能；山区多瀑布、喷泉、雷雨和闪电，空气中含有数量很多的负离子，而负离子具有促进新陈代谢、强健神经系统、提高免疫能力的功效。另外，山区峰峦和山涧起伏，鸟语花香，云蒸霞蔚，众多美丽的自然景观令人心旷神怡。山上气温低、积水少，蚊虫、病菌的繁殖受到抑制，加上山上人口密度低，居住分散，流动不大，大大减少了传染病的流行。山区的居民日出而作，日入而息，人情纯朴，人与人的关系也比较和谐，心境平和，加上山地人经常爬山、散步、劳动，山区水质清新，植物性食品丰富，受现代环境污染的危害较少等都有利于延年益寿。

3. 危害健康的因素及预防　山区环境中危害健康的不利因素，主要表现为某些地方病和高山反应，如地方性甲状腺肿、克山病、大骨节病，需要即时补充微量元素，提前预防。此外，如强烈的紫外线照射易引起皮肤癌和电光性眼炎，高寒环境易引起冻伤、延缓人体生长发育、幼儿死亡率高等，要注意防寒保暖，避免劳累和感冒。

第三节　居住环境养生法

人生大约有一半以上时间是在住宅环境中度过的。因此，如何从实际出发，因地制宜选择住宅和营造房屋，创造一个科学合理、舒适清静的居住环境，对保障身心健康、延年益寿是非常重要的。

自古以来，我国人民就十分重视选择住宅环境，认为适宜的住宅环境不仅能为人类的生存提供基本条件，还能有效地利用自然界中对人体有益的各种因素，使体魄强健、精神愉快。历代学者在这方面做过不少独到的研究工作，如《千金翼方》中有关于"择地"的论述，《太平御览》专列"居处"一章，《遵生八笺》也有"居室安处"条目，专门论述这个问题。综合古今有关环境科学的论述，理想的住宅环境要从下面几个方面考虑。

一、居住环境的选择

1.应选择地势较高的地方建房。地势低洼的地方，土地相对潮湿，特别是雨水、台风较多的地区，更容易积水、淹水。中医学认为居处潮湿是湿邪伤人的主要原因和途径。《素问·太阴阳明论》说："伤于湿者，下先受之。"为何湿邪为病多见下部症状呢？大概与居住环境中的湿气由下蒸腾而上有关。

2.住宅周围环境安静清幽，最好是"结庐在人境，而无车马喧"。环境安静，有利于心情安定。这也是为何古人喜欢选择山林作为静养的居所。

3.空气清新，外部通风条件好。不论是在山林野外依山筑屋，还是在现代都市选择住宅，都要考虑房屋外部的通风条件和空气质量。

4.选择背山临水、风景宜人的地方修筑宅舍。背山建房，背后有靠山，前面有河流湖泊，气势开阔，最是宜居之所；若左右有山峦映带，或有山泉溪涧，不必远途跋涉就能亲近自然。冬季，多起北风，而山体及山上的林木可作为天然屏障，遮挡寒风；夏季，万物蕃秀，植物茂密，可调节暑热之气。

5.要因地制宜。我国地域广阔，在居室建筑上，除选择良好的宅址和理想的坐向，还要考虑到各地区的地理气候、生活习惯和物质条件，设计出不同风格的房屋结构。各地的民居建筑充分反映了先民们适应环境、因地制宜的生存智慧。

二、合理的居室环境

（一）居室朝向

建房朝向的选择是根据地理位置所确定的。就我国大部分地区而言，建房的最佳朝向是坐北朝南。这样做的优点：①有利于室温调节。夏季室内适宜温度为 21～32℃，最适为 24～26℃；冬季室内适宜温度为 16～20℃。②有利于室内采光。

（二）室内采光

居室采光明暗适中，随时调节。如《遵生八笺》说："吾所居座，前帘后屏，太明即下帘以和其内映，太暗即卷帘以通其外耀。内以安心，外以安目。心目皆安，则身安矣。"

为保证室内有适宜光照，一般认为，北方较冷的地区冬季南向居室，每天至少应有3小时日照，其他朝向的居室还需多些。夏季则应尽量减少日照，防止室温过高。夜间或白天自然光线不足时，要利用人工光线照明。人工照明要保证照度足够、稳定、分布均匀，避免刺眼，光源组成接近日光以及防止过热和空气污染等。

《吕氏春秋·重已》说："室大则多阴，台高则多阳。多阴则躄，多阳则痿，此阴阳不适之患也。"这是指，若居室太大，则日照相对不足，故阴盛而易出现手足厥冷之证；古时建台以登高，其弊病是过度暴露于阳光之下，故阳盛而易生肌肉痿弱之症。这说明古人特别重视室内采光对健康的影响。

（三）居室通风

居室的自然通风可保证房间内的空气清洁，排除室内的湿热秽浊之气，改善人们的工作休息环境。保持室内通风也是预防流感等传染病的常规措施之一。特别是在夏季炎热之时，应使室内形成穿堂风，减少空调的使用，既卫生又环保。此外，厨房和卫生间的通风条件也是非常重要的。现在很多住宅都配备新风系统以改善和保障室内空气质量。

第十一章　运动养生法 ▷▷▷▷

中国运动养生，又称为导引运动健身术。健身养生功法是指运用健身术的方式进行锻炼，通过活动筋骨，调节气息，静心宁神来达到疏通经络，行气活血，和调脏腑，增强体质，益寿延年的养生方法。

先秦《吕氏春秋》认为人之精气血脉以通利流畅为贵，若郁而不畅达，则百病由之而生。活动形体是使体内精气流通，以保障生命活动正常进行的有效措施，故而提出："流水不腐，户枢不蠹，动也，形气亦然，形不动则精不流，精不流则气郁。"（《吕氏春秋·尽数》）吕氏提出的这种动形达郁的主张是对运动养生积极作用的最好诠释。东汉华佗继承了《吕氏春秋》中动则不衰之说，从理论上进一步阐述了动形养生的道理。《三国志·华佗传》中也记载："人体欲得劳动，但不当使极尔，动摇则谷气得消，血脉流通，病不得生，譬犹户枢不朽是也。"

运动养生重在对精、气、神的综合调养，即养精、练气、调神为运动的基本要点，三者之间要协调配合，做到以静养神，以意领气，以气导形。一方面通过形体、筋骨关节的运动，使周身经脉气血畅通，五脏六腑、四肢百骸、形体官窍得到充分的濡养；另一方面通过呼吸吐纳、静神以练气，使气行推动血行而周流全身，达到形神一体，意气相随，形气相感，使形体内外和谐，百脉流畅，脏腑协调，动静相宜，机体达到"阴平阳秘"的状态，从而增进健康，保持旺盛的生命力。

第一节　运动健身术的形式和流派

运动健身术以其历史悠久、内容丰富、种类繁多、形式多样，深受人民群众的喜爱，具有重要的健身作用。其中既有个人锻炼项目，也有竞技性质的群体锻炼方法；既有民间常见的健身方法，也有自成套路的健身方法。归纳起来，按照运动养生的形式大致可分为以下几种形式和流派。

一、形式多样的民间健身术

这类健身术大多散见于民间，具有趣味性强，简便易行，器械简单，无需更多指导训练，个人可以独立完成等特点。按照运动量大小进行划分，运动量较小的民间健身法包括散步、郊游、荡秋千、放风筝、踢毽子、保健球等；运动量适中的包括跳绳、登高、跑马、射箭等，形式多样，是民间喜闻乐见的健身措施。

此外，民间传统健身术还有以运动健身为目的的群体性健身方法，此类健身方法参与人数众多，具有竞技性质，如拔河、赛龙舟、摔跤、赛马、走高跷、舞龙灯、跑旱船以及各种各样的民族舞蹈等，能够充分体现各个民族的传统风俗，具有鲜明的民族特色。

二、不同流派的系统健身术

不同流派的系统健身法是指在一定理论指导下，在民间健身法基础上，经过长期实践所形成的较为全面系统，科学性和目的性较强的、较高层次的健身运动。其特点是自成套路，有具体要求，需要经过学习和训练才能掌握。

（一）医家运动健身术

华佗是东汉时期的著名医家，在继承《吕氏春秋》动则不衰思想的基础上，模仿虎、鹿、猿、熊、鸟（鹤）五种动物的动作，创立了导引健身术"五禽戏"。其具体动作的文字描述最早见于南北朝医家陶弘景所著的《养性延命录》。

晋代医家葛洪提倡"内修"和"外养"，"外养"指炼养身体的具体方法。在他的书中不仅收录了模仿动物的导引术势，如龙导、虎引、熊经、龟咽、燕飞、蛇屈、猿踞、兔惊等，而且还不拘泥于传统的导引术式，"或伸屈，或俯仰，或行卧，或倚立，或踯躅，或徐步，或吟，或息"。

隋代巢元方的《诸病源候论》中，在详细论述每种证候的基础上，基本未设方药，针对病症提供了导引治疗方法278条，形式多样，多以肢体运动为主，包括四肢躯干运动，如伸展手臂、屈伸膝足、前屈、转动以及关节活动等，姿势有偃卧、侧卧、端坐、跪坐、踞坐、舒足坐等。动作方式、顺序、次数均有详细说明。明代胡文焕以隋巢元方《诸病源候论》养生导引方法为基础，参考了《太清导引养生经》等道家典籍编写了《养生导引法》。按照不同的疾病，采用了不同的导引方法，精选了简便有效的各种导引法近120种，如虾蟆行气法、龟鳖行气法、雁行气法、宁先生导引法等。

（二）道家运动健身术

道家健身术理论源于老子、庄子清静无为，道法自然的养生思想，主张通过静神和导引以调气和养气。在功法方面，道家功有守一、吐纳、导引、行气、存神、坐忘、心斋、太极拳、八卦掌等。其中马王堆汉墓出土的帛画《导引图》，是现存最早的气功导引图形，内容十分丰富，载有几十种呼吸与引挽肢体的运动姿势。此外，《庄子·刻意》记载："吹嘘呼吸，吐故纳新，熊经鸟伸，为寿而已矣。此导引之士，养形之人，彭祖寿考者之所好也。"为华佗"五禽戏"的创立奠定了基础。具有代表性的道家健身功法包括马王堆出土的"导引图"胎息经、八段锦、太极拳等。

（三）佛家运动健身术

佛家健身术特别强调对心性的修炼，功法则以禅修为代表，名为参禅，止观。佛家健身术源于禅定修心，为保证"坐禅"的顺利进行，需要强健身体、活动筋骨、疏通血脉，于是逐渐形成了佛家的健身运动法。其具有代表性的有达摩易筋经、天竺国按摩法、形意拳、罗汉十八手、少林拳、禅密功等。

（四）武术运动健身术

中国武术讲究形神合一，内外兼修。内养性情，外练筋骨，历来被人们视为养生之道。特别是许多出现较晚的武术套路，都是在"武"与"健"密切结合的前提下创编出来的。把武术运动用于保健养生，在我国有着悠久的历史。中国武术的内容丰富多彩，流派繁多，用于养生保健方面的主要有套路运动和功法运动，可以全面发展身体素质，对力量、耐力、速度、灵敏、柔韧等各种素质的发展都有着良好的影响。练武术可以强健筋骨只是外在的表现，武术的健身作用更主要的是显示在对人体中枢神经系统和内脏器官的锻炼方面，这就是平时所说的精、气、神的锻炼。

中国武术的发源地主要有两个，一个是河南的中岳嵩山，是佛教禅宗和少林派武术的发掘地，从地域上又可分为北少林和南少林两大流派；另一个是湖北的武当山，是道教和武当派武术的发源地。因此，以宗教言之，有道佛之分，以武术言之，有少林、武当之别。少林派武功套路高达七百多种，又因以禅入武，习武修禅，而有"武术禅"之称。少林功夫内容丰富、套路繁多，按性质大致可分为内功、外功、硬功、轻功、气功等。气功是少林功夫的一大类，少林寺流传的气功有"易筋经""小武功""站桩功"等。在中国武林中有"外家少林，内家武当"的说法。武当拳的特点是技击与养生并重，融养生于技击之中，与偏重技击的少林拳有所不同。据粗略统计，流传至今的武当派拳路有六十多种，器械套路也有几十种，武当拳派中还包含若干功法等。

运动养生的流派众多说明了我国传统的健身术丰富多样，不同流派彼此间又互相渗透，互相借鉴，使得诸种功法不断丰富和发展，成为传统养生法中的重要组成部分。学习、继承、发掘这些健身方法，对于保障人民健康是有十分重要的意义的。

第二节　健身术的健身原则和要求

健身术种类众多，流派各异，要求习练者在行传统健身术时需要按照功法具体要求，根据个人情况，结合实际健身条件，遵循因人制宜和因时制宜，掌握动静结合、循序渐进、持之以恒和运动适度等原则，以期收到预期的锻炼效果。

一、强调动静结合

机体对内外环境的适应是以一个统一的整体来实现的，因此对机体的调养必须注重动静结合，形神兼修。只有在全面改善身体功能状态的基础上，才能收到良好的保健效果。

健身术锻炼的基本要求就是意守、调息、动形三者的和谐统一，即形神兼顾，动静兼修，动于外而静于内。运动时，一切顺乎自然，进行自然调心、调息、调身，只有精神专注，方可宁神静息，神态从容，摒弃杂念；只有呼吸均匀，才有利于疏导气血畅行于体内。在身体运动锻炼过程中要内练精神与外练形体有机结合，充分体现出"由动入静""静中有动""以静制动""动静结合"的整体思想。

二、提倡持之以恒

锻炼身体并非一朝一夕的事，要行之有素，持之以恒。运动养生不仅是身体的锻炼，也是意志和毅力的锻炼。"流水不腐，户枢不蠹"一方面说明了"动则不衰"，另一方面也诠释了经常运动的必要性。经常性原则要求人们为了健康必须要逐渐养成运动健身从不间断的良好习惯，使之成为日常生活必不可少的组成部分。

三、坚持运动适度

合理地安排和调节运动量，使其适度，也是健身术锻炼中的一条重要原则。唐代孙思邈在《备急千金要方》中就告诫人们："养性之道，常欲小劳，但莫大疲及强所不能堪耳。"说明运动量太小达不到锻炼目的，起不到强身效果；太大则会超过机体耐受的限度，反而会使身体因运动过度而受损。若运动后身体微微发热汗出，稍有疲劳感，经过短暂休息后，精神体力能够恢复正常，此为运动适量；若运动后疲劳太甚，休息后仍不缓解，且伴有头痛、头昏、胸闷、心慌、呕逆、厌食、精神倦怠或烦躁等症状出现，说明运动量过大，超过了机体耐受的限度，会使身体因过劳而受损。因此运动要适度。

四、提倡循序渐进

习练健身养生功法不能急于求成，习练功法倡导打好基础，勤于动脑，善于总结。锻炼中应当遵循循序渐进的原则，按先简后繁、先易后难，运动量由小到大，动作由简单到复杂，锻炼时间由少到多。要轻松愉快地渐次增加活动量，以保持运动量的适度，提高人们为健康而锻炼的兴趣，在娱乐健身中不断提高健康效果。

五、运动锻炼，因时制宜

《灵枢·本神》云："智者之养生也，必顺四时而适寒暑。"研习传统运动必须顺应四时的自然变化，使人体生理功能与自然环境互相协调，加强人体适应自然的能力，促进健康，康复疾病。

春季阳气升发，运动应在户外进行，有利于人体吐故纳新。一般选择具有一定运动量的，能够活动筋骨、畅达气血的项目，如五禽戏、易筋经、八段锦、太极拳等。但要注意不要进行高强度的剧烈运动，以防阳气发泄太过。情绪急躁，肝火易旺之人，更要以轻柔舒缓的健身运动功法为主。

夏季气候炎热，运动应以练气为主，使体内阳气宣发于外，保持体内津液的充盈，应选内养功、太极拳、站桩功或有氧运动等，防止运动量过大，出汗过多，消耗人体阴津而引起中暑。时间上应选在晨起凉爽之时，于荫凉处锻炼。

秋冬季节，阴气渐盛，阳气渐衰，应选择收敛神气，敛阴护阳，益肾固精功效的运动法。秋季以静功为主，如六字诀、内养功、放松功等，配合一些具有一定运动量的健身运动功法，如太极拳、八段锦。冬季则以动静结合功法为主，运阳气以抗御外界寒气，同时注意阳气内守、收藏，如五禽戏、八段锦、太极拳、易筋经等，配合强壮体质类的导引法如强壮功、固精功、内养功等；还要谨避阴寒之邪，不要在大风、大雾、大雪中锻炼。室内锻炼时要注意勤开门窗，使空气流动，不要生炉闭窗锻炼。

因时制宜还应注意一日之中昼夜晨昏的变化。晨起可增强一定的运动量，以运布阳气，滑利关节，户外锻炼为宜；日中以练息为主；晚餐后不做大运动量运动，而以吐纳练息、内养调神、固藏精气为主，或可按跷揉腹，健脾和胃，以利消化。

六、运动项目，因人制宜

研习健身术时，要根据人的禀赋强弱、体质差异、年龄大小、性别不同、职业不同以及身患疾病的情况等，有针对性地选择相应的方法，即因人而异。禀赋强者，应学会形神并练，充分运用先天旺盛的精气，以不断培补后天，从而达到益寿延年的目的；禀赋弱者，则宜选择对脾肾有益的强壮健身运动法，借以固本补虚，强身健骨，御精全神。

一般静功运动量较小，适宜阴虚者习练；动功运动量较大，适宜阳虚者选用。肥胖人多属痰湿体质，身重懒动，稍劳即疲，应以练形为主，兼顾练神的运动，如五禽戏、八段锦、易筋经等。形瘦者多属阴虚体质，肝火易亢，情绪急躁，五心烦热，应以练意为主，兼以练形，运动量要适中。

青年人可以选择运动量较大的练形为主的运动功法，有助于保持旺盛的生命力；中年人机体渐衰，应以能协调阴阳、和畅气血、提高脏腑功能而有一定运动量的健身运动功法为主，有助于激发潜在机能，延缓衰老；老年人则要注意固护气血，养神敛精，应以运动量较小、怡养精气神的方法为主，切忌运动量过大，劳伤筋骨，并注意不要屏息练气，以免损伤心肺。同时，老年人大多上实下虚，头重脚轻，步履不稳，锻炼时应注意引导气血下行，强壮肝肾，以逐步调整上下虚实失衡的状态。

脑力劳动者应以放松性运动为主，适当增加一定的运动量，以调节阴阳平衡，畅通经络气血，激发潜在智能；体力劳动者，则以休息调整强壮一类的方法为主，如内养功、强壮功等。

久病之人则应根据病情、体质、年龄等因素的不同，有针对性地选择不同功法和功法强度进行锻炼。注意久病之人不要超强度习练，否则会损伤正气，影响健康。体质虚弱者，适宜选择时间不长的功法，以静养为主，且多取卧式、坐式；体质较强者，可选有一定运动量的锻炼方式。

总之，松静功、内养功、周天功等，重在调整阴阳，练养精气神；放松功、鹤翔桩、保健功等，可宣畅经络、调和气血；易筋经、五禽戏、太极拳等，对锻炼筋骨、调整脏腑功能较为有利；各种禅定、静坐等，有助于强记益智。

第三节　健身术的形式举例

运动健身功法具有各自独特的理论体系和长期的实践经验，是运动养生法中较高层次的健身运动。常见的传统健身术包括五禽戏、太极拳、八段锦、易筋经，下面分别做简要介绍。

一、太极拳

太极拳是我国诸多健身运动中流传较广的健身项目，它集中了古代健身运动形神兼养、内外合一的精髓，"以意领气，以气运身"，动作圆活连贯，轻柔舒展，有如行云流水，连绵不断。长期练习具有通调脏腑、疏通经络、补益气血、强健筋骨等重要作用，适合不同年龄阶段作为健身运动练习。

太极拳以"太极"为名，并以太极图阴阳合抱，浑圆一体之象为拳法精髓，形体动作以圆为本，强调意识、呼吸、动作密切结合，融武术、气功、导引于一体，是"内外合一"的内功拳。太极拳分支流派众多，包括陈氏太极拳、杨氏太极拳、吴式太极拳、武式太极拳和孙式太极拳。目前较为普及的"简化太极拳"，通称"太极二十四式"，即以杨氏太极拳改编的。

（一）太极拳养生机理

研究证实，经常练习太极拳能加强机体的新陈代谢，同时提高消化机能和机体的免疫力。更为突出的是能增强血管的弹性，提高心肌收缩力，改善心肌的血氧供给，预防动脉硬化、高血压、高血脂、糖尿病以及肥胖症等老年常见病的发生。神经系统自我控制能力也能得到提高，呼吸功能增强，肺活量增加。另外，经常打太极拳的人还可预防脊柱老年性退行性病变，防止或延缓驼背、关节不灵活等衰老现象的出现。总之，练习太极拳对神经系统、呼吸系统、心血管系统和消化系统的功能都有促进作用，并对人体各系统的慢性病有防治效果。

（二）太极拳动作要领

练太极拳总的要求是沉、匀、连、缓。要安定精神，排除杂念，身体重心放稳，姿势要自然；练习中动作要协调柔和，速度均匀和缓，整套动作应连贯灵活，绵绵不断，自始至终一气呵成。

1.神静体松，以意领气　要始终保持神静，排除思想杂念，全神贯注，意识内守。神静才能以意导气，故要避免精神紧张和躯体肌肉的僵直板滞，形体放松，用意识指导动作，上身要沉肩坠肘，下身要松胯松腰，以使经脉畅达，气血周流。

2.全身协调，连绵自如　要求全身协调，浑然一体，头颈向上提升，并保持正直，要松而不僵，可转动，手、足、腰协调一致，根在于脚，发于腿，主宰于腰，形于手指，形动于外，气动于内，神为主帅，身为神使，内外相合，则能达到意到、形到、气到的效果。动作要轻柔自然连贯，快慢均匀，不能用拙劲，宜用意不用力。

3. 含胸拔背，以腰为轴　胸略内含而不挺直，而脊背要伸展，使气沉于丹田。动作皆以腰为轴，腰宜始终保持中正、直立、放松，腰松则两腿有力，正直则重心稳固。

4. 呼吸均匀，气沉丹田　太极拳要求意、气、形的统一和协调，以腹式自然呼吸为主，呼吸要深长均匀。一般说来，吸气时，动作为合，气沉丹田；呼气时，动作为开，气发丹田。

二、五禽戏

五禽戏属古代导引术之一。五禽，是指虎、鹿、熊、猿、鸟五种禽兽；戏，即游戏、戏耍之意。所谓五禽戏，就是指模仿虎、鹿、熊、猿、鸟五种禽兽的动作，组编而成的一套锻炼身体的方法，因行之有效，备受后世推崇。

五禽戏之名相传出自华佗，为华佗在总结前人经验的基础上所创。《后汉书·方术传》载，华佗云："我有一术，名五禽之戏，一曰虎、二曰鹿、三曰熊、四曰猿、五曰鸟。亦以除疾，兼利蹄足，以当导引。"五禽戏的五种功法各有侧重，但又是一个整体，是中国古代人民在生活过程中模仿某些动物动作来锻炼身体、延年益寿的一种方法。随着时间的推移及发展，形成了各种流派的五禽戏，流传至今。

（一）五禽戏养生机理

五禽戏具有强壮身体的作用，能够养精神、通经络、行气血、调脏腑、强筋骨、利关节。研究表明，经常练习五禽戏可以增进食欲，加快血液循环，增强人体的免疫力，提高人体的运动能力和平衡能力，使人手脚灵活，步履矫健，对于肺气肿、哮喘、高血压、冠心病、神经衰弱、消化不良等症，有预防及防止复发的功效。

五禽戏要求意守、调息和动形协调配合。意守可以使精神宁静，神静可以培育真气；调息可以行气，通调经脉；动形可以强筋骨，利关节。

虎戏即模仿虎的形象，取其神气，善用爪力和摇首摆尾，鼓荡周身的动作。要求意守命门，命门乃水火之宅、元气之根，意守此处，有益肾强腰、壮骨生髓的作用，可以通督脉，祛风邪。

鹿戏即模仿鹿的形象，仿效鹿的心静体松，善运尾闾。尾闾是任、督二脉通会之处，鹿戏意守尾闾，可以引气周营于身，有助于强腰固肾，通经络，行血脉，舒展筋骨，锻炼腿力。

熊戏即模仿熊的形象，熊体笨力大，外静而内动，要求意守中宫（脐内），以调和气血，使头脑虚静，意气相合，真气贯通，且有健脾胃、助消化等功效。

猿戏即模仿猿的形象，外练肢体的灵活性，内练抑制思想活动，达到思想清静、体轻身健的目的。要求意守脐中，以求形动而神静，有助于发展灵活性。

鸟戏又称鹤戏，即模仿鹤的形象，要仿效鸟、鹤那样昂然挺拔，悠闲自然，动作轻翔舒展。练此戏要意守气海，可以调达气血，疏通经络，活动筋骨关节。

（二）五禽戏动作要领

1. 全身放松　练功时要精神愉悦，全身肌肉放松，做到松中有紧，动作切不可用僵力，使气血通畅，缓解大脑和身体的疲劳。

2. 呼吸均匀　呼吸要平稳、自然，用腹式呼吸，均匀和缓。吸气用鼻，吸气时，口要闭合，舌尖轻抵上腭；呼气用嘴。

3. 专注意守　要精神专注，排除杂念，根据各戏具体意守要求，将意识集中于意守部位，以保证意气相随。

4. 动作自然　五禽戏动作各有不同，如熊之浑厚沉稳、猿之敏捷好动、虎之刚健威猛、鹿之温驯舒展、鹤之轻松活泼等。练功时应据其动作特点进行，动作宜自然舒展，不要拘谨。

三、八段锦

八段锦是由八种不同美如画锦的动作组成的一种健身法，强调形体活动与呼吸运动相结合，属于古代导引法之一。八段锦具有祛病强身、延年益寿的功效，术式简单易练，运动量适中，老少皆宜，是我国劳动人民根据生产和生活实践而创造的，在我国民间流传较广，距今已有 800 余年的历史。八段锦把运动肢体与按摩、吐纳相结合，特别适合各脏腑组织或全身功能衰退者，因此是深受广大人民群众，特别是老年人、慢性病患者所喜爱的健身方法。

（一）八段锦养生机理

《老老恒言》云："导引之法甚多，如八段锦……之类，不过宣畅气血、展舒筋骸，有益无损。"练习八段锦通过活动肢体可以舒展筋骨，疏通经络；与呼吸相合，则可行气活血、周流营卫、斡旋气机，经常练习可起到保健、防病治病的作用。八段锦的每一段都有锻炼的重点，综合起来，则是对头颈、五官、躯干、四肢、腰、腹等全身各部位进行整体锻炼。其特点是能增强四肢肌力，发达胸部肌肉，并有助于防治脊柱后突和圆背等不良姿势，同时对相应的内脏及气血、经络起到保健调理作用。通过八种不同的动作，能够调理三焦和脾胃的功能，收到强腰固肾、清心火、增气力、通经脉、调气血、舒筋骨、养脏腑的功效，是机体全面调养的健身功法。

现代研究证实，八段锦对神经系统、心血管系统、消化系统、呼吸系统都有良好的调节作用，能改善神经体液调节功能，加快血液循环，按摩腹腔脏器，对于头痛、眩晕、肩周炎、腰腿痛，以及消化不良、神经衰弱等症有防治功效。

（二）八段锦动作要领

八段锦的八节连贯动作，具体内容有：双手托天理三焦；左右开弓似射雕；调理脾胃需单举；五劳七伤往后瞧；摇头摆尾去心火；背后七颠百病消；攒拳怒目增力气；两手攀足固肾腰。

练习八段锦强调意练重于体练。要求精神安定，心情平和，全身放松，姿势自如，头似顶悬，双目平视，闭口，舌抵上腭，意识与动作配合融会一体，意守丹田，呼吸自然。

1. 呼吸均匀　做到呼吸自然、平稳，要配合腹式呼吸，逐步有意识地练习呼吸、意念与动作相配合。一般动作开始吸气为多，动作结束呼气为多，渐渐使呼吸做到深、长、匀、静。

2. 意守丹田　八段锦的运动要求意守丹田，是意到身随，精神放松，注意力集中于脐。

3. 柔刚结合　练习八段锦要求全身肌肉神经均放松，根据动作要求，柔刚结合。练功时始终注意，动作松紧有力，松中有紧，松力时要轻松自然，用力时劲要使得均匀，稳定且含蓄在内，切不可用僵力。

四、易筋经

"易"指移动、活动；"筋"，泛指肌肉、筋骨；"经"，指常道、规范。顾名思义，易筋经就是通过活动肌肉、筋骨，使全身经络气血通畅，筋骨强健，从而增进健康、祛病延年的一种传统健身法。易筋经历史悠久，流传较广，特点突出，是深受人民群众喜爱的一种锻炼方法。

相传易筋经是在公元 5 世纪时，由中国佛教禅宗的创始者菩提达摩北渡到河南嵩山少林寺向弟子们传授的。易筋经是劳动人民生产和生活实践的结晶，动作多以仿效古代的各种劳动姿势为主，其中多以伸腰踢腿等通血脉、利筋骨的动作为主，目的是为了缓解坐禅修炼的困倦和疲劳。后来逐渐流传开来，成为民间广为流传的健身术之一。

在古本十二式易筋经中，动作以形体屈伸、俯仰、扭转为特点，以达到伸筋拔骨的锻炼效果。因此有助于青少年纠正身体的不良姿态，促进肌肉、骨骼的生长发育，同时可以防止老年性肌肉萎缩，促进血液循环，对防治慢性疾病及延缓衰老大有裨益。

易筋经的特点是动作和呼吸密切配合，始终采取静中用力，即暗中使劲，并要求松静自然，意守丹田，刚柔相济。

（一）易筋经养生机理

易筋经是一种意念、呼吸、动作紧密结合的功法，尤其重视意念的锻炼，强调结合呼吸，全身进行静止性用力（即暗中使劲），以增强体力。其独特的"抻筋拔骨"运动形式，可使肌肉、筋骨在活动中得到有意识的抻、拉、收、伸。长期练功会加快血液循环和新陈代谢，使肌肉、韧带营养充足，收缩和舒张能力增强，富有弹性，把柔弱的筋骨变得强壮结实，对增强肌力、提高运动效能效果尤为显著，对神经系统、内分泌系统、心血管系统、消化系统、呼吸系统都有良好的调节作用。同时，长期练习使全身经络、气血畅通，五脏六腑调和，精神愉悦，精力充沛，生命力旺盛。

(二) 易筋经动作要领

易筋经强调意念、呼吸、动作的紧密结合，精神放松，两腿分立，唇齿微合。现在推行的右本易筋经十二式包括预备桩式、韦驮献杵第一势、韦驮献杵第二势、韦驮献杵第三势、摘星换斗势、倒拽九牛势、出爪亮翅势、九鬼拔马刀势、三盘落地势、青龙探爪势、卧虎扑食势、打躬势。

动作要求：

1. 精神清静，练功过程中要求排除杂念，意守丹田。

2. 舌抵上腭，呼吸匀缓，采用腹式呼吸。

3. 松静结合，柔刚相济，身体自然放松，通过意识的专注，力求达到动随意行，意随气行。

4. 做到先松后紧，松紧结合。用力时肌肉不要紧张僵硬，应使肌肉逐渐收缩，达到紧张状态后，缓缓放松。用意念调节肌肉、筋骨的紧张力（即指形体不动，而肌肉紧张的"暗使劲"）。

5. 要循序渐进，避免急于求成。

第十二章 休闲养生法 ▷▷▷▷

　　休闲养生，是人类生活的基本方式之一，也是人们生活方式必不可少的部分。我国古代的休闲养生方法丰富多彩，不但包含哲学、宗教、文学艺术及人文情怀、民间习俗等各个层面内容，更重要的是人们选择一些能够愉悦自己情绪的事物或环境，以情制情。纵观漫长的历史发展长河，儒家、道家文化对休闲养生的形成和文化风格的确立发挥了巨大的推动作用。儒家诗词抒怀、书画言情，道家亲山近水、琴棋勉志、隐逸修行的休闲养生之道，都极大地丰富了休闲养生的内涵，传承和发展了休闲养生的精髓。《管子·内业》曰："止怒莫若诗，去忧莫若乐。"《遵生八笺》说："诗书悦心，山楼逸兴，可以延年。"《北史·崔光传》说："取乐琴书，颐养神性。"所以，琴棋书画、音乐舞蹈、花木园艺、垂钓旅游是愉悦身心、陶冶情操、缓解压力、提升生活质量不可缺少的休闲养生法。

第一节　休闲养生的方法

一、琴棋书画

　　古代把琴棋书画称为文房"四艺"，是文人墨客十分推崇的休闲娱乐活动。元代邹铉的《寿亲养老新书》把学法帖字、听琴玩鹤、寓意弈棋列为"齐斋十乐"的三乐。清代曹庭栋在《老老恒言·消遣》中说："笔墨挥洒，最是乐事。棋可遣闲，琴可养性，幽窗邃室，观弈听琴，亦足以消永昼。"可见抚琴、弈棋、写字、作画能赏心悦目、陶冶情操，有益于健康和长寿。中医养生学认为这是一种形神合一的娱乐活动，故可以内养其心而外动其形，有益心身健康。

(一) 琴

1. 琴与心性修养　琴为四艺之首，琴者，心也。明代医家张景岳在《类经附翼·律原》中说："乐者，天地之和气也。律吕者，乐之声音也。盖人有性情则有诗辞，有诗辞则有歌咏，歌咏生则被之五音而为乐，音乐生必调之律吕而和声。""律乃天地之正气，人之中声也，律由声出，音以声生。""和"当为古琴艺术重要的内涵，又正合医家调摄精神的养生原理。

2. 抚琴有益于神静体康　按照中医理论，指端是经络的井穴，指尖也是十二经络中一些主要经络的终点末梢，弹琴中不断地按摩和运动这些末梢，激发经络之经气，促进指端末梢血液循环，可谓静中有动，动中求静。抚琴可使艺术理念和中医养生理论强调的精气神调摄统一，达到"调阴与阳，精气乃充，合神与气，使神内藏"的养生目的。

3. 琴音调和五脏　琴音能协调五脏，琴有角、徵、宫、商、羽五音，应木、火、土、金、水五行。人体五脏肝、心、脾、肺、肾也与此相应，并且把五脏的功能活动及人的五志（喜、怒、思、忧、恐）和五音的外在变化联系起来。《素问·阴阳应象大论》王冰注："角谓木音，调而直也；角乱则忧，其民怨；徵谓火音，和而美也；徵乱则衰，其事勤；宫谓土音，大而和也；宫乱则荒，其君骄；商为金音，轻而劲也；商乱则陂，其宫坏；羽为水音，沉而深也；羽乱则危，其财匮。"琴中五音对应人体五脏，"宫"与"脾"相通，助脾健运；"商"与"肺"相通，舒达气机；"角"与"肝"相通，解郁制怒；"徵"与"心"相通，通调血脉；"羽"与"肾"相通，养神宁志。

（二）棋

1. 弈棋的养生保健作用　弈棋被称为中国四大娱乐和陶冶情操的瑰宝之一。传说神农发明了象棋，尧帝发明了围棋，且历代有"善弈者长寿"之说。下棋能锻炼人的思维，健脑益智，只要坚持下棋，可以延年益寿。从古到今，许多弈林名家，如汉代的杜夫子、东晋的王恬、宋代的刘仲甫、明末的高兰泉、清末的秋航，以及近代象棋名家谢侠逊、林弈仙等，都高寿百岁以上。弈棋的保健作用主要有：①益智健脑；②舒畅心情；③静心怡性；④会棋交友。

弈棋应做到"乐得适度"，主要应注意以下几点：①宜选择休闲安静、空气新鲜的环境。②不争强好胜，要心平气和。③避免久坐，下棋1小时左右应起身活动。

（三）书画

书画是调节身心、平衡心态的休闲养生实践，是以点线为基本要素，借文字和物象之形表达作者对大自然生机感悟的艺术。

在从事书画活动时，要不思声色，不想荣辱，烦恼远去，雅兴近前。要心调气和，心静神凝，一笔一画，意在笔先，以意领气，意到笔随，寓静于动；气力连用，有气催力，气与力合；心无外骛，全神贯注，以意导气；力注笔端，一横一竖一撇一捺，一气呵成，下笔三折，气随之变化。这种临池书画的不自觉的自调，成为一种能够陶冶身心修养性情的高雅艺术。书画能使人心态颐和，健康益寿。写字作画，不"静"不能为。惟有"静"，方能怡情，方能养性。书画大师多是长寿者，如齐白石、苏局仙等书画大家都是百岁左右的寿星。

书画十分讲究书写的动态，古人道：身心极大放松，精神专注，对人体起到很好的修复作用。书画最直接的作用是手臂肌肉可以得到多方位锻炼，将臂、膀、指、腕和全身相协调，力注笔尖，全神贯注，动静结合，能调节呼吸功能，增大肺活量，进而使气血畅通，延缓人脑和其他身体零部件的衰老，减少疾病。

二、音乐舞蹈

（一）音乐

音乐通过乐音形成的旋律与和声这两个因素进行表达，给人们带来了无限的生机与欢乐，陶冶情操，培养情趣，同时也能影响人的情绪、情感及精神状态。

1. 五音入五脏　《群经音辨》曰："乐，治也。"明确指出音乐是一种治病的方法。天有五音六律，人有五脏六腑。古代早有"五音疗疾"的记载。宋代文学家欧阳修曾自述："予尝有幽忧之疾，退而闲居，不能治。既而学琴于友人孙道滋，受宫声数引，久则乐乐愉然，不知疾之在体矣。"还记录了一个以宫调音乐治好抑郁症的事例。《内经》中记述了宫、商、角、徵、羽这五种不同的音阶，并与五脏对应，就有"脾在音为宫，肺在音为商，肝在音为角，心在音为徵，肾在音为羽"。并针对不同的病症，按不同的音调、节奏等对人体的脏腑作用不同而产生喜、怒、忧、思、恐的情志，创立了五音疗法：宫音悠扬谐和，助脾健运，增进食欲；商音铿锵肃劲，善治躁怒，使人宁静；角音调畅平和，舒忧开郁，诱睡助眠；徵音抑扬咏越，通调血脉，振奋精神；羽音柔和透彻，使人联想，启迪心灵。

2. 审因施乐　音乐养生保健必须遵照中医"天人合一"和"辨证施治"的思想原则，根据各自的体质状态、情绪状态、疾病性质、季节气候、生活环境等不同情况，选择适合自己的音乐，才能使心理和生理状态起到补偏救弊、协调平衡的作用。

（二）舞蹈

跳舞以美的动作、美的造型、美的线条、美的旋律组成美的休闲形象，从而使人们得到美的享受，满足人们对休闲美的追求。据考证，最早出现的艺术就是舞蹈。在远古尚未出现语言以前，人们就用动作、姿态、表情来传达各种信息和进行情感、思想的交流。所以在远古的社会生活中，舞蹈成为人们质朴的生活方式和感知世界的手段。播种丰收，驱病除邪，婚丧嫁娶，生育献祭，都离不开舞蹈。我国古代很早就懂得用舞蹈来健身治病。《吕氏春秋·古乐》说："远古地阴，凝而多寒，民气郁瘀而滞着，筋骨缩瑟而不达，故作舞以宣导之。"《路史·前记》说："随康氏时，水渎不疏，江不行其原，阴凝而易闷，人既郁于内，腠理滞着而重腿，得所以利关节者，乃制之舞，教人引舞以利导之。"在这里，创造舞蹈的目的非常明确，就是为了解决人们的情绪抑郁和筋骨不适。这一萌芽状态的原始养生导引疗法，是我国古代以舞蹈为导引手段进行身心调节的最早记载之一。

中医养生学认为舞蹈有"养血脉"之说。当人们在音乐伴奏下翩翩起舞的时候，身体各部位肌肉和关节进入活动状态，各器官得到充分锻炼，组织新陈代谢加快，有助于心肌收缩，促进血液循环，增加肺活量，延缓机体衰老。同时，跳舞时人的腰肢扭动和腹部肌肉的活动都是对胃肠有规律的按摩过程，有助于消化。

三、花木园艺

1. 花木园艺的艺术价值　花木园艺主要是指栽花草、培植果木与塑造盆景艺园来达到陶冶情操、修身养性和防治疾病的目的。花木园艺活动从播种、扦插、上盆、种植，到整地、浇水、施肥，是一项活络筋骨的全身活动。园艺劳作使人忘却烦恼，睡眠香甜，精力充沛，心态安静，静心寡欲，或激情回荡，舒发情感，给人以形神上的安抚。

2. 怡情养性　花木可净化空气，美化环境，增添乐趣，怡情养性。雅士用以来寄情，明清时期的李渔痴喜水仙，曰："水仙一花，予之命也。予有四命，各司一时，春以水仙、兰花为命，夏以莲为命，秋以海棠为命，冬以腊梅为命。无此四花，是无命也。一节缺予一花，是夺予一季之命也。"

四、垂钓旅游

（一）垂钓

垂钓是一种综合性的修身养性活动，钓者出钓，身背行囊，步行或骑车，身临钓场，试钓、装食、抛竿、提竿、遛鱼，时而站立，时而走动，动静结合。

1. 凝神养气　垂钓大多在郊外，水边河畔，空气清新，让人感到悠闲自得、心旷神怡。钓鱼时讲究静中有动，动中有静，动静结合。这里说的静包括垂钓者心情的平静和外界环境的宁静，天人合一，凝神静气，益处无穷。钓鱼时钓者的注意力必须高度集中，全神贯注，心无所思，耳无所闻，眼、脑、神专注。中医养生学认为垂钓沐浴在大自然中，身心合一，有利于机体的新陈代谢。

2. 舒筋强身　垂钓可强身。垂钓虽无饵，但抛钩观浮，一览群鱼绕直钩而过，再抬竿提线另抛，这一起一立、一提一抛，正好使四肢、手腕、脊柱得到了全面的活动伸展，起到了舒筋活血、增强体力的作用。

（二）旅游

旅游是人们与大自然及文物古迹直接接触，并从中感受其丰富内涵的一种娱乐行为。旅游不仅让人们饱览了大自然的锦绣风光和历史、文化、习俗等人文景观，让人获得精神上的享受，更重要的是置身于优美的大自然风景中，呼吸清新的空气，让身心进行短暂的陶醉，更能让人获得心情上的放松。

1. 怡情移性，悦心舒情　从古到今，人们都喜好旅游养生。古代的文人墨客、帝王将相都喜欢旅游，他们把游名山当作吟诗作赋的创作源泉，诸多名篇佳句都是在旅游中产生。如唐代有诗曰："清晨入古寺，初日照高林。曲径通幽处，禅房花木深。山光悦鸟性，潭影空人心。万籁此俱寂，惟闻钟馨音。"通过旅游养生，人们得到大自然美景的熏陶，消除烦恼，改善情绪，有助身心健康。在旅游中有感而发，借景抒情，又如诗人李白的"朝辞白帝彩云间，千里江陵一日还，两岸猿声啼不住，轻舟已过万重山"，"日照香炉生紫烟，遥望瀑布挂前川，飞流直下三千尺，疑是银河落九天"。范仲淹的

《岳阳楼记》更是其游览时目睹衔远山、吞长江、气势磅礴的洞庭湖，而发出了"先天下之忧而忧，后天下之乐而乐"的感慨，表达了他忧国忧民的宽大胸怀。清朝乾隆皇帝可以说是历代帝王中较为长寿者，他是典型的旅游爱好者，下江南走民间高达 7 次，不为天下累，在旅行中定天下事，身心在乡野得以放松，这也是其得以长寿的原因之一。

旅游养生的积极意义在于在大自然中运动，这种运动其实是种积极的休息和身心的调整。奇峰峻岭、流泉飞瀑、葱郁森林和广阔草原，使人开阔胸怀，平静心情，忘掉不快，宣泄积郁，消除劳累。

2."三因制宜"，康乐疗疾　旅游养生要因人、因地、因时制宜。不同体质类型的人选择适当的旅游地点，具体可因旅游者的年龄、情感需求不同而做出选择。比如登山涉水、长途旅行、漂洋过海、探险名胜等适合青年人和体力较好者；泛舟湖上、品茗赏月等就适合中老年人和体质较弱者。

旅游不但是一种积极的休息，还有助疾病康复。如漫步森林幽径，对高血压、心脑血管疾病有益处；遨游湖海之滨、森林公园，空气清新，这种"天然氧吧"有利哮喘病、肺病患者的康复。而"温泉""海浴""泥疗"等旅游特色项目，对于皮肤病、风湿性关节炎、坐骨神经痛等，有着显著的疗效。

第十三章　沐浴养生法 ▷▷▷▷

在古代，"沐"指洗头发，"浴"指洗身体。沐浴养生系指利用水、日光、空气、泥沙等有形的或无形的天然物理因素，作用于体表，以清洁身体，防病保健，延年益寿的健身方法。

《素问·阴阳应象大论》曰："其有邪者，渍形以为汗。""渍形"就是指用热汤洗浴治病的方法。《素问·玉机真脏论》中有汤烫法和浴法的记载。《礼记》中有："头有创则沐，身有病则浴。"在《伤寒论》中载有"灌水法"。《备急千金要方》中载有"冷水浴法"。《礼记·大学》中记载了商汤时期刻有铭文的浴盆。在战国时期，屈原在《九歌·东皇万一》中记载有"浴兰汤兮沐芳"的诗句。

按照中医养生学理论观点，沐浴具有发汗解表、祛风除湿、行气活血、舒筋活络、调和阴阳、振奋精神等作用。从现代观点来看，"体宜常沐"。现代医学认为，沐浴可以促进皮肤新陈代谢，提高皮肤的抵抗能力；可松弛肌肉，加速血液循环和机体组织器官的新陈代谢，从而调节体温，改善神经系统功能状态，使人消除疲劳，精神爽快。

沐浴的分类方法有多种，其中按介质的有形、无形，沐浴可分为两类。有形介质沐浴包括水浴、泥沙浴、茶浴、盐浴、柠檬浴、奶浴等；无形介质沐浴则指日光浴、空气浴、森林浴和芳香浴等有质而无形的沐浴。

第一节　水　浴

一、水浴的分类和作用

（一）分类

水浴分类较复杂，可按内含成分和水温分别进行分类。据其内含成分的不同，水浴可分为淡水浴、海水浴、矿泉浴、药浴等；根据水温差异又可分为冷水浴、热水浴、蒸气浴等。具体来说，冷水浴多指水温在 25℃以下；温水浴指水温在 34～37℃；热水浴的水温在 38～42℃；高热浴一般要求水温在 42℃以上。

（二）作用机理

1.温度作用　温热水浴可增强血管弹性，使血压下降，心搏出量增加，预防动脉硬化，避免高血压和中风；还可以消除疲劳，发挥镇静作用。但是水温不要超过 42℃，以免导致血压升高，排汗增多，呼吸加快，增加心血管负担。

冷水浴具有提高免疫力，增强神经、心血管、呼吸及消化等系统功能，以及减肥和美容的作用。冷水浴通过给机体以冷刺激，使血管首先急剧收缩，皮肤苍白，血压轻度升高，继之出现血管扩张，心搏变慢，血压降低，因而有助于增强血管的弹性和心肌的舒缩功能，有利于防治动脉硬化、高血压和冠心病等循环系统的疾病。

2. 机械压力和浮力作用　水的压力可对人体体表产生按摩作用，使皮肤柔润光滑而富有弹性，保持健美。水的机械压力还通过压迫胸腹，进一步加强呼吸运动和气体交换；同时下肢静脉受压，右心血容量增加，促进了血液循环和物质代谢，更加改善了心血管及呼吸系统的功能。此外，水的浮力能使人体重量减轻，因此有利于运动障碍的肢体在水下活动，促进关节功能的恢复。

3. 化学作用　水浴所具有的化学作用主要是指矿泉浴的化学作用。由于各种矿泉水的化学成分不同，含量也各异，所以它们各有其特殊的性能。

二、冷水浴

（一）应用方法

进行冷水浴时要从局部逐渐扩展到全身，水温由高逐渐降低，洗浴时间由短逐渐延长。常用的冷水洗浴方法，按刺激作用由弱到强依次为浴面、浴足、擦身、淋浴、浸浴等。

冷水擦身的顺序：脸→颈→手→脚→上肢前臂、大臂→下肢小腿、大腿→前胸→后背。摩擦四肢时，沿向心方向，即从肢端开始，以助静脉反流。手法由轻到重，时间因人而异，以皮肤发红、温热为度。

进行冷水淋浴时，持续时间长短要根据水温、气温及个人身体情况灵活掌握。一般应先从温水（35℃）开始，随着机体适应能力提高，然后每周降低1～2℃，直至降到用自来水洗浴。

浸浴前要先做"热身"运动，应先从头到脚进行周身擦揉数分钟，感觉发红、发热后，再把身体浸入冷水中。水温要根据个人的耐受性而定，开始可略高，逐步降低，直至所需温度。水中停留时间一般为0.5～2分钟。冬季冷水锻炼是在特定气候环境里进行的健身活动，以锻炼后感到精神振作、温暖舒适、眠食俱佳为宜。锻炼时间最好选在10：00～15：00。

（二）养生原则及注意事项

1. 原则　行冷水浴时应该循序渐进，坚持不懈，才能收到预期的效果。首先，水温要从温到凉，逐步下降；其次，冷水浴按季节应从夏到冬，中间不要间断，使身体有个逐渐适应的过程；然后，冷水浴应从局部到全身；再次，每天宜早不宜晚，早晨进行冷水浴锻炼可以振奋精神，而睡前不宜进行冷水浴，以免刺激大脑过度兴奋，影响睡眠。总之，洗冷水浴时以不出现寒战和口唇青紫为宜。洗完冷水浴后要马上擦干水迹，穿好衣服，以防感冒；在洗冷水浴前，一定要做准备活动，以免引起抽筋和腹痛；冷水浴时间宜短，一般足浴浸泡不超过 2 分钟，淋浴最初不超过 30 秒，逐步延长，不超过 5 分钟。

2. 注意事项　患有某些疾病者不宜进行冷水浴，如严重心脏病、高血压、胃炎，以及急性、亚急性传染病者。此外，月经期和孕产期妇女，酒后、饱食、强劳动或剧烈运动后，都不宜洗冷水浴。要注意自我感觉和体重等变化，如出现身体不适、体重减轻、失眠和食欲下降等，应暂停冷水浴。

三、温泉浴

温泉浴又称矿泉浴，系指应用一定温度、压力和不同成分的矿泉水沐浴。矿泉水有冷热两种，冷泉常属饮用，热泉多入浴，古代称温泉为汤泉、沸泉。与普通地下水相比，矿泉有三个特点：温度较高，含有较高浓度的化学成分，含有一定的气体。

（一）历史沿革

温泉历史悠久，被人类用于养生保健已有数千年，是中国养生文化的一部分。早在"神农"时代，人们就开始了对温泉的认识与利用。温泉在中国的发展经历了三个阶段，现在将进入第四个阶段：

第一阶段：神坛时代。温泉在古代被尊称为神水，一直为帝王将相所独享，象征尊贵。人们所熟知的秦始皇建骊山汤、唐太宗撰《温泉铭》、杨贵妃浴华清池等，都记载了温泉在古人养生生活中的地位与影响。

第二阶段：疗养时代。至近代，随着科学的发展，温泉资源陆续被发现和开发，温泉开始应用于医疗疗养，成为伤病者的神奇滋补品。

第三阶段：休闲时代，即现今所处的时代。开发温泉资源，温泉旅游热开始兴起，但缺乏对温泉独特文化及其本质内涵的了解，温泉热开始降温。

第四阶段：养生保健时代。温泉的核心价值是养生，古老的温泉文化应得到有效的继承和发展。温泉养生倡导的人与人、人与自然、人与社会之间的和谐，是一种自然的回归。

（二）温泉养生

从狭义上讲，温泉养生指的是温泉疗养与保健，即充分运用温泉的物理特性、温度及冲击，来达到保养、健身的效果。温泉浴能在一定程度上松弛紧张的肌肉和神经，排除体内毒素，预防和治疗疾病。古代文献也有记载在水中加矿物及香熏、草药、鲜花等，可以预防疾病及延缓衰老。

从广义上讲，随着温泉养生行业的发展，温泉养生也有了更丰富的内涵。它以温泉沐汤为核心，结合健康旅游、休闲娱乐、膳食调养、心理调摄、推拿按摩、睡眠调整、健身活动等内容，初步形成了综合立体的温泉养生体系。具体地说，温泉养生以自然、人文环境为平台，以感受温泉文化为主题，把旅游、养生、保健、休闲、度假等有机地结合在一起，让人们全方位地放松，将精、气、神三者合一，成为都市人群健康生活方式的一部分。

（三）养生原则及宜忌

1. 审因施浴　中医学认为，温泉浴能起到舒筋活络、强身健体、润肤养颜、抗衰老等保健作用；浸泡时间得宜还有显著减肥的功效；可辅助治疗多种慢性病。

温泉养生保健要科学化，温泉浴应体现以下原则：因人施浴、因病施浴、因地施浴、因时施浴，只有这样才能更好地发挥温泉浴的养生保健作用。

2. 矿泉浴的温度　适宜温度为 $38 \sim 40 ℃$，但因泉质和使用目的不同，亦有所区别，如碳酸泉、碱泉、硫化泉温度一般在 $37 \sim 38 ℃$，或更低一点，否则会因有效气体挥发而失效。

3. 温泉浴的时间与疗程　温泉浴每次 $15 \sim 20$ 分钟，以浴后感觉舒适为度。如浴中脉搏超过 120 次/分，或浴后很疲倦，则应停浴。每个疗程为 $20 \sim 30$ 次，可每日一次，亦可连续沐浴 $2 \sim 3$ 次休息一日。两个疗程间应休息 $7 \sim 10$ 天，不得连续沐浴，以免产生耐受性，影响效果。

4. 注意事项　需注意可能出现的温泉浴反应。矿泉浴初始数日，往往出现全身不适或病情加重现象，称为矿泉浴反应，分全身和局部两种情况。全身症状可表现为疲劳、失眠、心慌、眩晕、吐泻、癫痫、全身皮疹、上呼吸道感染等；局部反应为患处疼痛、肿胀、活动受限等。如反应轻微，可继续治疗；如持续时间较长或症状严重，则应停止沐浴。

凡属一切急性发热性疾病、急性传染病、活动性结核病、恶性肿瘤、出血性疾病、严重心肾疾患、高血压、动脉硬化者，以及妇女在经期、孕产期，均不宜行温泉浴。此外，在 1 天内入浴次数过多、时间过长，浴温过高或疗程过长，都是不适宜的。

四、蒸气浴

蒸气浴是利用水或药物的蒸气作用于人体，以达到锻炼身体和治疗疾病目的的一种养生保健方法。在我国，蒸气浴是一种历史悠久的传统保健疗法，也属于"药浴"范畴。

（一）作用机理

中医养生学认为，蒸气浴时，人体的腠理、口鼻同时感受湿热空气的熏蒸，因而外至肌肤，内及脏腑，均可得到湿热蒸气的濡养，既可振奋阳气、调畅气机，又能滋阴润燥、利水消肿。经常沐浴有调和营卫、镇静安神之功效。

西医学研究证实，蒸气浴对人体的作用受高温和空气湿度对人体双重刺激的影响，通过减掉水分和盐分，可以减轻体重。同时蒸气浴能够促进机体新陈代谢，加快血液循环，短时间内升高体温，改善呼吸功能和心血管系统功能，使全身各部位肌肉得到完全放松，有利于消除疲劳，焕发精神和修复损伤的组织，对神经系统功能起着调节作用。

如果配合冷疗，由于身体反复冷热交替熏蒸冲洗，血管不断交替收缩与扩张，能达到增强血管弹性、预防血管硬化的效果。

（二）浴身方法

在蒸气浴室内，将水泼在发热的炉石或火山岩石上，产生含有多种对人体有益因子的蒸气，或采用普通桑拿房烤热的不流通的空气，对机体进行熏蒸。浴身方法和程序与一般沐浴不同，其风格独特，大致分为3个步骤：①浴前准备：浴者脱衣后进入淋浴室，用温水、浴液洗净全身并擦干。②入浴：进入蒸气浴室后，根据个人体质及耐受程度，在浴室四壁不同高度的木栅板上平卧或坐位，可不断变换体位以均匀受热，还可用手轻轻拍打身体，以产生机械刺激，历时7～15分钟。③反复：出浴后经过一定时间降温，在还未出现寒冷感觉时即擦干身体，休息10分钟后，再进入蒸气浴室，停留一段时间后，再离开蒸气室降温。也可配合进入降温室，或用14～20℃的冷水冲淋并浸泡2～3分钟。如此反复升温、降温2～5次。

（三）养生原则及注意事项

1. 应用原则 蒸气浴时，宜根据个人具体情况选定适当的温度、湿度和停留时间。健康人在干热蒸气浴室（温度80～90℃，湿度20%～40%）内，平均耐受时间为17分钟左右；在湿热蒸气浴室（温度40～50℃，湿度80%～100%）内，一次最多可停留19分钟。

如果蒸后需要冷水降温时，所用冷水温度及持续时间因人而异，原则上不应出现寒战或不适感。浴后休息半小时以上，同时喝些淡盐水或果汁补充体内水分和电解质。每次蒸气浴时间（包括休息）在1.5～2.5小时，一般每周一次为宜。

2. 注意事项 少年儿童熏蒸时间不宜过长，以10分钟为度；怀孕或月经期间不应进行蒸气浴；运动员应在运动后进行蒸气浴，而训练期间及赛前1～2天不宜做蒸气浴。此外，急性炎症、传染病、高血压、重症动脉硬化、糖尿病并发酮症酸中毒、甲亢、慢性酒精中毒、癫痫、肾衰竭、恶性肿瘤、有出血倾向者不宜进行蒸气浴。

第二节 药 浴

药浴，是指在浴水中加入药物的煎汤或浸液，或直接用中药蒸气沐浴全身或熏洗患病部位，使药物中的有效成分通过皮肤吸收进入血液循环，到达人体各组织器官，发挥药物强身健体、防病保健作用的一种养生方法。

药浴在中国有着悠久的历史。据载，自周朝开始就流行香汤浴即用佩兰煎汤洁身。长沙马王堆汉墓出土的古医学文献《五十二病方》中就有"温熨""药摩""外洗"等记载。在东汉张仲景的《伤寒论》《金匮要略》中，有"洗""浴""熏"等药浴方法的具体描述，《金匮要略》中可见到用苦参汤熏洗的方法治疗狐蚤病，开辟了药浴疗法之先河。唐代王焘的《外台秘要》中记载了大量的美容、香料洁身、香体配方。明代李时珍在《本草纲目》中收载了药浴的诸多方法，如淋浴、热浴、坐浴等。清代吴师机《理瀹骈文》中搜集药浴方80余首。目前，运用天然中药药浴养生保健备受青睐。

一、作用机理

《理论瀹文》中云："外治之理即内治之理，外治之药即内治之药，所异者法尔。"外治法在给药途径方面有其独到之处。药浴时，水本身的温热作用能够振奋精神，缓解紧张情绪，调节神经系统的兴奋性。静水压力，可促使人体血液及淋巴的回流，增强人体心脏功能，保持汗腺及毛孔通畅，一方面可提高皮肤的代谢功能，通过改善血液循环、排汗，使体内代谢产物及毒素随汗液排出体外；另一方面有利于皮肤对药液的吸收。水的温热性还能舒筋活络，降低肌肉的张力，缓解关节痉挛、僵硬、疼痛及肢体关节运动障碍。更为重要的是，药浴时采用不同的药物会对人体产生不同的影响，利用药物有效成分的渗透作用，通过体表皮肤黏膜和呼吸道黏膜进入体内，可起到疏通经络、活血化瘀、祛风散寒、清热解毒、祛湿止痒、杀菌收敛、防治疾病等功效。现代药理研究也证实，药物的气味进入人体后，能提高血液中某些免疫球蛋白的含量，增强抵抗力，可促进组织间渗出的吸收而具消肿作用，从而达到强身健体、防治疾病的目的。

二、应用方法

药浴前，要先制备中草药煎剂。将中草药放入锅中，加水浸泡后，微火煎煮30～40分钟，制成1500～2000mL溶液，过滤去渣备用，每次水浴加200mL。或将药物用纱布包好，加清水约10倍，浸泡半小时，煎煮30分钟，药浴时再将药液兑入洗澡水中。一般一剂药可反复煎煮使用2～3次，每日或隔日1次。药浴形式多种多样，常用的有浸浴、熏蒸、烫敷三种。

1. 浸浴　水温在40～50℃，每次浸浴15～20分钟。浴后用干毛巾拭干，盖被静卧片刻。药浴以午后或晚间进行为宜。该方法作用范围广泛，对于整个机体有很好的调节作用。

2. 熏洗　局部或全身浸浴前，通常先熏蒸后淋洗，用煎煮时产生的热气先熏蒸患处局部或全身，然后当温度降至37～42℃，药液变温时，用药液淋洗或浸浴患处。或用蒸气室做全身浴疗。注意熏洗温度要适宜，过热易导致烫伤，过冷疗效欠佳。冬季熏洗要注意保暖，夏季要注意避风。

身体局部先熏蒸后浸浴对局部病变有较好的疗效，主要包括头面浴、目浴、四肢浴（包括足浴）、坐浴等。

①头面浴：对美容、美发具有良好的作用，同时对于头面部疾病也有一定的治疗作用。

②目浴：可用于治疗风热上攻或肝火上炎所致的目赤肿痛及眼睛干涩、瘙痒等，可收到疏风清热、消肿止痛等功效。同时，中老年人经常目浴可祛除眼袋，增强视力。

③四肢浴：是常用的局部药浴法，常用于手足四肢的病症，如手足癣、手足皲裂、手部挫伤、脚部扭伤等，具有清热燥湿、杀虫止痒、舒筋活络、消肿止痛之功。中老年

人每晚药浴泡脚并按摩涌泉穴，还有养生保健的作用。

④坐浴：主要用于肛门及会阴部疾病。坐浴的特点是使药物浴液充分与病变部位接触，并借助药物的物理作用促使皮肤黏膜吸收，从而发挥清热燥湿、杀虫止痒等功能。

局部熏洗可使局部温度升高，微小血管扩张，血液循环增加，并可通过局部温热刺激活跃网状内皮系统的吞噬功能，增强细胞膜的通透性，提高新陈代谢，可起到防病、防衰老的作用。

3. 烫敷　将药物分别放入两个纱布袋中，上笼屉或蒸锅内蒸透，趁热交替放在局部烫贴，如果配合局部按摩，效果更好。每次 20 ～ 30 分钟，每日 1 ～ 2 次，2 ～ 3 周为一疗程。

三、注意事项

药浴时要注意水温的调节，一般是趁药液温度较高时先熏后洗，当温度下降到合适时再浸浴，以避免烫伤；要合理用药，严格配伍，不能选择对皮肤有刺激和腐蚀性的药物；老、幼、病重者药浴需专人护理，避免意外；药浴时禁止搓洗，一般可用软布或软毛巾擦洗，严禁用刷子强力搓洗，并禁用肥皂；皮肤破损、饥饱过度、月经期、妊娠期不宜药浴；针对不同患者采用不同的治疗方法与使用禁忌，如高血压、心脏病、急性炎症的患者不宜用热敷熏蒸的方法。

第三节　其他沐浴方法

一、泥浴

泥浴系指用矿泉周围的矿泥、井底泥或沼泽地里的腐泥敷于身体，或在特制的泥浆里浸泡，以健身防病的养生方法。

传统泥浴是利用天然泥土，如白土、黄土、灶心土、田泥、井底泥等进行泥浴保健养生。《备急千金要方》《证类本草》等医书中都记载有"井底泥"浴，用其治疗妊娠胎热导致的胎动不安，以及风热头痛等疾病。现代医疗泥浴多采用淤泥，内含丰富矿物质和微量放射性物质，是进行全身或局部浸埋浴、涂擦浴的主要沐浴方式。

1. 养生作用机理　矿泉水的中心地带地热资源丰富，形成特有的天然矿泥，温度在 42 ～ 65℃，泥中含有大量的胶体物质、盐类和气体，能刺激和调节机体的神经和体液，有消炎、止痛和美容的作用，能消除疲劳，对皮肤病和风湿性关节炎有特效。淤泥中内含丰富矿物质和微量放射性物质，对皮肤能够起到一定的杀菌、消毒作用。泥内的有机物、胶体物质如腐殖酸钠，以离子渗透方式透过皮肤进入体内发挥作用，腐殖酸是有机物腐败后生成的物质，有调节内分泌、加速血液循环、促进新陈代谢、提高人体免疫力的功能。泥土通过与皮肤的摩擦，在日光照射下，有明显温热作用和按摩功效，可促进血液循环，加强新陈代谢和提高组织细胞的营养。

2. 应用方法　井底泥或沼泽地里的腐泥可以进行全身或局部浸埋浴、涂擦浴。

泥浴一般选择夏季，脱衣后，将泥涂于体表，躺在沙滩上。热矿泥浴可以根据泥浆的温度，先在泥浆浴池内的热泥浆中浸泡 5 ～ 10 分钟，或浸泡 20 ～ 30 分钟。然后走出泥浆浴池，让太阳把身上的泥浆晒干，使泥浆一块块自然剥落，再用清水洗净身体。

3. 注意事项　各种皮肤感染、开放性损伤、患有严重器质性病变者，以及经、孕产期的妇女，均不宜进行泥浴。泥浴之前要休息充分，切勿在空腹或酒醉后进行。泥浴过程中可以用冷毛巾敷在头部，如果出现头晕、恶心、大汗等身体不适症状，要立即停止泥浴。出浴后要注意休息，多喝一些能够补充糖分和盐分的饮料，进食高蛋白、高热量的食物。

二、沙浴

沙浴，就是以沙子为媒介，利用清洁的干海沙、河沙，甚至沙漠沙，加热后与身体接触，向体内传热，以达到养生目的的方法。我国的吐鲁番是著名的沙浴胜地。

《本草拾遗》中对沙浴方法有详细的记载："六月河中诸热沙，主风湿顽痹不仁，筋骨挛缩，脚疼冷，风掣瘫缓，血脉断色，取干砂曝令极热，伏坐其中，冷则更易之。"

1. 养生作用机理　具有热疗、磁疗、机械按摩和日光浴的综合效应，能引起全身或局部的变化。主要是运用砂子中含有的磁性物质发挥磁疗作用，加热后的沙子具有热效应，能够通经脉、舒筋骨、祛痼疾，促进血液循环，加快胃肠蠕动和骨组织的代谢生长，增强新陈代谢。对风湿、腰骨疼、关节病、神经衰弱、软组织损伤等有奇特疗效，对皮肤护理及美容有独特作用。

2. 应用方法　最理想的沙浴时间是夏季每天 16：00 ～ 21：00。脱衣后，带好墨镜，再将除头以外的整个身体或身体的局部埋入太阳晒热的（温度 30 ～ 45℃、厚 0.1 ～ 0.2m）沙层中，每次 0.5 ～ 1.0 小时。每次沙浴结束时务必用清水将身体上的沙子冲洗干净，并在清凉干爽的地方休息 30 分钟左右，常规 10 天为一疗程。沙浴的取材广泛，可选用清洁的干海沙、河沙，注意所选的沙中不要混有小石块、贝壳等杂质。

3. 注意事项　患有较严重器质性病变、急性炎症及有出血倾向者，以及月经期或孕期的妇女、儿童、老年人、体质极度虚弱者，不宜进行沙浴。

三、空气浴

空气浴系指裸体或部分裸体以使身体直接接触空气，利用空气的物理特性和化学成分，以健身防病的一种养生保健方法。

1. 养生作用机理　空气浴主要利用空气的气温、气湿、气流、气压及空气所含的化学成分对人体的综合作用，使人体产生一系列反应。其中气温的影响尤其重要，空气浴时，气温的高低变化能够增强人体调节体温的功能，使体温调节中枢、大脑皮层及血管运动中枢的反射活动得到良好的锻炼。例如，当气温低于体温时，人体接受寒冷空气的刺激，使皮肤血管收缩，排汗减少，代谢增加，从而提高机体的抗病能力。另外，新鲜空气中含有大量阴离子，能调节中枢神经系统功能，刺激造血机能，促进新陈代谢，增强摄氧能力，使人体获得充足的氧气，提高人体的活力，增强人体御寒能力和机体的免疫力。

2. 应用方法　空气浴方法简单易行，可进行专门锻炼，也可与运动相结合，一般从夏季开始，先进行温暖空气浴，要穿透气性良好的衣服，或尽量少穿衣裤，但以不出现寒战为度。清晨到空气新鲜的公园、湖边，做一些简单的体育活动，如慢跑、打拳。一般从 10～15 分钟开始，逐渐增加到 1～2 小时，每天 1～2 次，1～2 个月为一疗程。春秋季可以进行凉爽空气浴，空气浴的时间长短可根据体温和个体素质来决定。

3. 注意事项　遇到大风、大雾或天气骤变时，不要勉强进行空气浴锻炼，要避免过度散热和受凉。进行空气浴的理想时间是早晨，要认真坚持，不可半途而废。必须遵照循序渐进的原则，治疗从短时间逐渐延长，温度由高逐渐降低，衣着由多逐渐减少。浴时应认真把握温度、时间，并注意观察反应。如心率每分钟超过 120 次或出现眩晕、心悸、大汗等反应，须立即停止浴用。

空气浴适用于痹证、颈椎病、骨折、伤筋、腰痛、骨质疏松症等的保健治疗。但体质严重虚弱、高热、重症肺部疾病、重度心血管疾病、糖尿病与肾脏疾病、出血性疾病、皮肤有破损溃烂及急性炎症等患者，不宜进行空气浴。

四、日光浴

日光浴系指通过晒太阳，利用日光来健身防病的一种养生方法。

我国古代称日光浴为"晒疗"。《黄庭经》指出"日月之华救老残"，宋代《云笈七笺》载有"采日精法"，嵇康《养生论》也提出了"晞以朝阳"之说。

日光是地球光线和热能的主要来源。太阳辐射的光是一种波长很广的电磁波，主要波长在 150～4000nm 范围，约占总能量的 99%。太阳辐射的光谱可分为可见光与不可见光，可见光由红橙黄绿青蓝紫 7 种单色光组成，通常所见的是混合而成的白光；不可见光又分为红外线和紫外线。

1. 养生作用机理　日光浴时，日光中的紫外线可杀菌、消炎、止痛、脱敏，促进合成维生素 D 以及钙、磷的吸收，有利于骨骼的发育和健全，防治小儿佝偻病及老年骨质疏松症，促进组织再生，刺激机体的造血机能，增强机体免疫力等。红外线主要是温热效应，它使皮温升高，血管扩张、代谢增强，促进局部血液循环和淋巴循环，有利于代谢产物的清除，还能消炎止痛。可见光照射人体时，通过视觉和皮肤感受器作用于中枢神经，再通过反射调整各组织器官的功能，产生不同作用。如红光令人兴奋，绿光使人镇静，柔和的粉光可降血压，紫光和蓝光有抑制作用等。可见日光浴实际上是同时做空气浴和上述三种光级的照射治疗。

2. 应用方法　日光浴有局部和全身两种，适用于代偿机能良好的心脏病、高血压病早期、低血压症、肥胖症、偏瘫、痿证、痹证、骨折、伤筋、腰痛、骨质疏松症等。日光浴的时间，夏季在上午 9：00～11：00、下午 15：00～16：00；春秋冬三季最好在上午 11：00～12：00。日光浴的地点可选择空气清洁的海滨、公园、阳台。

日光浴时，可取卧位或坐位，只穿内衣裤，使皮肤直接接受阳光照射，并不断变换体位，以均匀采光。照射时间应根据海拔高度、季节和照射后个体反应来掌握。例如，高原比平地日光强，含紫外线多；夏季中午的日光最强，照射时间应短；冬天日光中紫外线量约为夏季的 1/6，照射时间可适当延长。初行日光浴时，每次照射 5 分钟即可，以后可每次增加 5 分钟，若全身反应良好，可延长到半小时。局部日光浴者可用雨伞或布单遮挡，一般先照射下肢和背部，然后照上肢和胸腹部。每次日光浴后可用 35℃ 的温水淋浴，然后静卧休息。一般连续 20 次左右。日光浴的正常反应是浴后患者精神较好，睡眠、食欲正常，体力增强。

3. 注意事项　采用直接照射法时，必须按照循序渐进的原则，逐渐扩大照射部位和延长照射时间，使人体逐渐适应日光的刺激。日光浴的地点要清洁、平坦、干燥，不宜在沥青地面或靠近石墙处进行，以免沥青蒸气中毒和辐射热太高。浴时注意保护皮肤，可涂油膏，戴草帽及遮阳镜以保护头部和眼睛。空腹、饱食、疲劳时不宜进行日光浴。日照时间不宜过久，否则反而对健康有害，可导致皮肤癌。在做日光浴过程中，不可睡眠和阅读书报等，须备有维生素和含盐类的清凉饮料，以补充丢失的水分和盐类。

如在日光浴中出现头昏、头痛、恶心、心悸、食欲减退、睡眠不好、体力下降、皮肤脱屑等不良反应，多因照射剂量过大所致；应减少剂量或者暂停。凡患严重心脏病、高血压、浸润性肺结核、甲亢、有出血倾向者，不宜进行日光浴。

五、森林浴

森林浴系指在树林中裸露肢体，或减少衣服，配合适当活动，利用森林中的良好环境条件、气候因素、净化空气、树木释放出的氧气及分泌出的多种芳香物质以强身健体的养生方法。

1. 养生作用机理　森林浴的养生作用机理基本同空气浴。森林中绿荫满目，景色优美，鸟语花香，可愉悦、放松身心，从而充分调动人体潜能，对健康长寿有良好作用。因此，森林浴实际上是空气浴、草木芳香浴及旅游的综合效应。

森林空气中的阴离子（主要是负氧离子）能够调节神经系统的兴奋和抑制过程，改善大脑皮质的功能。森林浴能够促进血液循环，使红细胞和血红蛋白量增加，能加速肌肉内积存的乳酸的运输，以减轻压力，消除疲劳。森林中很多树木可散发出有强大杀菌作用的芳香性物质，可杀死空气中的病菌和微生物，因此森林浴具有消炎杀菌和抗癌等作用。此外，森林浴时，由于许多树木能不断散发出芳香的挥发性物质，人体吸入后有镇痛、止痉、镇静、通便、止咳、平喘、降压，以及促进生长激素分泌，增强支气管、肾脏活动功能等多种作用。

2. 应用方法　森林浴方法很简单，在森林中散步，呼吸森林中的空气。森林浴时，可适当增加些活动量，如散步、慢跑、做体操等，以求多呼吸新鲜空气和草木花香，加速体内代谢产物的排泄，充分发挥森林浴的作用。

3. 注意事项　森林浴有助于多种疾病的恢复，如肺气肿、支气管炎、鼻炎、流行性感冒、高血压病、哮喘病、皮炎、关节炎、失眠症、冠心病、心绞痛、心肌梗死、偏头痛、百日咳、结核病和某些感染性疾病等。

去森林沐浴者应视各自病种的不同，选择适合自身疾病的树林进行森林浴治疗。采用森林浴要因病、因时、因人恰当地选择森林浴，不可贸然去森林沐浴，以防带来不良的作用。如在高原地区生活惯了的人，不宜突然进入森林地区进行森林浴，以免发生"氧中毒"。进行森林浴还要因时而异，因为在不同季节，树木分泌出不同的物质，对不同的疾病会产生不同的疗效。

第十四章　针灸养生法 ▷▷▷▷

　　针灸养生保健法是运用针刺、艾灸等方法，刺激经络、穴位，以激发经气，调整人体的气血，通利经络，从而达到强壮身体、益寿延年目的的一种养生方法。它不仅指导着中医各科的临床实践，而且是人体保健、养生祛病的重要方法和措施。本章内容只介绍针刺和灸法两种方法的运用。

　　中国古代人民很早以前就采用针灸方法保健强身。《黄帝内经》中称掌握针灸保健技术的医生为"上工"，著名医学家孙思邈在《备急千金要方》中记载了许多针灸保健方面的资料，如灸足三里称为可以防病抗衰老的"长寿灸"。在当今社会的养生实践中，灸法及推拿养生法运用较为普遍。

　　针、灸，方法各有不同，但其基本点是相同的，都以中医经络学说为基础，以调整经络、刺激俞穴为基本手段，以激发营卫气血的运行，从而起到和阴阳、养脏腑的作用。两种方法的不同之处在于，使用的工具、实施的手法及形式不同。就其作用而言，也有所侧重，针法以调整人体机能为目的，其所用工具为针，使用方法为刺，以手法变化来达到不同的效果；灸法则采用艾绒或其他药物，借助于药物烧灼、熏熨等温热刺激，以温通气血，其所用物品为艾绒等药物，使用方法为灸，以局部温度的刺激来达到调整机体的作用。两种方法各有所长，针刺有补有泻，灸法长于温补、温通。

　　在中医养生的实际应用中，灸法运用较为普遍，针刺古代多有运用，如今针刺养生不如灸应用广泛。两者常可配合使用，欲获近期效果时，可用针法；对禁针的穴位，或不宜针法者，则可用灸。灸法起效较缓而持久，欲增强其效果，可配以针法；针而宜温者，可针、灸并施。

第一节　针刺养生法

一、针刺养生的概念

　　针刺养生是在中医基础理论的指导下，应用毫针刺激人体的施术部位，运用针刺手法激发经络气血，以通经气、和脏腑，促进人体新陈代谢，达到强壮身体、益寿延年目的的养生方法。现代针刺养生常用的针具有毫针、皮肤针、三棱针等。

二、针刺养生的作用

　　针刺之所以能够养生，是因为其能激发体内的气血运行，使正气充盛，阴阳协调。

概括起来，针刺养生的作用有以下三个方面。

1. 通调经络 针刺的作用主要是通过刺激经络上的腧穴，疏通经络气血，使气血畅达至人体的四肢百骸。针刺的作用首先在于疏通经络，经络通畅，机体新陈代谢活动正常，则健康无病。若于冬季针灸气海、足三里等穴，可起到温阳散寒、温经通络的作用，以防止寒痹的发生。

2. 调补虚实 针刺养生可根据具体情况，及时纠正身体的虚实偏差，虚则补之，实则泻之。补、泻得宜，可使弱者变强，盛者平和，以确保健康。针灸的良性双向调节作用，是以经络和刺灸法为基础的。针刺补法配合加艾灸有补虚扶正的作用；针刺泻法及放血有泻实祛邪的作用。

3. 调和阴阳 针刺作用在于平衡阴阳。现代研究证明，针刺某些强壮穴位可以提高机体新陈代谢能力和抗病能力。如针刺健康者的足三里穴，白细胞总数明显增加，吞噬功能加强。同时，还可以引起硫氢基酶系含量增高。硫氢基为机体进行正常营养代谢所必需的物质，对机体抗病防卫的生理功能有重要作用。这就进一步说明，针刺养生确实具有保健防病、益寿的作用。

三、针刺养生的原则

针刺养生的腧穴配伍应以颐养正气、舒筋活络为原则，辨证施针。养生施针法，着眼于激发经气，增进机体代谢能力，旨在养生强身延寿；治疗疾病施针法，则着眼于纠正机体阴阳、气血的偏盛偏衰，扶正祛邪，意在祛病除疾。因此，用于养生者，在选穴、施针方面亦有其自身的特点。针刺养生，选穴宜以具有强壮功效的穴位为主，选穴不宜过多；针刺手法补泻兼施，刺激强度宜适中。

四、常用腧穴

现将一些常用的针刺养生保健腧穴介绍如下。

足三里（ST36）

足三里是足阳明胃经的合穴，在小腿前外侧，当犊鼻下3寸，距胫骨前缘一横指。为全身具有强壮功能腧穴的首选穴，可健脾胃，助消化，益气增力，提高人体免疫功能和抗病能力。刺法：用毫针直刺1～1.5寸，可单侧、双侧同时取穴。一般针刺得气后，即可出针；但对年老体弱者，则可适当留针5～10分钟。每日1次，或隔日1次。

曲池（LI11）

曲池是手阳明大肠经的合穴，在肘横纹外侧端，屈肘，当尺泽与肱骨外上髁连线中点。此穴具有提高人体气力，调整血压，防止老人视力衰退的功效。刺法：用毫针直刺0.5～1寸，针刺得气后，即出针。体弱者可留针5～10分钟。每日1次，或隔日1次。

三阴交（SP6）

三阴交是足太阴脾经穴位，在小腿内侧，当足内踝尖上3寸，胫骨内侧缘后方。此穴对增强腹腔诸脏器，特别是生殖系统的健康有重要作用。刺法：用毫针直刺1～1.5寸，针刺得气后，即出针。体弱者可留刺5～10分钟。每日1次，或隔日1次。

涌泉（KI1）

涌泉是足少阴肾经井穴，在足底部，卷足时前部凹陷处，约当足底 2、3 趾缝纹头端与足跟连线的前 1/3 与后 2/3 交点上。此穴为养生要穴，常针此穴，有强壮的作用。刺法：直刺 0.2 ～ 0.3 寸，得气后，即出针。可单侧、双侧使用。每周针 1 次。

气海（CV6）

气海是任脉穴，在下腹部，前正中线上，当脐中下 1.5 寸。此穴为养生要穴，常针此穴，有强壮作用。刺法：向下斜刺 0.5 寸，得气后，即出针。可与足三里穴配合施针，每周针 1 ～ 2 次，具有强壮作用。

关元（CV4）

关元是手太阳小肠经募穴，在下腹部，前正中线上，当脐中下 3 寸。本穴为养生要穴，具有强壮作用。刺法：向下斜刺 0.5 寸，得气后出针。每周针 1 ～ 2 次，可起到强壮身体的作用。

合谷（LI4）

合谷是手阳明大肠经穴位，在手背第一二掌骨之间，约平第二掌骨中点处。简便取穴：一手的拇指指骨关节横纹放在另一手食指之间的指蹼缘上，当拇指尖下是穴。四总穴歌："面口合谷收。"防治头面五官疾患。刺法：直刺 0.5 ～ 1 寸，针刺时手呈半握拳状，得气后，即出针。可灸。

天枢（ST25）

天枢是手阳明大肠经募穴，定位在脐旁 2 寸。本穴理气消滞，疏调肠道，调中和胃。刺法：直刺 1 ～ 1.5 寸。每周针 1 ～ 2 次，可起到强壮身体的作用。

神门（HT7）

神门是手少阴心经穴位，定位在尺侧腕屈肌腱的桡侧缘腕横纹上。本穴养心安神，防治心痛、心烦、健忘失眠、惊悸怔忡、癫狂。刺法：直刺 0.3 ～ 0.4 寸。每周针 1 ～ 2 次。

养老（SI6）

养老是手太阳小肠经郄穴，定位以掌向胸，当尺骨茎突桡侧凹陷中。本穴通经活络、清热明目，防治目视不明，落枕，肩臂腰痛。刺法：直刺或斜刺 0.5 ～ 0.8 寸。每周针 1 ～ 2 次。

太溪（KI3）

太溪是足少阴肾经穴，在内踝与跟腱之间凹陷中。本穴益肾清热，壮腰健骨。刺法：直刺 0.5 ～ 1 寸。每周针 1 ～ 2 次。

内关（PC6）

内关属手厥阴心包经，八脉交会穴，在腕横纹正中直上 2 寸。本穴宽胸安神，和胃止痛，降逆止呕。刺法：直刺 0.5 ～ 1 寸。每周针 1 ～ 2 次。

大陵（PC7）

大陵是手厥阴心包经的腧穴和原穴，在腕横纹中央，掌长肌腱与桡侧腕屈肌腱之间。本穴清心宁神，和胃宽胸，清热散邪。刺法：直刺 0.5 ～ 0.8 寸。每周针 1 ～ 2 次。

阳陵泉（GB34）

阳陵泉是少阳胆经的穴位，在腓骨小头前凹陷中。本穴清热利胆，强壮筋骨，防治胁痛、口苦、肝炎、胆囊炎、下肢痿痹。刺法：直刺 1 ～ 1.5 寸。得气即可出针，每周针 1 ～ 2 次。

凡具有强身保健功效的腧穴可以辨证取穴配穴。下面列举一些在临床治疗和日常保健实践中常用的配穴。

足三里、阳陵泉：强健下肢，胆胃同调。

曲池、阳陵泉：调节内脏的机能，强健上下肢功能。

中脘、足三里：调整肠胃机能。

合谷、足三里：调节和强健肠胃功能。

内关、三阴交：强壮身体。

足三里、三阴交：调理脾胃功能。

神门、太溪：防治失眠多梦。

神门、内关：防治心绞痛。

合谷、曲池、养老：防治颈项强痛。

五、注意事项

1. 体质虚弱、精神过度紧张，或过饥、过饱、过劳、大汗、大泻、大出血后不宜针刺；年老体迈及孕妇等不宜针刺；皮肤感染、溃疡、瘢痕或肿瘤的部位不宜针刺。

2. 进针手法要熟练，指力要均匀，并要避免进针过速、过猛。在留针过程中，不要随意变动体位。

3. 发现晕针应立即停止针刺，将已刺之针全部拔出，平卧于空气流通处，松开衣带，轻者静卧片刻，并饮热开水等，即能恢复；重者可掐水沟穴，揉合谷、内关等穴，或配合温灸百会穴。

第二节　灸法养生法

灸法养生是以经络、脏腑等理论为指导，用艾绒或其他药物在身体某些特定部位上施灸，借其温热性效能，通过经络的作用来调整人体生理功能的平衡，以达到温通气血、颐养脏腑、扶正祛邪、益寿延年目的的一种外治养生方法。这种养生方法称为保健灸法。保健灸不仅用于强身保健，亦可用于久病体虚之人的复健，是我国独特的养生方法之一。灸法可补针药之不足。由于其副作用少，老幼皆宜。

古代养生家在运用保健灸法进行养生实践方面，已有非常丰富的经验，流传已久。《扁鹊心书》中指出："人于无病时，常灸关元、气海、命门、中脘，虽未得长生，亦可得百余岁矣。"

时至今天，灸法养生仍是广大群众所喜爱的、行之有效的、实用的养生方法之一。灸材一般多用艾绒。《本草纲目》曰："艾叶能灸百病。"艾叶为辛温、阳热之药，其味苦、微温、无毒，主灸百病。因而，艾叶是灸法理想的原料。

一、灸法养生的作用

灸法养生的主要作用是温通经脉，行气活血，培补先天、后天，和调阴阳，从而达到强身、防病、延年益寿的目的。

1. 温通经脉，行气活血 《素问·刺节真邪论》说："脉中之血，凝而留止，弗之火调，弗能取之。"人的气血运行得温热则瘀血消散，而运行通畅；得寒则气血凝滞，而运行不畅。灸法其性温热，可以温通经络，促进气血运行。

2. 健脾和胃，培补后天 《针灸资生经》指出："凡饮食不思，心腹膨胀，面色萎黄，世谓之脾胃病者，宜灸中脘。"脾胃是后天之本，在中脘穴施灸，可以温运脾阳，补中益气。常灸足三里，不但能使消化系统功能旺盛，增加人体对营养物质的吸收，以濡养全身，亦可收到防病治病、抗衰防老的效果。

3. 升举阳气，密固腠表 《素问·经脉》云："陷下则灸之。"气虚下陷，则皮毛不任风寒，清阳不得上举，因而卫阳不固，腠理疏松。常施灸法，可以升举阳气，密固肌表，抵御外邪，调和营卫，起到健身、防病治病的作用。

4. 培补元气，预防疾病 《扁鹊心书》指出："夫人之真元，乃一身之主宰，真气壮则人强，真气虚则人病，真气脱则人死，保命之法，艾灸第一。"艾为辛温阳热之药，以火助之，两阳相得，可补阳壮阳，真元充足，则人体健壮，所以灸法是培补元气的最好方法。

二、施灸方法

1. 灸法选择 灸法从形式上分，可分为艾炷灸、艾条灸、温针灸、灸器灸及药物灸5种；从方法上分，又可分为直接灸、间接灸和悬灸3种。灸法养生则多以艾条灸、艾炷灸、灸器灸为常见，可采用直接灸、间接灸和悬灸3种方法。

2. 具体步骤 根据受术者的体质情况及所需的养生要求选好腧穴，将点燃的艾条或艾炷对准穴位，使腧穴部位感到有温和的热力，并向下窜透，以感觉温热舒适并能耐受为度。

3. 施灸时间 灸法养生的施术时间可在3～5分钟，最长10～15分钟为宜。一般说来，保健养生灸时间宜短，病后康复施灸时间可增长；春、夏二季，施灸时间宜短，秋、冬宜长；四肢、胸部施灸时间宜短，腹、背部位宜长；老人、妇女、儿童施灸时间宜短，青壮年则时间可增长。

4. 施灸的刺激量 传统方法多以艾炷的大小和施灸壮数的多少来计算。艾炷是用艾绒捏成的圆锥形的用量单位，分大、中、小3种。大炷如蚕豆大小；中炷如黄豆大小；小炷如麦粒大小。每燃烧1个艾炷为1壮。实际应用时可据体质强弱而选择，体质强者宜用大炷，体弱者宜用小炷。

三、常用腧穴

灸法养生保健的适用范围较广泛，所选腧穴较多，针刺保健的常用穴位都可以用于灸法。同时，一些不宜针刺或针刺不方便的穴位也可以用于灸法保健。灸法养生保健的常用腧穴如下。

足三里（ST36）

腧穴定位参见针刺养生。常灸足三里，可健脾益胃，促进消化吸收，强壮身体。灸法：用艾炷、艾条灸均可，时间可掌握在 5 ～ 10 分钟。中老年人常灸足三里还可预防中风，为中老年人保健要穴。古代养生家主张常在此穴施疤痕灸，使灸疮延久不愈，可以强身益寿。"若要身体安，三里常不干"，即指这种灸法。现代医学研究，艾灸足三里可以调整脏腑功能，促进机体新陈代谢，增加白细胞、红细胞的数量和吞噬细胞的吞噬功能，增强免疫力。

神阙（CV8）

神阙在腹部，脐中央。神阙为任脉之要穴，具有补阳益气、温肾健脾的作用。《扁鹊心书》中记载，常用此法熏蒸，则荣卫调和，安魂定魄，寒暑不侵，身体开健，其中有神妙也；常用此法可百病顿除，益气延年。灸法：间接隔盐灸，灸 7 ～ 15 壮，艾条灸 5 ～ 15 分钟，有益寿延年之功。

膏肓（BL43）

膏肓在背部，当第四胸椎棘突下，旁开 3 寸。常灸膏肓穴有强壮作用。灸法：艾条灸，15 ～ 30 分钟；艾炷灸 7 ～ 15 壮。

中脘（CV12）

中脘在上腹部，前正中线上，当脐中上 4 寸。为强壮要穴，具有健脾益胃、补中益气、培补后天的作用。灸法：常用隔姜灸、温和灸。每日灸 1 次，每次 5 ～ 9 壮，连灸 10 天。

涌泉（KI1）

此穴有补肾壮阳、养心安神的作用。常灸此穴，可健身强心，有益寿延年之功效。灸法：一般可灸 3 ～ 7 壮。

气海（CV6）

此穴属任脉穴位，为保健要穴。常灸此穴有培补元气、益肾固精的作用。灸法：常用温和灸、隔姜灸和附子灸。孕妇禁用。

关元（CV4）

此穴为保健要穴，常灸此穴具有温肾固经、补气回阳、通纳冲任之功效。灸法：多用生姜灸，一般每次灸 5 ～ 10 壮，灸毕用正红花油涂于施灸部位，一是防皮肤灼伤，二是更能增强艾灸活血化瘀、散寒止痛之效。

三阴交（SP6）

三阴交是足三阴经的交会穴，对肝、脾、肾三脏的疾病有防治作用，具有健脾和胃化湿、疏肝益肾、调经血、主生殖的功能。艾灸三阴交对神经系统的失眠、神经衰弱、心悸，心脑血管方面的冠心病、高血压，消化系统的脾胃虚弱、肠鸣腹胀、泄泻、消化不良、腹痛、便血、便秘等都有防治作用。

大椎（GV14）

大椎又名百劳穴，在后正中线上，第7颈椎棘突下凹陷中。此穴有解表散寒、温通督脉的作用。常灸此穴，有通调督脉气血、补益阳气、强身益寿的功效。灸法：一般可灸3～7壮。适用于中老年人项背畏寒，用脑过度引起的疲劳、头胀、头晕，伏案或低头过度引起的项强不适、颈椎病，血管紧张性头痛等。

风池（GB20）

风池在项部，当枕骨之下，在胸锁乳突肌和斜方肌上端之间的凹陷中，平风府穴。此穴有疏风解热、聪耳明目、醒脑开窍的作用。灸此穴可以预防感冒。灸法：艾条温和灸10～15分钟即可。

身柱（GV12）

身柱在后中线上，第3胸椎棘突下凹陷中，约与两侧肩胛冈高点相平。此穴强身健体，促进生长发育。灸法：艾炷灸3～7壮，艾条温和灸10～15分钟。

命门（GV4）

取穴时采用俯卧的姿势，该穴位于人体的腰部，当后正中线上，第二腰椎棘突下凹陷处。指压时，有强烈的压痛感。常灸此穴可温肾固经、强身健体、防治腰痛。

肾俞穴（BL23）

取穴时通常采用俯卧姿势，肾俞穴位于腰部，当第二腰椎棘突旁开1.5寸，左右二指宽处。肾俞穴，与命门穴相平，为肾气所聚之处。《玉龙歌》曰："若知肾俞二穴处，艾火频加体自康。"是延缓衰老的要穴，艾灸该穴可具益精补肾之效。

四、注意事项

1. 施灸禁忌　对实热证、阴虚发热者，一般不适宜艾灸；对颜面、五官和有大血管的部位以及关节活动部位，不宜采用瘢痕灸；孕妇的腹部和腰骶部也不宜施灸。

2. 灸后处理　施灸后，局部皮肤出现微红灼热，属于正常现象，无需处理。如因施灸过量，时间过长，局部出现小水疱，如未擦破可任其自然吸收；如水疱较大，可用消毒的毫针刺破水疱，放出水液，或用注射针抽出水液，再涂以龙胆紫，并以纱布包敷。

施灸时应防止艾火烧伤皮肤或衣物。用过的艾条等应装入玻璃瓶或筒内，以防复燃。

五、不同季节的灸法举例

（一）三伏灸

三伏灸是指在三伏天进行艾灸法，也就是用中药敷贴，这是冬病夏治最常用的一种方法。冬病夏治是我国传统中医药疗法中的特色疗法，它是根据天人相应和"春夏养阳"的原则，利用夏季自然界气温高和机体阳气都很充沛的有利时机，调整人体的阴阳，使一些好发于冬季，或在冬季加重的病变，如支气管炎、支气管哮喘、风湿与类风湿关节炎及脾胃虚寒一类的疾病得以康复。

在此期间，人体腠理疏松、经络气血通畅，有利于药物的渗透和吸收。利用这一有利时机治疗某些寒性疾病，能最大限度地祛风散寒，祛除体内沉痼，调整人体的阴阳平衡，预防旧病复发或减轻其症状，并为秋冬储备阳气，令人体阳气充足，至冬至时则不易被严寒所伤。冬病夏治常用穴位：足三里、神阙、气海、关元、背俞穴等。

（二）秋季艾灸

中医学认为，秋季金旺，因此在秋季，大肠经和肺经处于最旺状态。胆、肝两条经脉在五行分属甲乙木，由于秋季金旺克木，因此在秋季，胆经和肝经处于最衰状态。下面举例秋季不同时点艾灸方法：

1. 白露日：取用腧穴为期门、下脘、章门、曲泉、中封。
2. 白露第二日：取用腧穴为京门、带脉、阳陵泉、悬钟、丘墟。
3. 寒露日：取用腧穴为肾俞、膀胱俞、中极、昆仑、束谷。
4. 寒露第二日：取用腧穴为肾俞、下脘、关元、复溜、太溪。

（三）冬季艾灸法

冬季不同时点艾灸法：

1. 立冬日：取用腧穴为中脘、关元、小海、阳谷、后溪。
2. 立冬第二日：取用腧穴为膻中、巨阙、章门、少海、灵道。
3. 冬至前后：艾灸神阙穴。

"冬至一阳生"，即从冬至阳气开始生发了。神阙就是人体元神的门户，艾灸神阙能从生命的源头激发自身的潜能，其作用在于激发人体的元神、元气。在冬至节气前后四天艾灸神阙穴是激发人体阳气升发的最佳时机。

4. 小寒以后：艾灸关元和肾俞。

小寒标志着开始进入一年中最寒冷的日子，冬天气温骤降，是自然界万物闭藏的季节，人的阳气也要潜藏于内，新陈代谢相应较低，艾灸关元穴和肾俞穴可起到温阳补肾、增强机体的原动力、调补人体阳气的作用。

第十五章 推拿养生法 ▷▷▷▷

推拿养生在中国有悠久的历史，几千年前就受到中国医学家及养生学家的高度重视。如《素问·调经论》中就指出："按摩勿释，着针勿斥，移气于不足，神气及得复。"说明在秦汉时期推拿已成为医疗和养生的重要手段。晋代葛洪在《养性延命录》中曾转引导引经部分内容曰："……平旦以两掌相摩令热，熨眼三过，次又以指搔目四眦，令人目明。……又法摩手令热以摩面，从上至下，去邪气令人面上有光彩。又法摩手令热，雷摩身体，从上而下，名曰干浴，令人胜风寒时气、热头痛，百病皆除。"古代自我按摩作为按摩的一个内容十分盛行，它的广泛开展说明推拿疗法重视预防，注意发挥患者与疾病做斗争的主观能动性。著名医学家孙思邈十分推崇按摩，他在《备急千金要方·养性》中提及："按摩日三遍，一月后百病并除，行及奔马，此是养身之法。"孙氏此论既是对唐代以前养生学的继承，又是他自己经验的总结，对后世的影响很大。推拿养生保健是养生保健中较常用的方法，对人体养生具有重要的意义。

第一节 推拿养生的作用

一、调整脏腑

在人体相应的穴位上应用推拿手法，通过经络的介导来发生作用；对脏腑的病变，通过功能调节来发生作用。推拿手法对人体的脏腑功能具有双向调节作用。对胃肠蠕动快的人来说，可以减缓胃肠蠕动的频率，对胃肠蠕动慢的可以加快胃肠蠕动的频率；提高人体对食物的有效消化和吸收。对于糖尿病来说，可提高胰岛功能，使血糖降低、尿糖转为阴性，有效地控制各种糖尿病的并发症。对于泌尿系疾病，可调节膀胱张力和括约肌功能，常用来预防和治疗遗尿症和尿潴留。对于心血管系统疾病，可改善冠心病患者的左心功能，降低外周阻力，减少心肌的耗氧量，从而缓解冠心病心绞痛。

二、疏通经络

通过推拿手法对人体的直接刺激，促进气血运行；还可通过推拿手法对人体的温热刺激，产生热效应，加速气血运行。

三、调和气血

气血是构成人体的基本物质。人身气血调和则一切生命活动正常；如气血失和，气血运行不畅，则会产生病症。正如《素问·调经论》所说："血气不和，百病乃变化而生。"推拿能通过疏通经络与调整脏腑的功能活动来平衡阴阳和促进气血调和。

四、滑利关节

软组织粘连是引起运动功能障碍和疼痛的主要原因，推拿可以直接分离粘连，起到滑利关节的作用，如拇指拨法等。

五、扶助正气

正气是指机体抵抗疾病、促进修复与维护健康的自我调节能力，相当于西医学的人体免疫能力。关于正气对于疾病发生的重要作用，《素问遗篇·刺法论》指出："正气存内，邪不可干。"现代研究表明，推拿能使人体内的白细胞总数有所增加、白细胞分类中的淋巴细胞比例升高、白细胞的吞噬能力显著增强，这些功能即中医所说的扶助正气。

六、消除疲劳

推拿手法可调节自主神经系统功能，改善大脑血液循环，解除心理压力，缓解精神疲劳，保护大脑；还可以促进肌肉纤维的收缩和伸展，增强肌肉弹性；促进人体内血液和淋巴液的循环，改善肌肉的营养状况。

七、抗衰延年

推拿手法可减少脂肪在人体内的堆积，使人体内多余的脂肪转化成热量，从而有减肥的作用；还可以清除人体皮肤表面衰老的上皮细胞，使人体皮肤表面的毛细血管扩张，改善皮肤的营养供应，增强皮肤的弹性和皮肤表面的光泽度，减少皱纹；可以改善人体皮肤表面汗腺和皮脂腺的分泌，减轻色素的沉着，具有皮肤美容和延缓衰老的作用。

第二节　推拿养生的基本手法

推拿手法是操作者用手或肢体的其他部分，按照特定的技术及规范化动作，在体表进行操作，来治疗和预防疾病的技巧性方法。因为主要用手来进行操作，所以称作手法。手法的优劣可直接影响治疗和养生保健的效果。手法的基本要求：持久、有力、均匀、柔和、深透。推拿手法应用于养生保健的较多，现介绍主要的基本保健手法。

一、揉法

1. 拇指揉法　用拇指指腹附着在体表，其他手指放在相应的位置以助力，腕关节微屈曲，拇指和前臂主动用力，使拇指指腹在体表做轻柔的小幅度环旋运动，频率为120～160次/分。常结合按法使用，组成拇指按揉法。动作要领：压力适度，动作灵活而有节律，带动皮下组织一起运动。

2. 大鱼际揉法　用大鱼际附着在体表，腕关节微屈或呈水平，拇指略内收，其他手指自然伸直，肘关节略外翘；前臂主动运动，带动腕关节进行摆动，使大鱼际在体表做轻柔缓和的上下、左右或环旋的运动，带动该处皮下组织一起运动，频率为120～160次/分。动作要领：和拇指揉法基本相同。

3. 掌根揉法　用掌根附着在体表，腕关节放松略背伸，手指自然弯曲，肘关节略屈；前臂主动运动，带动腕及手掌做小幅度的回旋运动，并带动该处的皮下组织一起运动，频率为120～160次/分。此手法常与掌按法来配合，形成掌按揉法。动作要领：和拇指揉法基本相同。

4. 中指揉法　用中指指腹附着在体表，前臂做主动运动，通过腕关节使中指指腹在体表做轻柔的小幅度上下、左右或环旋运动，频率为120～160次/分。动作要领：和拇指揉法基本相同。

二、按法

1. 拇指按法　拇指伸直，用拇指指腹着力于体表，垂直向下按压。动作要领：按压方向垂直向下，用力由轻到重，稳而持续。按法结束时也要缓慢减轻压力。

2. 掌按法　腕关节背伸，用掌根或小鱼际或手掌着力于体表，垂直向下按压。要领：①按压后稍停片刻，然后再重复按压。②动作要平稳、缓慢、有节奏。

三、点法

手握成空拳，拇指伸直并紧靠在食指的中节，以拇指端着力于体表，前臂与拇指主动用力，使拇指端持续地垂直点压体表；也可采用拇指按法的手法形态，用拇指端点压。动作要领：拇指应紧贴食指中节的外侧，以免扭伤拇指间关节；点法开始时不要施猛力，结束时要逐渐减力；用力方向要和受力面垂直。

四、拨法

拇指伸直，用拇指指端着力于体表，向下垂直按压到一定深度后，做和肌纤维或肌腱或韧带或经络成垂直方向的单向或往返拨动，其他四指在旁助力。动作要领：动作要灵活，按压力与拨动力方向相垂直，用力由轻到重，用力大小以能忍受为度；拨动的手指应带动该处的肌纤维或肌腱、韧带一起拨动。

五、摩法

1.指摩法 掌指关节自然伸直，腕关节微掌屈，用并拢的食、中、无名指的指面附着在体表上，随同腕关节做环旋运动，频率为120次/分。动作要领：动作轻柔，压力均匀。

2.掌摩法 掌指自然伸直，腕关节微背伸，以掌面平放在体表上，随同腕关节做环旋运动，频率为80～100次/分。动作要领：和指摩法基本相同。

六、推法

1.掌平推法 用一手的掌根或掌面着力于体表，做与经络循行或与肌纤维平行方向的缓慢直线推动。动作要领：用力平稳，动作缓慢。

2.指平推法 用拇指指面着力于体表，做与经络循行路线或肌纤维平行方向的缓慢推动。要领：和掌平推法基本相同。

七、拿法

拇指指面和其他手指指面相对用力，捏住体表，将该部位的肌肤提起，做连续的提捏或揉捏。用拇指和食、中指操作的称作三指拿法，用拇指和其他四指操作的称作五指拿法。动作要领：动作连绵不断、有节奏性，腕部放松，动作灵活。

八、捏法

拇指和食指、中指指面，或拇指和其他四指的指面相对用力，夹住体表，随即放松，再用力挤压，并循序上下移动。用拇指和食、中指操作的称作三指捏法，用拇指和其他四指操作的称作五指捏法。动作要领：动作连贯、有节奏性，用力由小到大。

九、抹法

用拇指指面或中指指面或食、中、无名指指面在体表做上下左右或弧形推动。用拇指操作的，称作拇指抹法；用中指操作的，称作中指抹法；用食、中、无名指操作的，称作三指抹法。若在体表同时做相反方向推动，称作分抹法。动作要领：用该手法时可在体表先涂上少许润滑剂，用力均匀、柔和，动作稳而沉着。

十、搓法

双手掌面相对用力，夹住肢体，做相反方向的快速搓揉，并循序往返移动。动作要领：双手用力对称，不要将肢体过于夹紧，动作要快，在体表的上下移动要慢。

十一、叩击法

1.拳击法 双手握成空拳，交替用拳背部或拳的小鱼际部和小指部叩击体表部位，形如击鼓状。动作要领：用力均匀柔和，动作持续有序，不能用暴力；腕关节要灵活，动作要轻快、有弹性。

2. 指叩法　手指自然弯曲、分开，腕关节放松，通过腕关节做小幅度或较大幅度的屈伸，使指端轻轻叩点体表。叩击时可用五指同时着力，也可单用中指。动作要领：叩击时用力不宜过大，注意腕部放松。

3. 侧击法　掌指关节伸直，腕关节略背伸，用单手小鱼际击打或双手小鱼际交替击打体表。要领：通过肘关节的伸屈运动，带动前臂发力来进行击打。

十二、拍法

五指自然并拢，掌指关节微屈，使两掌心空虚成用虚掌，然后有节奏地上下拍击体表，拍击时可听到清脆的拍打声。可单手拍打，也可双手交替拍打。动作要领：腕关节放松，动作平稳而有节奏。

第三节　头面部推拿养生

一、头部推拿养生

1. 指叩百会　五指并拢，成一点面，屈腕，放松用力手指轻轻叩击百会穴，每次7下，左手或右手交替。百会为诸阳之会，百会穴与脑密切联系，是调节大脑功能的要穴。轻轻叩击可以醒脑开窍，安神定志，升阳举陷。

2. 拿头五经　又称五指拿头，用中指定督脉，食、无名指分别置于两侧足太阳膀胱经，拇指、小指分别置于两侧足少阳胆经的位置，然后五指同时用力，由前发际起，将头皮抓起，随即松开，重复抓、放动作，并缓慢渐渐向后移动。当手移至后脑部时，食、中、无名、小指要逐渐并拢，改为三指拿法，最后终于风池穴。如此可重复5～7遍，而且左右手可交替操作。此法有通经活络、散寒祛邪、理气活血等功效。孙思邈的养生秘诀有"发宜常梳"，能使人"身体悦泽，面色光辉，鬓毛润泽，耳目精明，令人事美，气力强健，百病皆去"。

二、面部推拿养生

1. 揉印堂　坐位或仰卧位，用拇指揉法或中指揉法或大鱼际法揉印堂穴2～3分钟。印堂穴是人体经外奇穴，古人列为"回春法"之一，具有清头明目、通鼻开窍的作用。经常揉印堂穴可改善面部气色，调和气血，保持"印堂发亮"，可谓有病治病，没病强身。

2. 点睛明　坐位或仰卧位，用拇指端点法点睛明穴1～2分钟，以局部酸胀为度，可单手操作也可双手同时操作。点睛明穴能消除黑眼圈、眼部减压，可舒缓肩颈肌肉僵硬，预防头痛，提神醒脑等。

3. 揉太阳　坐位或仰卧位，用拇指揉法或中指揉法揉太阳穴2～3分钟，用力大小以酸胀为度。太阳穴是人头部的重要穴位，古人将揉此穴列为"回春法"。当长时间连续用脑后，太阳穴往往会出现酸重或胀痛的感觉，这就是大脑疲劳的信号，这时施以按揉效果非常显著。揉太阳穴能够解除疲劳、振奋精神、止痛醒脑，并且能继续保持大脑注意力的集中。

4. 摩面部　两手掌掌面先互相搓热，用掌指面从下到上摩面部，从迎香穴开始，经眉、目、鼻、颧、口，到下颌部为止，反复操作 1～2 分钟。摩面部能增进血液循环，给脸部组织补充营养，帮助皮肤排泄废物，减少油脂的积累；使皮肤组织密实而富有弹性；排除积于皮下过多的水分，消除肿胀和皮肤松弛现象，有效地延缓皮肤衰老，使皮下神经松弛，消除疲劳，减轻肌肉的疼痛和紧张感，令人精神焕发。

第四节　躯干部推拿养生

一、拿捏摩颈

坐位或俯卧位，用三指拿捏法拿捏颈部棘突两侧肌肉 2～3 分钟，从上到下依次进行。然后用掌摩法横摩或斜摩颈项部 2～3 分钟，以皮肤微热为度，从上到下依次进行。颈椎支撑头部，又有很大的活动范围，拿捏及掌摩颈部可改善颈部的血液循环，增加颈部肌肉的力量，保持项韧带的弹性，加强颈椎小关节的稳定性。长期坚持可令颈部活动灵活，能有效预防落枕、颈椎病、头痛头晕、颈肩臂疼痛麻木等病症的发生。

二、抱头展肩

双手交叉抱在颈后部，两个胳膊肘先尽量互相靠拢，然后做肩关节外展动作，两个胳膊肘往外撇，反复 7～14 次。本法可以锻炼肩关节的外展外旋运动，防治肩关节粘连。

三、拳击肩井

站位，两手握虚拳，先用一手的大鱼际击对侧的肩井，然后再换另一手拳击另一侧的肩井，交替拳击，7～14 次。如果把人体比作一口井，井底是脚底的涌泉穴，井口就是肩部的肩井穴，只有保持这口井上下畅通，人体内的气血才能畅通无阻。也就是说，涌泉穴的"生命之水"必须从人体的最底部传输到肩井部，如果肩上的肩井穴堵塞了，生命之水的作用就会减弱。所以，要经常拍击肩井穴。

四、指揉膻中

坐位或仰卧位，用一手的指揉法揉膻中穴 1～2 分钟。膻中穴不仅是心包经经气聚集之处，还是任脉与足太阴经、足少阴经、手太阳经、手少阳经的交会穴，能理气活血通络、宽胸理气、止咳平喘。现代医学研究证实，刺激该穴可通过调节神经功能，松弛平滑肌，扩张冠状血管及调节消化系统功能。

五、掌摩腹部

坐位或仰卧位，用一手的掌面摩腹部 100～200 次。摩腹是一种简便易行的自我保健方法，可选择在临睡前及起床前进行。摩腹时排空小便，取仰卧姿势，全身肌肉放松，排除杂念，意守丹田，先用右掌心贴附在肚脐部，上叠双手，做顺时针方向按摩，由脐部逐渐扩大到全腹，然后缩小按摩范围，回到脐部。此后，再交换左右手的位置，左手掌贴脐，上叠右手，依前面的方法做逆时针方向按摩，做 100 次。按摩时用力要适度，以不引起腹部疼痛或不适即可。中医学认为"背为阳，腹为阴"，腹为五脏六腑所居之处，有肝、脾、胃、胆、肾、膀胱、大肠、小肠等脏器分布，又有足太阴、厥阴、少阴、任脉等经脉循行，被喻为"五脏六腑之宫城，阴阳气血之发源"，使机体保持阴阳气血的相对平衡。现代医学证明，腹部按摩可促进胃肠及腹部肌肉强健，促进血液及淋巴液的循环，使胃肠蠕动加强，消化液分泌增多，人体得以健康益寿，从而达到养生保健的目的。

六、掌擦腰部

搓手令热，以两手掌面紧贴腰部脊柱两旁，直线往返摩擦腰部两侧，一上一下为 1 次，连做 100 次为一遍。腰为肾之府，肾为一身之本、生命之根，人的生长发育、长寿和衰老与肾气的盛衰有直接关系，肾盛则精气足。按摩两侧腰部，具有滋阴壮阳、补益肾元、壮腰益肾、益精聪耳的作用。

第五节　四肢部推拿养生

一、搓擦双手

取站立位或坐位，双手掌面相对搓擦及一手掌面与另一手掌背搓擦，反复操作 3 分钟左右。动作要领：搓擦力度宜大，速度稍快，以双手出现热感为准。搓热双手是简单易行的方法，手心与手背正中线是重要脏器及血液、生殖、泌尿、代谢的反射区，而手部诸多经穴、经外奇穴和手穴也都分布其中，与内脏相连。所以，搓揉手心手背的正中线有养生保健的功效。先手心，后手背，从中指指根正中线推向腕部中点处，各 100 次，每天一次。

二、揉捏十指

取站立位或坐位，用一手的食指指腹与大拇指指腹捏住另一手指，从指根做揉捏到指尖，每个手指反复操作 3～5 次，最后用勒法 1 次，从大拇指依次揉捏至小指。中医学认为手指是手三阴经、手三阳经起止之端，与足三阴经、足三阳经相通，构成一个有机的整体。手指头的两侧分布着人体经络的井穴，每只手各有 6 个井穴，井穴是经络的端点，常捏大拇指可以强健脑和肺；常捏食指可以增强脾胃功能，帮助消化；常捏中指可以强心，保护心包经不受外邪侵袭；常捏无名指可以强健肝胆和三焦；常捏小拇指增强肾脏功能，利小肠。每天 1 ～ 2 遍。俗话说：手指天天多揉揉，失眠头痛不用愁；常揉拇指健大脑，常揉食指胃肠好；常揉中指能强心，常揉环指肝平安；常揉小指壮双肾，十指对力强心脏。

三、揉擦肘部

取站立位或坐位，一手置放于对侧肘部，鱼际置约当曲池至手三里之间区域，用鱼际揉法操作 30 秒～ 1 分钟，然后用掌擦法擦肘部 30 秒左右，以局部发热为佳。动作要领：揉肘时动作要沉稳。肘关节的组成较为复杂，在上肢的功能活动中起着非常关键的作用。肘关节受损，会造成关节的屈伸活动、前臂旋转活动障碍，影响人体正常活动。揉擦肘部可起到舒筋通络、行气活血的功效，能有效缓解局部肌肉紧张，促进炎性物质的吸收，对网球肘、风湿性关节炎引起的肘部不适有着良好疗效。

四、拿捏上肢

取站立位或坐位，一手握另一侧上肢内侧行拿捏，拿捏末即一次拿捏动作完成后紧接着施以弹拨手法，此为一次操作，然后顺势开始下一次操作，上下来回反复操作 3 ～ 5 遍。动作要领：操作上臂时，拿捏末时用拇指根部行弹拨法；操作前臂时，拿捏末时用掌根行弹拨法。上肢是手三阴经、手三阳经的通路，手三阴经从胸走手，手三阳经从手走头。所以拿捏上肢不仅可以改善肌肉的痉挛或弛缓状态，而且可以改善心肺及头面部的不适，如咳嗽、气喘、心悸、颈项拘挛、失眠、头痛等。另外，内关穴位于前臂掌侧，腕横纹上 2 寸，当掌长肌腱和桡侧腕屈肌腱之间，按揉此穴对心痛、心悸、胃痛、呕吐、癫痫及肘臂挛痛等病症均有治疗作用。

五、掌擦足底

取坐位，可以不脱袜子，以操作左侧足部为例，左下肢屈曲内收，暴露足底，用右手掌近小鱼际斜擦左侧足心（涌泉穴）处，至局部有微微发热感；换右脚掌擦脚底，方法如上所述，同样要使之有微微发热感；然后用拳击法反复叩击足底 2 分钟左右。右侧足底用左手操作。《灵枢·经脉》云："肾足少阴之脉，起于小指之下，邪走足心。"在经络系统里，足底（足小趾之下）为足少阴肾经的起点，掌擦足底不仅可治疗妇科病、前阴病，而且对肺、肾、咽喉病及经脉循行所过之处的病证都有着较好的治疗作用。《理瀹骈文》云："临卧濯足，三阴皆起于足，指寒又从足心入，濯之所以温阴，而却寒也。"同样，掌擦脚底并使之微微发热，也是取其"温阴却寒"的功效。现代研究认为，人体各重要部位在足底均有其反射区，掌擦脚底可对各反射区进行良性刺激，既缓解疲劳，又可使人体远离亚健康，延年益寿。

六、拿捏小腿

取坐位，以操作左小腿为例，下肢屈曲内收，双手并排放置于小腿后方，拿捏小腿部肌肉，沿小腿后侧上下来回操作 3～5 遍。足太阳膀胱经行于小腿后，拿捏小腿对头、项、目、背、腰、下肢及神志方面的疾病有着较好的治疗作用。另外，由于足太阳经别"别入于肛"，所以拿捏小腿承山、承筋穴，对痔疮、便秘等疾患也有着不错的疗效。

七、按揉足三里

取坐位，以操作左侧穴位为例，下肢屈曲内收，用手拇指按揉同侧足三里穴 1 分钟左右，至局部酸痛或酸胀。足三里自古以来即为保健要穴。《四总穴歌》云"肚腹三里留"。按揉足三里穴可有效缓解胃肠疾患，对于改善失眠、膝痛等疾病也有着不错的治疗效果。《通玄指要赋》云"三里却五劳之羸瘦"，说明足三里能够改善五脏劳伤导致的身体虚弱、肌肉瘦削。现代研究表明，足三里可有效增强机体免疫力，对改善高血压及血液成分均有着不错的疗效。

八、叩击下肢

取坐位，屈膝内收小腿，双手握拳，用双手掌心同时或交替叩击大腿及小腿内外两侧，上下往返叩击 3～5 遍。操作要领：拍击力度宜大，以操作后局部微微发热为佳。在经络系统中，足三阴经、足三阳经的有穴通路遍布下肢，叩击下肢可有效缓解胃、膀胱、胆三腑以及脾、肾、肝三脏的疾患。俗话说"树老根先枯，人老腿先衰"，叩击下肢可改善下肢血液循环，并对下肢筋肉系统进行良性刺激，不仅可缓解因肌肉痉挛或弛缓引起的下肢活动不利，而且对于单纯性下肢浅静脉曲张引起的下肢肿胀不适也有着不错的治疗效果。

第十六章　气功养生法 ▷▷▷

　　气功养生是指运用传统气功方法，进行自身行气锻炼，通过调心、调息、调身，以达到强身健体、防病益寿目的的养生方法。

　　气功一词最早见于晋代许逊著的《宗教净明录气功阐微》。在晋代以前的典籍中，道家称之为"导引""吐纳""炼丹"，儒家称之为"修身""正心"，佛家称之为"参禅""止观"，医家称之为"导引""摄生"。在历代医籍中，以"导引"为名者较为普遍，而"气功"之称，则是在近代才广为应用。气功是我国古代劳动人民长期和疾病、衰老进行斗争的实践中，逐渐摸索、总结、创造出来的一种自我身心锻炼的摄生保健方法，是中医学的宝贵遗产之一。它不仅历史悠久，而且有着广泛的群众基础，千百年来，对中华民族的健康保健起了重要的作用。

第一节　气功养生的基础理论

一、养生机理

　　气功是着眼于精、气、神进行锻炼的一种健身术，它通过调身、调息、调心等方法来调整精、气、神的和谐统一。调心要求意念专注，排除杂念，松弛身心，宁静养神；调息则使呼吸深长，均匀和缓，气道畅通，柔和养气；调身则指调整身体姿势，轻松自然地运动肢体，使身心融为一体，经络营卫气血周流，百脉通畅，脏腑和调，从而做到"练精化气""练气化神""练神还虚"。通过系统的锻炼，可以使精、气、神三者融为一体，以增强新陈代谢的活力，使精足、气充、神全、体壮，以达到延缓衰老、延年益寿的目的。

　　研究证明，在气功锻炼时，全身肌肉骨骼的彻底放松有助于中枢神经系统，特别是交感神经系统的紧张性下降，使情绪得到放松。调息则通过深长的腹式呼吸达到按摩内脏、促进血液循环、加强内脏器官功能的作用。同时，气功锻炼可以兴奋呼吸中枢，进一步影响和调节自主神经系统。而调心入静对大脑皮层有调节作用，使大脑皮层细胞得到充分的休息，也能对外感性有害刺激产生保护作用；可以使大脑的活动有序化，从而大大提高脑细胞的活动效率，使大脑的潜力得以发挥，更好地开发智慧。

二、练功原则

(一) 松静自然，身心合一

为了达到入静，要求做到形神、身心及呼吸的放松。外松以解除全身肌肉紧张，内松以解除呼吸、集中意念的紧张。通过舌抵上腭，用意念诱导气的运行，使身心合一，达到"入静"的目的。

所谓松静自然，是指在气功锻炼中必须强调身体的松弛和情绪的安静，外静不如身静，身静不如心静。要尽力避免紧张，在练功过程中欲达到松静自然，身体要放松，姿势自然要规范正确。姿势不端正，既影响身体放松，又影响入静，还可能影响练功效果。意念、呼吸、肢体的活动等都要符合生理的自然需求，如腹式呼吸不能勉强用力将呼吸拉长，而应通过锻炼逐步加深。意守时精神应集中，但又不应过于强调意守。练功中要做到勿忘、勿助、勿贪、勿求，力求在一种轻松自然的情况下达到神气合一、形神合一、整体协调的境界。

(二) 心情舒畅

在气功习练时必须保持情绪平衡，心情愉快，这样才能促进健康，消除疾病，而且在每次练功后都会有舒适和欣快的感觉。

(三) 循序渐进

1. 动作、呼吸、意念的训练要循序渐进　学练动作时要循序渐进，要在弄清每一动作姿势的前提下，一招一式地练习，动作要做到规范自如。在此基础上，要求呼吸与动作配合得当，力求做到呼吸细、绵、长、流畅。当姿势掌握得比较娴熟，呼吸也基本达到要求后，要逐步加上意念。要注意，意念配合是在动作和呼吸运作过程中运用意念的活动。随着练功时间越来越长，意念要由重到轻，由轻到无。也就是说，意念的训练要坚持两点，做到意念与动作、呼吸密切配合，动作、呼吸、意念同练，不要顾此失彼。

2. 练功的效果要循序渐进　在气功练习过程中一般容易急于求成，非常关注练功的效果，总希望功效出现越早越好，程度越明显越好。这种急躁情绪会使练功者心绪烦乱，影响气机的正常发动和气血运行。因此，练功者练功时不可操之过急，应心绪安定、不急不躁，要循序渐进，必须培养持之以恒的毅力，多下苦功。

(四) 因人而宜

从古至今的气功功法很多，练功者要根据身体的强弱和年龄选择适合自己身体情况的功法及功法强度。如习练静功时，对于年轻、身体强壮者，可选择站桩；身体弱者，可以选坐式；对于站立或坐着不便的人，可取用卧式。原则上不要超强度习练，否则会影响健康。此外，要因病选择放松方式。练习放松功时，放松部位及放松的顺序可因病而定，例如高血压者，可从上至下整体放松；青光眼、哮喘、冠心病、肝病患者，可注重对眼、气管、心前区、肝区进行局部放松。

（五）练功时间和环境的选择要适宜

体力好的人可以练习持续时间较长的功法；体力差的人适合选择时间较短的功法，否则会由于练功时间过长，体力消耗过大而影响健康。此外，选择好的练功环境非常重要，不仅有利于入静，而且有利于气机发动，功效显现快。练功环境应选择在地势平坦、空气清新、绿茵草坪等环境幽静的地方，切忌在人声喧闹的河岸湖边、楼顶阳台、风口山坡等地练功。

第二节　常用养生气功

气功的门派较多，在功法上大致可分为动、静两类。所谓静功，也称内功，是以默念、存想、吐纳为主，即在练功时要求没有肢体的动作，以内练精气神为主，具有外静内动的特点，如坐功、卧功、站功等；所谓动功，也称外功，是以调身导引，全身和四肢的运动为主。在练功时，形体要做各种动作，具有外动内静的特点，即通常所说"内炼一口气，外炼筋骨皮"。也有些功法动与静是不可决然分开的，属于动静相兼的类型，例如站桩功。

一、常用单式养生气功

无论是动功还是静功，在练功的基本要求上大体是一致的。归纳起来，有如下几方面内容。

（一）调息

调息即调整呼吸，是调控呼吸的操作活动，也称炼气，其基本要求是细、静、匀、长。练功时要求呼吸深长、缓慢、均匀，此又称气息或练气。初练时，求其自然，不可勉强，慢慢做到从有声到无声，由短促到深长。在自然呼吸的前提下，鼻吸、鼻呼，或鼻吸、口呼，逐渐把呼吸练得柔和、细缓、均匀、深长，逐步达到无声无息、出入绵绵、若存若亡的境地。调息包括：①自然呼吸法，具体可分为自然胸式、腹式呼吸及混合呼吸；②腹式呼吸法，具体分为顺腹式、逆腹式呼吸和脐呼吸；③提肛呼吸法；④鼻吸、鼻呼口吸和鼻吸口呼法；⑤练呼与练吸法；⑥吐字呼吸法，有发声与不发声之分；⑦数息和随息法等。

（二）调身

调身即调整形体，调控身体静止或运动状态的操作活动，也称练形。就是有目的地把自己的形体控制在受意识支配的一定姿势和一定的动作范围之内，使自己的身体符合练功姿势、形态的要求，强调身体放松、自然，以使内气循经运行畅通无阻。调身一般分行、立、坐、卧，要求行如风、站如松、坐如钟、卧如弓。调身的总要求是宽衣解带，舒适自然，不拘形式，与调心和调息配合进行。

1. 坐式　也叫"打坐""静坐""坐忘"，主要练的是上半身气的运行。由于人体重要器官都在上半身，故坐功本身就是最常见、简便易行、历史悠久的一种健身气功。凡取坐姿，均可练功，主要包括垂腿坐和盘腿坐。

（1）盘腿坐式　"双盘式"是最符合要求的坐姿，要求把左脚放在右大腿上，再把右脚搬到左大腿上，两小腿自然交叉，两足底朝上；双手仰掌叠放一起置于小腹前，目半睁，视鼻端。这个坐法只是为了坐得稳固不易动摇，但没有相当功夫不易做到。简易做法是"单盘式"，要求把右腿放在左腿上面，手势如前法。"自由盘腿"式是将两小腿自然交叉成八字形而盘坐，两足压在大腿下，是一般人习惯用的坐式。

（2）垂腿坐式　坐在高低适宜的椅凳上，大腿面保持水平，小腿垂直，两脚平行着地，双腿分开与肩同宽；两手心向下，自然的放在大腿上；两肩下垂，不要挺胸驼背和仰面低头，下颌略向回收，头顶如悬，体态以端正自然为标准。此式为现代习惯采用之姿势。

2. 卧式　以右侧卧位为佳，头稍向前。右手自然屈肘置于头枕前，手心向上，左手放在左胯上，手心向下，或放丹田处，手心按腹。此式应用为坐功之辅助，或体弱不能坐者采用之法。腿的姿势为伸下腿屈上腿，下面的自然伸直或略屈，上面的屈膝约120°放另一腿上面。本式适于病弱或失眠者，可于睡前行此功。

3. 站式　站式有各种姿势，在这里不一一介绍。兹介绍方便易行的一个姿势，以为坐功之辅助功。两脚并立，两手覆于丹田（左手掌心覆于丹田，右掌心覆于左手背上）；眼半垂帘，松肩垂肘，含胸拔背，虚心实腹，一切要求同坐式。

4. 行式　行路和散步时，目视前方三五步处，意守鼻尖，神不外驰，要平正不摇，注意道路，气贯丹田，呼气提肛，吸气放松。依行路的速度，一般为三步一呼，一步一吸，四步一个呼吸。如能长期锻炼此法，对走长路很有帮助，可以久行不倦。

（三）调心

调心即意识训练，又称为意守或炼意，是调控心理状态的操作活动，也称炼神。指在形神松静的基础上，通过不同的方法帮助排除思想杂念，以达到"入静"状态。"入静"就是达到对外界刺激不予理睬的清静状态，此时头脑清醒，似睡非睡，即所谓"气功态"。调心神的基本方法包括松静法、意守法、观想法、默念法等。松静法是指在气功锻炼中必须强调身体的松弛和情绪的安静，要尽力避免紧张，力求在一种轻松自然的情况下进行意念、呼吸、肢体的活动。意守是指排除一切杂念，把意念集中到身体的某一部位或空间的某实物，或意想某一词义的方法。意守"丹田"是常用的方法之一。

二、常用复式养生气功

我国气功流派众多，每一流派又有许多各具特色的练功方法。但不同的功法中均贯穿有共性的功法，如站桩功、放松功、保健功等。

（一）静功

1. 入静放松功　三线放松功属于静功，大多数功法都要把放松贯穿于整个练功过程。该功法安全有效，易学易练，行、立、坐、卧均可，适合不同人群锻炼。常用的放松功法有五种，包括三线放松法、分段放松法、局部放松法、整体放松法和倒行放松法。其中最基本的是三线放松法，即将身体分成两侧、前面、后面三条线，由上而下逐次地进行放松。（图16-1）

第一条线（侧面）：

头部两侧→颈部两侧→两肩→两上臂→两肘部→两前臂→两手腕→两手→十个手指。

第二条线（前面）：

面部→颈部→胸部→腹部→两大腿→两膝→两小腿→两脚→十个脚趾。

第三条线（后面）：

后脑部→后项部→背部→腰部→两大腿后面→两腘窝→两小腿后面→两脚底→十个脚趾。

以上方法按照第一条线、第二条线和第三条线顺序依次放松，可重复做3遍，最后把意念放在腹部丹田，静养5～10分钟，收功。此法对初学者较为适宜。

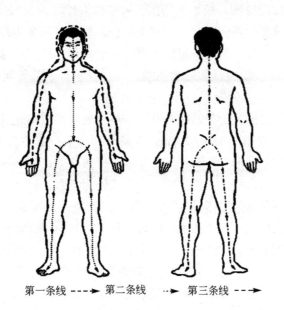

第一条线 ----➤　第二条线　➤　第三条线 ----➤

图16-1　三线放松

放松功就是通过有意识地注意身体各部位，结合默念"松"字，逐步地把全身调整得自然、轻松、舒适，以解除身心紧张状态。同时，逐步集中注意力，以排除杂念，安定心神，配合自然呼吸法，吸气时关注放松部位，呼气时默念"松"字，以使放松部位按顺序逐个放松。注意在练习时要认真体会松的感觉，默念"松"字时不应出声，快慢轻重适当，不要急躁，可任其自然，用意太快太重会引起头部不适，太轻太慢则易昏沉瞌睡。

正常人练习放松功可以消除疲劳，解除紧张，特别是对那些情绪急躁、思想不易入静的人，有良好的调节情绪、宁静思想的保健效果。经常练习放松功还可以调和气血，协调脏腑，疏通经络，有助于增强体质，防治疾病。临床实践证明，该功法用于治疗高血压、冠心病、青光眼、神经衰弱、胃肠病、哮喘等均取得较好疗效。

2. 站桩功　源于古典养生导引法，是武术养生法的基础功法。站桩功主要用于腰腿基本功的锻炼，亦称"马步""地盘"，总以站立姿势为其基本练功姿势，故名站桩功。站桩功是一种练内劲的功法，练功之人犹如树大根深，站立挺拔，沉稳而有力，配合意念和呼吸练功，使躯干四肢保持一定的姿势，肌肉呈持续性的静力性紧张，思想集中。

研究证实，站桩功具有舒缓中枢神经，促进血液循环，加快新陈代谢的重要作用。坚持长时间练站桩功能够增强体质，协调五脏六腑，使全身润泽、生机旺盛、祛病延年，对常见慢性病如高血压、神经衰弱、慢性胃肠炎、关节炎等有治疗效果。

（1）姿势分类　在站式为主的基础上，根据上肢和下肢的姿势及体位高低，可分为三圆式、扶按式、提抱式等多种，简要介绍如下。

①三圆式：是气功站桩中应用最广泛的基本姿势，要求两脚分开与肩同宽，足尖内扣站成足圆。足趾抓地，使腰平直，两腿微屈，含胸拔背。两臂抬起与肩平，肘比肩稍低，做环抱树干状，成为臂圆。两手各指张开弯曲如握球状，形似虎爪，距离 30cm 左右，以成手圆。头顶项竖，目似垂帘，与呼吸配合，吸气时为合为蓄，使气入丹田；呼气时为开为发，使气达指尖、足心。足圆、臂圆、手圆称之三圆，练习三圆姿势可以使呼吸顺畅，气息运行直达指尖，且可增强腿、腰、臂膀、手腕等肌力，使其发达坚韧结实。

②提抱式：两脚与肩同宽，呈八字分开，两膝微屈，膝盖不超过足尖，全身力量落于足底。两手相对，指尖相隔 15～20cm，与脐下缘相平，掌心向上，上身保持正直，肩稍后张，虚腋，臂成半圆形，心胸开阔，呈虚灵挺拔之势，犹如抱一大气球。头正或稍后仰，目闭或微闭，口微张，舌抵上腭，全身放松而不懈，保持似笑非笑的状态。

③扶按式：手指分开稍弯曲向斜前方，双手位于脐旁，距离约与肩同宽，掌心向下，两臂稍抬起，犹如扶按在飘浮在水中的大气球上，其他动作要领同提抱式。

（2）练功要领　①提抱式、扶按式、三圆式的口、眼、头、颈、胸背及腰的要领是一致的。②通常选择自然呼吸法、顺腹式呼吸法及逆腹式呼吸法。③强调动作的舒展，不用拙力，注意动作与呼吸的配合，特别是下肢力量的分散。④站桩功要注意动静、松紧、刚柔、虚实的关系，要做到外静内松，上松下紧，呼吸自然，要做到形、意、力三合为一。⑤本功法不受时间、地点的限制，每日练 1～2 次，每次练 10～30 分钟即可。可促进呼吸系统、消化系统等慢性病的康复，预防运动系统疾患的发生。

（二）动功

动功是相对于静功而言，指借助于肢体有节律的动作、击打和按摩特定穴位、部位而实现经脉气血旺盛、脏腑调和、阴阳平衡的身心锻炼方法。中国传统动功养生法内容非常丰富，有民间的健身法，如举石锁，有自成套路的系统健身法，如大雁功、鹤翔桩、少林内劲一指禅等。气功的功法种类繁多，所以应因人的体质、生活环境等不同而选择适合自身的功法。本着易学易懂、不易出偏的原则，遵循功法要求，循序渐进，练习实践。

三、养生气功注意事项

为了避免练功出偏，收到预期满意结果，应注意以下几点。

（一）功前准备

1. 环境安静　选择练功环境，以空气新鲜、环境安静、温度舒适为原则。在室外练功，最好能选择树林、草坪、花圃等空气新鲜的地方；在室内练功，也应保持空气流通。练功场所的光线宜暗些，有利于较快入静。练功中多有温热微汗，室内练功切忌开放空气能对流的门窗，以免着凉。动功在野外、花草树木处更好。

2. 思想入静　练功前要心情愉快，以保证练功时全身肌肉放松、心情平静，有益于调整呼吸和意守入静。做功前要宽衣松带，以便于全身肌肉放松和呼吸通畅。若采用卧式，应脱掉外衣，安卧床上。练功之前还要排净大小便。

（二）练功的时间和次数

1. 练功时间的选择　练习可因人而异，练功时间可依病情、工作、体质等情况进行安排，以不打乱工作和生活规律为宜。但可以根据自己的体质选择更有效的时间练功。历代气功家有主张"子午时"练功以交通心肾，有主张根据经气流注的盛衰规律来安排练功。

2. 练功的次数　一般初学者每天宜练一次，练习 10 ～ 15 分钟即可；熟练者可增加一次练功时间，每次延长到 20 ～ 30 分钟。在疗养院或家中休养者，也可以每天练功 3 ～ 4 次。练动功时，宜选择空气清新的树林中，每次练功时间不宜过长，以不感疲劳为度。空腹不练内养功，饭后不练强壮功，以免造成饥饿等不适感或影响消化。

3. 练功方向的选择　初练功者可面对太阳或月亮，也可背对太阳和月亮，可面东背西，也可面南背北。当练到一定程度自己对气的感知程度较敏感时，可选择自己气感较强的方向练功。

（三）收功动作

练功要做到三稳，即起功稳、练功稳和收功稳。静功收功时要使气聚丹田，然后慢慢坐起或站起，做数节头面部保健功，使机体由静逐渐转为动，切勿收功太急或立即活动。

（四）防止练功出偏

在练功过程中若突受惊吓，不要惊慌，先略分析一下原因，再引气归原，宁神安气后缓缓收功。如果练功中出现气感效应，要不惊不忧，不喜不悲，顺其自然，正确调理。若因方法不当而出现偏差时，要分析气功偏差的原因，要边实践边总结经验，最好请有经验的气功师纠偏，以免引起不良后果。

下篇　养生实践指导

第十七章　四时养生 ▷▷▷▷

　　因时养生是指在天人相应思想的指导下，按照时令节气的阴阳变化规律而采用相应的养生方法和生活实践活动，以颐养身心、强身健体、预防时令性疾病发生和防止慢性疾病随四时变化加重或复发，从而达到健康长寿的目的。

　　"天人相应，顺应自然"的养生方法是一种富有中国传统文化特质和中医药学理论及技术特色的养生方法，在中医养生学中占有非常重要的地位，具有重要的实际应用价值和广阔的研究开发前景。

第一节　因时养生的基本原则

　　《灵枢·本神》里说："故智者之养生也，必顺四时而适寒暑……如是，则僻邪不至，长生久视。"又如《素问·宝命全形论》里说："人以天地之气生，四时之法成。"《素问·六节藏象论》里云："天食人以五气，地食人以五味。"这些都说明人体要依靠天地之气提供的物质条件而获得生存，同时还要适应四时阴阳的变化规律，才能与外界环境保持协调平衡。综合历代医家的认识，因时养生应遵循"春夏养阳，秋冬养阴"的原则，日常春捂秋冻，慎避虚邪。

一、春夏养阳，秋冬养阴

　　《周易·系辞》中说："变通莫大乎四时。"四时阴阳的变化规律直接影响万物的荣枯生死，人们如果能顺从天气的变化，就能保全"生气"，延年益寿，否则就会生病或夭折。《素问·四气调神大论》说："夫四时阴阳者，万物之根本也。所以圣人春夏养阳，秋冬养阴，以从其根，故与万物沉浮于生长之门。逆其根，则伐其本，坏其真矣。故四时阴阳者，万物之始终也，死生之本也。逆之则灾害生，从之则苛疾不起，是谓得道。"简要告诉人们，四时阴阳之气，生长收藏，化育万物，为万物之根本。春夏养阳，秋冬养阴，乃是顺应四时阴阳变化养生之道的关键。所谓春夏养阳，即养生养长；秋冬养阴，即养收养藏。

春夏两季，天气由寒转暖，由暖转暑，人体阳气生长之时，故应以调养阳气为主；秋冬两季，气候逐渐变凉，是人体阳气收敛，阴精潜藏于内之时，故应以保养阴精为主。春夏养阳，秋冬养阴，是建立在阴阳互根互用规律基础之上养生防病的积极措施。正如张景岳所说："阴根于阳，阳根于阴，阴以阳生，阳以阴长，所以古人春夏养阳以为秋冬之地，秋冬养阴以为春夏之地，皆所以从其根也。今人有春夏不能养阳者，每因风凉生冷伤其阳，以致秋冬多患病泄，此阴脱之为病也。有秋冬不能养阴者，每因纵欲过度伤此阴气，以及春夏多患火症，此阳盛之为病也。"所以，春夏养阳，秋冬养阴，寓防于养，是因时养生法中的一项积极主动的养生原则。

二、春捂秋冻

春季，阳气初生而未盛，阴气始减而未衰。故春时人体肌表虽应气候转暖而开始疏泄，但其抗寒能力相对较差，为防春寒，气温骤降，必须注意保暖、御寒，犹如保护初生的幼芽，使阳气不致受到伤害，逐渐得以强盛，这就是"春捂"的道理。秋天，则是气候由热转寒的时候，人体肌表亦处于疏泄与致密交替之际。此时，阴气初生而未盛，阳气始减而未衰，故气温开始逐渐降低，人体阳气亦开始收敛，为冬时藏精创造条件，故不宜一下子添衣过多，以免妨碍阳气的收敛，此时若能适当地接受一些冷空气的刺激，不但有利于肌表之致密和阳气的潜藏，对人体的应激能力和耐寒能力也有所增强。所以，秋天宜"冻"。可见，春捂秋冻的道理，与"春夏养阳，秋冬养阴"是一脉相承的。

三、慎避虚邪

人体适应气候变化以保持正常生理活动的能力毕竟有一定限度，尤其在天气剧变、出现反常气候之时，更容易感邪发病。因此，人们在因时养护正气的同时，非常有必要对外邪的审识避忌。只有这样，两者相辅相成，才会收到如期的成效。《素问·八正神明论》说："四时者，所以分春秋冬夏之气所在，以时调之也，八正之虚邪而避之勿犯也。"这里所谓的"八正"，又称"八纪"，就是指二十四节气中的立春、立夏、立秋、立冬、春分、秋分、夏至、冬至八个节气，是季节气候变化的转折点。天有所变，人有所应，故节气前后，气候变化对人的新陈代谢也有一定影响。体弱多病的人往往在交节时刻感到不适，或者发病甚至死亡。所以《素问·阴阳应象大论》云："天有八纪，地有五里，故能为万物之母。"这里"八纪"是作为天地间万物得以生长的根本条件之一，可见节气对人体健康的影响。因而，注意交节变化，慎避虚邪也是因时养生的一个重要原则。

第二节　春季养生

春季从立春之日起，到立夏之日止，包括了立春、雨水、惊蛰、春分、清明、谷雨六个节气，在四时交替周期中为四时之首，万象更新之始，在五行中属木，是阳气初生且逐渐转旺的季节。

春归大地，阳气升发，冰雪消融，蛰虫苏醒，自然界生机勃发，一派欣欣向荣的景象。此时与人相应的特征为"发陈""生风""应肝"。正如《素问·四气调神大论》指出："春三月，此谓发陈。天地俱生，万物以荣。"所以，春季养生在精神、饮食、起居诸方面，都必须顺应春天阳气升发、万物始生的特点，注意保护阳气，着眼于一个"生"字。

一、精神调养

春属木，与肝相应，肝主疏泄，在志为怒，恶抑郁而喜条达。故春季养生，既要力戒暴怒，更忌情怀忧郁，要做到心胸开阔，乐观愉快；对于自然万物要"生而勿杀，予而勿夺，赏而不罚"（《素问·四气调神大论》），在保护生态环境的同时，培养热爱大自然的良好情怀和高尚品德。所以，春季"禁伐木，毋覆巢杀胎夭"（《淮南子·时则训》），被古代帝王视作行政命令的重要内容之一。而历代养生家则一致认为，在春光明媚、风和日丽、鸟语花香的春天，应该踏青问柳，登山赏花，临溪戏水，行歌舞风，陶冶性情，使精神情志与春季的大自然相适应，充满勃勃生气，以利春阳生发之机。

二、起居调养

春回大地，人体的阳气开始趋向于表，皮肤腠理逐渐舒展，肌表气血供应增多而肢体反觉困倦，故有"春眠不觉晓，处处闻啼鸟"之说，往往日高三丈，睡意未消。然而，睡懒觉不利于阳气升发。因此，在起居方面要求夜卧早起，免冠披发，松缓衣带，舒展形体，在庭院或场地信步慢行，克服情志上倦懒思眠的状态，以助阳气升发。

春季气候变化较大，极易出现乍暖乍寒的情况，加之人体腠理开始变得疏松，对寒邪的抵抗能力有所减弱。所以，春天不宜顿去棉衣，特别是年老体弱者，减脱冬装尤宜审慎，不可骤减。为此，孙思邈在《备急千金要方》主张春时衣着宜"下厚上薄"，既养阳又收阴。《老老恒言·燕居》中亦云："春冻未泮，下体宁过于暖，上体无妨略减，所以养阳之生气。"凡此皆经验之谈，供春时养生参考。

三、饮食调养

春季阳气初生，宜食辛甘发散之品，而不宜食酸收之味。故《素问·藏气法时论》说："肝主春……肝苦急，急食甘以缓之……肝欲散，急食辛以散之，用辛补之，酸泄之。"酸味入肝，且具收敛之性，不利于阳气的升发和肝气的疏泄，且足以影响脾胃的运化功能，故《摄生消息论》说："当春之时，食味宜减酸增甘，以养脾气。"春时木旺，与肝相应，肝木不及固当用补，然肝木太过则克脾土，故《金匮要略》有"春不食肝"之说。由此可见，饮食调养应观其人虚实，灵活掌握，切忌生搬硬套。

一般来说，为适应春季阳气升发的特点，为扶助阳气，在饮食上应遵循上述原则，适当食用辛温升散的食品，如麦、枣、豉、花生、葱、香菜等，而生冷黏杂之物则应少食，以免碍胃。

四、运动调养

冬季人体的新陈代谢，藏精多于化气，各脏腑器官的阳气都有不同程度的下降，因而入春后应加强锻炼。到空气清新之处，如公园、广场、树林、河边、山坡等地，玩球、跑步、打拳、做操，形式不拘，取己所好，尽量多活动，使春气升发有序，阳气增长有路，符合"春夏养阳"的要求。年老行动不便之人，乘风日融和、春光明媚之时，可在园林亭阁虚敞之处，凭栏远眺，以畅生气。但不可默坐，免生郁气，碍于疏发。还可练习六字诀之"嘘"，五禽戏之虎戏。

五、防病保健

初春，由寒转暖，温热毒邪开始活动，致病的微生物细菌、病毒等，随之生长繁殖。风湿、春温、温毒、温疫等外感类疾病，包括西医学所说的流感、肺炎、麻疹、流脑、猩红热等传染病多有发生、流行。预防措施，一是讲卫生，除害虫，消灭传染源；二是多开窗，使室内空气流通；三是加强保健锻炼，提高机体的防御能力。根据民间经验，在饮水中浸泡贯众（取未经加工的贯众约500g，洗净，放置于水缸或水桶之中，每周换药一次）；或在室内放置一些薄荷油，任其挥发，以净化空气；可取食醋5mL/m^2，加水一倍，关闭窗户，加热熏蒸，每周2次，对预防流感均有良效；用板蓝根15g，贯众12g，甘草9g，水煎，服1周，预防外感热病效果也佳。此外，每天选足三里、风池、迎香等穴做保健按摩两次，能增强机体免疫功能。同时要注意口鼻保健，阻断温邪上受首先犯肺之路。

六、药饵调养

在春季药饵养生实践和研究中，应随春季发生之气而治之，春宜疏泄，为不易之法，然于疏发之中，宜佐理气，并根据机体的体质灵活遣方用药。在中医药文献中，记载有"迎春汤"可以参考使用：人参一钱，黄芪一钱，柴胡一钱，当归二钱，白芍三钱，陈皮五分，甘草一钱，神曲五分，水煎服（《石室秘录》卷四）。此方有参、芪以补气，又有柴、芍、当归以养肝而舒木气，木气舒则不克脾土，可以获得春季养生的效果。

第三节 夏季养生

夏季从立夏之日起，到立秋之日止，包括了立夏、小满、芒种、夏至、小暑、大暑六个节气，在四时顺序交替周期中为四时第二。以五行论，又可细分为夏和长夏，分属五行中的火和湿，是天气下降、地气上升，天地之气相交，阳气旺盛和自然界万物繁茂的季节。

夏季烈日炎炎，雨水充沛，万物竞长，日新月异，阳极阴生，万物成实。此时与人相应的特征为"蕃秀""生暑湿""应心脾"。正如《素问·四气调神大论》所说："夏三月，此谓蕃秀；天地气交，万物华实。"人在气交之中，故亦应之。所以，夏季养生要顺应夏季阳盛于外的特点，注意养护阳气，着眼于一个"长"字。

一、精神调养

夏属火，与心相应，所以在烈日炎炎的夏季，要重视心神的调养。《素问·四气调神大论》指出："使志无怒，使华英成秀，使气得泄，若所爱在外，此夏气之应，养长之道也。"就是说，夏季要神清气和，快乐欢畅，胸怀宽阔，精神饱满，如同含苞待放的花朵需要阳光那样，对外界事物要有浓厚兴趣，培养乐观外向的性格，以利于气机的通泄。与此相反，凡懈怠厌倦，恼怒忧郁，则有碍气机，皆非所宜。嵇康《养生论》说："夏季炎热，更宜调息静心，常如冰雪在心，炎热亦于吾心少减，不可以热为热，更生热矣。"这里指出了"心静自然凉"的夏季养生法，很有参考价值。

二、起居调养

夏季作息，宜夜卧早起，无厌于日，以顺应自然界阳盛阴衰的变化。

"暑易伤气"，炎热可使汗泄太过，令人头昏胸闷，心悸口渴，恶心，甚至昏迷。所以，安排劳动或体育锻炼时，要避开烈日炽热之时，并注意加强防护。午饭后，宜睡子午觉，一则避炎热之势，二则可消除疲劳。

夏日炎热，腠理开泄，易受风寒湿邪侵袭。不宜夜晚出宿。有空调的房间，也不宜室内外温差过大。纳凉时不要在房檐下、过道里，且应远离门窗之缝隙。可在树荫下、水亭中、凉台上纳凉，但不要时间过长，以防贼风入中得阴暑证。夏日天热多汗，衣衫要勤洗勤换，久穿湿衣或穿刚晒过的衣服都会使人得病。

三、饮食调养

五行学说认为夏时心火当令，心火过旺则克肺金，《金匮要略》有"夏不食心"之说，孙思邈主张："夏七十二日，省苦增辛，以养肺气。"宜多食酸味以固表，食咸味以补心。《素问·藏气法时论》说："心主夏，心苦缓，急食酸以收之。""心欲软，急食咸以软之，用咸补之，甘泻之。"阴阳学说则认为，夏月伏阴在内，饮食不可过寒，如《颐身集》指出："夏季心旺肾衰，虽大热不宜吃冷淘冰雪，蜜水、凉粉、冷粥。饱腹受寒，必起霍乱。"心主表，肾主里，心旺肾衰，即外热内寒之意，唯其外热内寒，故冷食不宜多吃，少则犹可，多食伤脾胃，令人吐泻。绿豆汤、乌梅小豆汤，为解渴消暑之佳品，但不宜冰镇。夏季气候炎热，人的消化功能较弱，饮食宜清淡不宜肥甘厚味。夏季致病微生物极易繁殖，食物易腐败、变质，肠道疾病多有发生，谨防"病从口入"。

四、运动调养

夏天运动锻炼，动静适宜，可练习六字诀之"呵"、五禽戏之猿戏。最好在清晨或傍晚较凉爽时进行，场地宜选择公园、河湖水边、庭院空气新鲜处，锻炼项目以散步、慢跑、太极拳、气功、广播操为好，有条件最好能到高山森林、海滨地区去疗养。夏天不宜做过分剧烈的运动，因为剧烈运动可致大汗淋漓，汗泄太多，不仅伤阴，也伤损阳气。出汗过多时，可适当饮用盐开水或绿豆盐汤，切不可饮用大量凉开水；不要立即用冷水冲头、淋浴。避免寒湿痹证、"黄汗"等多种疾病。

五、防病保健

（一）预防暑热伤人

夏季酷热多雨，暑湿之气容易乘虚而入，易致疰夏、中暑等病。疰夏主要表现为胸闷，胃纳欠佳，四肢无力，精神萎靡，大便稀薄，微热嗜睡，出汗多，日渐消瘦。预防疰夏，在夏令之前，可取补肺健脾益气之品，并少吃油腻厚味，减轻脾胃负担。进入夏季，宜服芳香化浊、清解湿热之方，如每天用鲜藿香叶、佩兰叶各 10g，飞滑石、炒麦芽各 30g，甘草 3g，水煎代茶饮。

如果出现全身明显乏力、头昏、胸闷、心悸、注意力不能集中、大量出汗、四肢发麻、口渴、恶心等中暑的先兆，应立即将患者移至通风处放平休息，给患者喝些淡盐开水或绿豆汤，若用西瓜汁、芦根水、酸梅汤则效果更好。预防中暑的方法：合理安排工作，注意劳逸结合；避免在烈日下过度暴晒，注意室内降温；睡眠要充足；讲究饮食卫生。另外，防暑饮料和药物，如绿豆汤、酸梅汁、仁丹、十滴水、清凉油等，亦不可少。

（二）"冬病夏治"保健

"三伏天"是全年气温最高，阳气最盛的时节。对于一些每逢冬季发作的阳虚寒凝慢性病，如慢性支气管炎、肺气肿、支气管哮喘、腹泻、痹证等阳虚证，是最佳的防治时机，称为"冬病夏治"。其中，以老年性慢性支气管炎的治疗效果最为显著。具体方法：可内服中成药，也可外敷药于穴位之上。内服药，以温肾壮阳为主，如金匮肾气丸、右归丸等，每日 2 次，每次 1 丸，连服 1 个月。外敷药，可用白芥子 20g，延胡索 15g，细辛 12g，甘遂 10g，研细末后，用鲜姜 60g 捣汁调糊，分别摊在 6 块直径约 5cm 的油纸或塑料薄膜上（药饼直径约 3cm，如果有麝香更好，可取 0.3g 置药饼中央），贴在双侧肺俞、心俞、膈俞，或贴在双侧肺俞、百劳、膏肓等穴位上，以胶布固定。一般贴 4～6 小时，如感灼痛，可提前取下；局部微痒或有温热舒适感，可多贴几小时。每伏贴 1 次，每年 3 次。连续 3 年，可增强机体非特异性免疫力，降低机体的过敏状态。对于无脾肾阳虚症状表现，但属功能低下者，于夏季选服苁蓉丸、八味丸、参芪精、固本丸等药剂，也能获得较好的保健效果。

六、药饵调养

在夏季药饵养生实践和研究中，应因暑取凉而治之，夏宜清凉，为不易之法，然于清凉之中，宜兼健脾，并根据机体的体质灵活遣方用药。另外，还要注意长夏防湿，注重养护脾胃而祛湿。在中医药文献中，记载有"养夏汤"可以参考使用：麦冬三钱，元参三钱，五味子一钱，白术五钱，甘草一钱，香薷八分，神曲三分，茯苓三钱，陈皮五分，水煎服（《石室秘录》卷四）。养夏汤在健脾之中佐以润肺之药，脾健而肺润，又佐以去暑之品，具有预防暑邪之侵入的作用，可以收到夏季养生的效果。

第四节　秋季养生

秋季从立秋始，至立冬止，历经立秋、处暑、白露、秋分、寒露、霜降六个节气，在四时顺序交替周期中为四时第三，以五行论，属五行中的金，是气候由热转凉，阳气渐收，阴气渐长，由阳盛转变为阴盛的关键时期，也是自然界万物成熟收获的季节。

进入秋季，秋风送爽，炎暑顿消，硕果满枝，田野金黄。此时与人相应的特征是"容平""生燥""应肺"。正如《素问·四气调神大论》所说："秋三月，此为容平，天气以急，地气以明。"因此，秋季养生，凡精神情志、饮食起居、运动锻炼，皆以养"收"为原则。

一、精神调养

秋内应于肺，肺在志为忧，悲忧易伤肺。肺气虚，则机体对不良刺激耐受性下降，易悲忧。

秋高气爽，秋天是宜人的季节，但气候渐转干燥，日照减少，气温渐降；草枯叶落，花木凋零，常在一些人心中引起凄凉、垂慕之感，产生忧郁、烦躁等情绪变化。因此，《素问·四气调神大论》指出："使志安宁，以缓秋刑，收敛神气，使秋气平；无外其志，使肺气清，此秋气之应，养收之道也。"说明秋季养生首先要防止秋悲。保持神志安宁，以避肃杀之气；收敛神气，以适应秋天容平之气。我国古代民间有重阳节（阴历九月九日）登高赏景的习俗，也是养收之一法，登高远眺，可使人心旷神怡，一切忧郁、惆怅等不良情绪顿然消散，是调解精神的良剂。

二、起居调养

秋季，自然界的阳气由疏泄趋向收敛，起居作息要早卧早起。《素问·四气调神大论》说："秋三月，早卧早起，与鸡俱兴。"早卧以顺应阳气之收，早起，使肺气得以舒展，且防收之太过。初秋，暑热未尽，凉风时至，天气变化无常，则使在同一地区也会有"一天有四季，十里不同天"的情况。因而，应须多备几件秋装，做到酌情增减。不宜一下子着衣太多，否则易降低机体对气候转冷的适应能力，容易受凉感冒。深秋时节，风大转凉，应及时增加衣服，体弱的老人和儿童尤应注意。

三、饮食调养

秋季饮食宜减辛增酸，重在养阴润肺，甘酸化津。《素问·藏气法时论》说："肺主秋……肺欲收，急食酸以收之，用酸补之，辛泻之。"酸味收敛补肺，辛味发散泻肺，秋天宜收不宜散。所以，要尽可能少食葱、姜等辛味之品，适当多食一点酸味果蔬。秋时肺金当令，肺金太旺则克肝木，故《金匮要略》又有"秋不食肺"之说。

秋燥易伤津液，故饮食应以滋阴润肺为佳。《饮膳正要》说："秋气燥，宜食麻以润其燥，禁寒饮。"《臞仙神隐书》主张入秋宜食生地粥，以滋阴润燥。总之，秋季时节，可适当食用如芝麻、糯米、粳米、蜂蜜、枇杷、菠萝、乳品等滋养之品，以益胃生津，有益于健康。

四、运动调养

秋冬运动宜顺应秋"收"之势，利于阳气内敛，宜选动作和缓、趋静的运动，避免大汗。秋高气爽宜登高远眺、徒步。可根据个人具体情况选择不同的锻炼项目，还可练习六字诀之"呬"、五禽戏之鸟戏，可养肺，有利于肺的宣发肃降，还可练习太极拳、站桩等传统功法。

五、防病保健

秋季是过敏性鼻炎、秋季腹泻、抑郁症等疾病的高发季节，过敏性鼻炎人群在减少接触过敏源的同时，可配合中药调理体质，固护肌表。儿童秋季多发腹泻，轮状病毒感染导致的腹泻多具传染性，做好防护。秋季也是抑郁症复发的季节，避免秋悲。

秋季总的气候特点是干燥，故常称之为"秋燥"。燥邪伤人，容易耗人津液，常见口干、唇干、鼻干、咽干、舌上少津、大便干结、皮肤干，甚至皲裂。预防秋燥除适当多服一些维生素外，还应服用宣肺化痰、滋阴益气的中药，如人参、沙参、西洋参、百合、杏仁、川贝等，对缓解秋燥多有良效。

六、药饵调养

在秋季药饵养生实践和研究中，应顺秋气之肃，当用和平之药调之，而使肃者不过于肃，并根据机体的体质灵活遣方用药。在中医药文献中，记载有"润秋汤"可参考使用：麦冬五钱，北五味一钱，人参一钱，甘草一钱，百合五钱，款冬花一钱，天花粉一钱，苏子一钱，水煎服（《石室秘录》卷四）。"润秋汤"组方妙在不寒不敛、不热不散，则肺金既无干燥之患，而有滋润之益，又不必虑金风之凉，可以收到秋季养生的效果。

第五节　冬季养生

冬季从立冬至立春前，包括立冬、小雪、大雪、冬至、小寒、大寒六个节气，在四时顺序交替周期中为四时第四，以五行论属水，是自然界万物闭藏的季节，也是一年中气候最寒冷的季节，人体的阳气也要潜藏于内。

冬季天寒地冻，阳气潜藏，阴气盛极，草木凋零，蛰虫伏藏，此时与人相应的特征是"闭藏""生寒""应肾"，正如《素问·四气调神大论》所云，"冬三月，此为闭藏，水冰地坼，勿扰乎阳"。用冬眠状态养精蓄锐，为来春生机勃发做好准备，人体的阴阳消长代谢也处于相对缓慢的水平，成形胜于化气。因此，冬季养生之道，应着眼于一个"藏"字。

一、精神调养

为了保证冬令阳气伏藏的正常生理不受干扰，首先要求精神安静。《素问·四气调神大论》记载："冬三月，此为闭藏……使志若伏若匿。若有私意，若已有得。"因此欲求精神安静，必须控制情志活动，做到如同对待他人隐私那样秘而不宣，如同获得了珍宝那样感到满足。如是，则"无扰乎阳"，养精蓄锐，有利于来春的阳气萌生。

二、起居调养

冬季起居作息，宜早卧晚起，如《素问·四气调神大论》曰："冬三月，此为闭藏。水冰地坼，无扰乎阳；早卧晚起，必待日光。……去寒就温，无泄皮肤，使气亟夺，此冬气之应，养藏之道也。"《备急千金要方·道林养性》记载："冬时天地气闭，血气伏藏，人不可作劳汗出，发泄阳气，有损于人也。"在寒冷的冬季里，不应当扰动阳气，破坏阴成形大于阳化气的生理比值。因此，要早睡晚起，日出而作，以保证充足的睡眠时间，以利阳气潜藏，阴精积蓄。至于防寒保暖，也必须根据"无扰乎阳"的养藏原则，做到恰如其分。衣着过少过薄，室温过低，则既耗阳气，又易感冒。反之，衣着过多过厚，室温过高，则腠理开泄，阳气不得潜藏，寒邪亦易于入侵。《素问·金匮真言论》说："夫精者，身之本也。故藏于精者，春不病温。"冬季节制房事，养藏保精，对于预防春季温病具有重要意义。

三、饮食调养

冬季饮食宜"省咸增苦"，应当遵循"秋冬养阴""无扰乎阳"的原则，既不宜生冷，也不宜燥热，以食用滋阴潜阳、热量较高的膳食为宜。五味与五脏关系，如《素问·藏气法时论》说："肾主冬……肾欲坚，急食苦以坚之，用苦补之，咸泻之。"

在冬季为了保阴潜阳，宜食谷类、羊肉、鳖、龟、木耳等食品，宜食温热，以保护阳气。由于冬季重于养"藏"养"肾"，此时进补是最好的时机，可以服用补益类的膏方，常人以补脾肾为主，患者可服兼治疗功效的膏方。

四、运动调养

"冬天动一动，少闹一场病；冬天懒一懒，多喝药一碗。"这句民谚，是以说明冬季锻炼的重要性。冬季避免清晨日出之前运动，"必待日光"。

冬日虽寒，仍要持之以恒进行身体锻炼，但要避免在大风、大寒、大雪、雾露中锻炼。还须指出，在冬天早晨，由于冷高压的影响，往往会发生逆温现象，即上层气温高，而地表气温低，大气停止上下对流活动，工厂、家庭炉灶等排出的废气不能向大气层扩散，使得户外空气相当污浊，能见度大大降低。有逆温现象的早晨，在室外进行锻炼不如室内为佳。

五、防病保健

冬季是进补强身的最佳时机。进补的方法有两类：一是食补，二是药补，两者相较，"药补不如食补"。不论食补还是药补，均需根据体质、年龄、性别等具体情况分别对待，有针对性方能取效。具体补法详见"药物养生"和"体质养生"等有关章节。

冬季是麻疹、白喉、流感、腮腺炎等疾病的好发季节，除了注意精神、饮食运动锻炼外，还可用中药预防，如大青叶、板蓝根对流感、麻疹、腮腺炎有预防作用；黄芩可以预防猩红热；兰花草、鱼腥草可预防百日咳；生牛膝能预防白喉。这些方法简便有效，可以酌情采用。

冬寒也常诱发痼疾，易发生如支气管哮喘、慢性支气管炎、心肌梗死等心血管病、脑血管病，以及痹证等，也多因触冒寒凉而诱发加重，因此防寒护阳至关重要。同时，也要注意颜面、四肢的保健，防止冻伤。

六、药饵调养

在冬季药饵养生实践和研究中，应顺冬气之寒，然顺其气寒，则恐过于肃杀，故法当用和平之药以调之，使寒者不过于寒，并根据机体的体质灵活遣方用药。在中医药文献中，记载有"温冬饮"可以参考使用：白术五钱，茯苓三钱，山茱萸二钱，熟地五钱，肉桂三分，生枣仁一钱，枸杞子一钱，菟丝子一钱，薏仁三钱，水煎服（《石室秘录》卷四）。该方补肾之水多，补肾之火少，令水不寒而火不沸，可抵御冬令之寒，收到冬季养生的效果。

第六节　交节前后的自我调养

经验告诉人们，一些急病重症，往往在节气日前后发病，在节气日前后死亡。因此，重视交节前后的自我调护，不但对年老体弱者具有重要意义，对年富力强者也不例外，除了分别根据节气所在不同季节的养生方法进行调摄外，尤其要注意下列各点：

1. 节气日前后两三天要注意保存体力，不要熬夜，要保证有充足的睡眠时间，不要过分劳累，尤其不可劳汗当风。

2. 节气日前后，要注意情绪的稳定和乐观，尽量避免情绪冲动。

3. 注意饮食适度，不吃过寒、过热及不易消化的食物，保持大便通畅。

4. 要注意及时增减衣服，谨防外邪侵袭机体。

5. 在四立、二至、二分八个大的节气日前后，尤其要十分慎重，年老体弱的人可适当服些保健药物（如六味地黄丸、补中益气丸等），一些救急药物应随身携带，以防万一。天气异常变化之时，可避免外出，避外邪伤人。

第十八章　体质养生 ▷▷▷▷

体质养生是在中医体质理论的指导下，掌握辨识的标准，评估和分析不同的体质状态，确定养生法则，实施有针对性的措施和方案，纠正体质的偏颇，恢复并维持脏腑阴阳平衡和功能协调，增强体质，强身防病，提高健康水平，达到延年益寿的目的。

第一节　中医体质学概述

一、中医体质的概念

体质是人体生命过程中所表现出来的形态结构、生理及心理机能的综合而相对稳定的特质。这种特质禀赋于先天，并受后天多种因素影响，具有个体差异性、同种相似性及阶段变动性等特点；与机体对某些致病因素的易感性、发病种类的倾向性和病变过程的趋向性密切相关。

中医一贯重视对体质的研究和临床运用。《黄帝内经》对体质学说进行深入细致的探讨，大致有 3 种分类方法：首先是阴阳五行分类法，即阴阳 25 种人，根据阴阳五行学说，将各种人体形态归纳为木、火、土、金、水五大类型，又结合人的肤色、体形、禀性、态度以及对自然界变化的适应能力等方面的特征各分出 5 类，共 25 类，这种分类法强调人体对季节的适应能力为体质的分类依据，具有实际意义。其次是阴阳太少分类，根据人体体质的阴阳盛衰，把人的心理特质及生理特征分为 5 种类型，就是所谓的"五态人"，即太阴之人、少阴之人、太阳之人、少阳之人、阴阳和平之人 5 种类型。再次，还有禀性勇怯分类和体型肥瘦分类方法。这都是后来体质分类的依据。后世历代医家都曾对体质学说做了进一步的研究和应用，为临床辨证论治和人民健康保健做出了重要贡献。

古希腊西波克拉底的气质学说，把人分为多血质型、胆汁质型、黏液质型、忧郁质型。现代医学对体质的各种分类学说都难以直接指导临床实践与养生保健、营养和康复，唯有中医体质学说与医疗实践、养生保健密切结合，更有实际应用价值。

二、中医体质学的概念

中医体质学是以中医理论为指导，研究人类各种体质特征，体质类型的生理、病理特点，辨体规律，以及与发病的关系，从而指导强身健体、防病保健、治疗康复的一门学科。它是研究人体生命、健康和疾病问题的生命科学中一个重要组成部分。了解和掌握这些规律及其与健康和疾病的关系，对于保健养生、强身防病具有重要指导作用。

21 世纪的医学模式正从生物医学模式向生物－心理－社会医学模式转变，中医体质的研究将对提高临床疗效、科学指导养生保健等具有深刻意义。

学习和掌握中医体质学的相关知识，对于日常养生保健和临床治疗都有重要意义。在生理情况下，针对各种体质及早采取相应的措施，纠正某些不良的倾向性，改善和扭转病理体质，减少易发某类疾病的倾向，从而预防疾病，或减轻病变程度，缩短疗程，促进康复。

在亚健康状态下，根据各种体质类型进行辨体防治，针对体质特征合理用膳，采取相应的身体锻炼方法，可调整体质偏颇，增强体质，提高生活质量。中医体质学的发展，为病前状态的预防和调养提供了理论基础和指导。通过体质的调整、优化，可干预亚健康，预防疾病的发生、发展，提高健康水平和生活质量。

三、体质形成的相关因素

（一）先天因素

先天因素即"禀赋"，包括种族、家族遗传、婚育、种子，以及养胎、护胎、胎教等，决定着群体或个体体质的相对稳定性和个体体质的特异性。遗传因素使后代具有类似父母的个体特点；胎儿在母体内的发育状况，对体质特点的形成也起着至关重要的作用。先天禀赋是体质形成的基础，是人体体质强弱的前提条件。

（二）后天因素

后天因素，主要包括膳食营养、生活起居、劳欲、精神状态等方面。这些因素既可影响体质强弱变化，也可改变人的体质类型。

1. 精神因素 人的精神状态多受到情志因素的直接影响。人的情志活动会影响到脏腑气血的功能活动，如《素问·阴阳应象大论》所说"怒伤肝""喜伤心""思伤脾""忧伤肺""恐伤肾"，就是指情志的异常变化会影响脏腑的功能活动。人的精神状态和七情的变化，也时刻影响着脏腑气血的功能活动，从而影响人体的体质。经常保持良好的精神状态对体质的形成有重要影响，对健康十分有益。

2. 环境因素 人的体质与人所处的地域气候条件、气象因素也密切相关。我国南方多湿热，北方多寒燥，东方沿海为海洋性气候，西部内地为大陆性气候。因此，西北方人，形体多壮实，腠理偏致密；东南方人，体质多瘦弱，腠理偏疏松。不同地质环境的居民，亦有不同的体质状态，俗话说"一方水土养一方人"，就是人体"因地异质"的道理。《素问·五常政大论》和《素问·异法方宜论》的概括论述都清楚指出了地理环境不同，产生的体质状态及多发病亦有所差别，要采用不同的治疗方法。说明地理环境对体质变异的影响十分重要，也极为复杂。

另外，社会环境对体质形成也有影响。例如，生活方式的不合理、缺乏锻炼、服食丹药、盲目进补、酗酒吸烟不良习惯等因素，都可导致湿热内蕴体质类型的人群增多。

现代社会发展迅速，竞争激烈，心理压力增加，精神紧张、情绪躁动等，亦可对体质的改变产生影响。

3. 饮食营养 膳食营养是体质形成中重要的影响因素之一。人们长期的饮食习惯和相对固定的膳食结构均可形成稳定的功能趋向和体质特征。科学的饮食习惯，合理的膳食结构，全面而充足的营养，可增强人的体质，甚至可使某些偏颇体质转变为平和体质。如果饮食失当，则影响脾胃功能，造成阴阳气血失调，使人体体质发生不良改变。如长期饮食摄入不足，或饱食无度，损伤脾胃，可形成形盛气虚的体质；长期偏嗜寒凉之品，易致阳虚体质；长期偏嗜温热的食物，易致阴虚体质；长期偏嗜甘甜可助湿生痰，形成痰湿体质；长期嗜食肥甘油腻、酗酒，多形成湿热体质。总之，饮食营养因素对体质的形成有重要影响。

4. 生活起居 生活起居主要包括劳逸、起居等日常生活和工作情况，是人类生存和保持健康的必要条件。起居无常，生活不规律会直接影响人体的生理功能和体质状态。其中，房劳也是损伤体质的一个因素。纵欲无度，房劳伤肾，可导致不同体质类型出现虚弱的临床表现。

在长期的医疗临床实践中，人们逐步认识到，体质不是固定不变的，外界环境、生活条件等都能够影响体质，使其发生改变。因此，对于不良体质，完全可以通过有计划、有针对性地改变其周围环境，改善工作及生活条件和饮食营养，并加强体育锻炼等积极的养生措施，纠正其体质上的偏颇，减少疾病发生的概率，从而达到增强体质、强身防病的目的。

第二节 体质的生理特点

在不同的生理状态下，体质可反映出不同的生理特征。一般而言，当生命活动旺盛时，人的气血充盈而体质健壮；当生命活动低下时，人的气血亏虚而体质衰退。体质不同之人，对外界客观事物心理感受和反应性，以及对自然环境、社会环境等的适应能力，均有一定的差异。

一、体质与年龄的关系

人体的结构、机能与气化功能的变化及年龄有关，随着年龄的变化，体质也随之变化，形成了同一个人在不同年龄阶段体质的差异。《灵枢·营卫生会》所说的"老壮不同气"即指年龄的变化对体质有一定影响。

（一）小儿体质特点

古代医家在研究小儿发病规律、疾病种类、病情演变及证候表现时，十分重视对小儿体质特点的认识，概括起来有以下几个方面。

1. 小儿为纯阳之体 是指小儿的生命活力，充满生机。揭示了小儿阳气生长迅速而旺盛的体质特征。

2. 小儿为稚阴稚阳之体　小儿时期，无论在生理功能和形质方面都不成熟，不完善。因此，其自调能力和抗病能力都较弱，所谓"脏腑娇嫩，形气未充"。

3. 小儿五脏有余和不足的特点　小儿五脏具有肝常有余、脾常不足、心火有余、肺脏娇嫩等特点。

（二）青年体质特点

青年时期气血渐盛，肾气旺盛，是人体生长发育的鼎盛时期。经过青春期的发育，身体及性功能完全成熟，标志着青春期的结束和成年的开始。

在心理特征及情感发展方面，青年初期的情绪体验强烈，两极性突出，欢快时兴高采烈，失意时垂头丧气；赞同的事，情感热烈而肯定，反对的事，情感冷淡而厌恶。青年初期由于性的觉醒，萌发对异性的爱恋，容易引起一些心理问题。到了青年后期，心理变化开始形成稳定的个性发展，心理发育基本成熟，表现为自我意识不断发展，自我接受能力增强，道德信念进一步确立，情感世界日益丰富等。

（三）中年体质特点

中年时期，由于生理上开始由盛转衰，逐渐出现阴阳气血失调，脏腑功能减退，加之人到中年承担的社会及家庭责任较大，容易发生劳逸过度、将息失宜、调理不当、起居不慎等情况，女性还有经、带、胎、产等因素的影响。

鉴于中年时期元气渐趋衰弱的体质特点，张介宾在《景岳全书》中提出："人于中年左右，当大为修理一番，则再振根基，尚余强半。"他倡导重振根基之理论，指出中年时期应进行全方位的健康调整。为防患于未然，适时注意身体的修复颐养，不至于等到老年阶段衰老来临才开始保养，这对于保持健康、有效预防早衰、减少疾病发生具有重要意义。

（四）更年期体质特点

更年期是指人体由中年转入老年的过渡时期。由于体内出现一系列生理变化，再加之疾病、精神、社会生活环境、劳逸等因素影响，全身各系统的功能与结构渐进性衰退，所以是体质状态的特殊转折点。更年期体质的变化，因性别不同而有较明显的差异。

女性更年期多出现于 44 ～ 55 岁。在此阶段，大多女性或轻或重感觉到身体不适，多出现肝肾阴虚、阴阳失调之症状，如潮热汗出、头晕耳鸣或头痛、心悸、心烦、健忘失眠、抑郁悲伤、急躁易怒、口燥咽干、倦怠乏力、浮肿、月经紊乱、绝经等，症状均存在个体差异。

男性更年期多出现于 45 ～ 60 岁。其体质特点为脏腑功能衰退，并以肾气虚衰为主而波及他脏。因此肾阴肾阳失调导致脏腑功能失常的情况比较多见，同时也存在肝气郁结甚而化火、脾失健运等病理变化。

（五）老年体质特点

人到老年，机体会出现生理、心理功能和形态学方面的退行性变化。机体调控阴阳协调的稳定性降低，表现为两个特点：一是正气虚，即精血亏虚；二是多夹有痰饮、血瘀，即水液代谢和气血运行不畅。适应环境及自我调控能力低下，若遇不良环境和刺激因素，易于诱发多种疾病。

人的体质随着年龄的增长而发育、成熟、衰老，既是一种由遗传所规定的生命过程，又与在环境因素作用下自我调节的机制有关。人之一生，随着年龄增长，体质表现出不同的生理特点，而且各个阶段密切关联。胎儿禀赋厚薄直接影响小儿时期体质；青年时期的发育优劣直接影响中年期的体质，而更年期的转变顺逆则关系到老年期的体质。

二、体质与性别的关系

由于男女在形态结构、生理功能、物质代谢及遗传等方面的差异，形成了男女不同的体质特征。

1. 女性体质 《灵枢·五音五味》指出："妇人之生，有余于气，不足于血。"这正是对妇女体质特点的概括说明。一般而言，女性为阴柔之体，阴盛阳衰，脏腑功能较男性偏弱。女性体质有两个特点：一是女子以血为本，二是女子以肝为先天，主冲任二脉。在青春期到更年期前，有经带胎产的生理特点，这对体质状态有直接的影响。

2. 男性体质 男性为阳刚之体，脏腑功能较女性旺盛，气多血少，阴弱阳旺。由于男性以肾精为本，精气易泄、易亏，因而男子精虚病证多，其养生贵在节制房事以养其精，不可"以欲竭其精"，即节欲葆精，宁神养精，以注重保养肾精为重要原则。

三、特禀体质的特点

特禀体质主要包括过敏体质、遗传病体质、胎传体质等。遗传病体质，是指后代由于受到亲代致病因素的传递和影响而导致遗传性疾病发生的特异病理体质。如遗传性疾病有先天性聋哑、垂体性侏儒等。胎传体质，主要指胎儿在母体内受到某些有害因素的影响，使其出生后即表现出先天性疾病的特异病理体质。例如受孕母亲嗜烟、酗酒、错误用药以及情绪剧烈波动等，都可能危害胎儿，引起胎儿某些缺陷和畸形。

过敏体质是指由于先天禀赋不足，或遗传或后天条件等因素而导致的一种特殊体质偏颇，以过敏反应等为主要特征。其表现是在外在因素的作用下，生理功能和自我调适力低下，反应性增强，对不同过敏原的亲和性和反应性呈现个体体质的倾向性而产生过敏性疾病，如过敏性鼻炎、过敏性哮喘、过敏性结肠炎、过敏性紫癜以及湿疹、荨麻疹等。

具有过敏体质的人，在未接触特异性过敏原时，其形态特征、神态、性格、声息等均无异常表现，遇到一定数量过敏原时，则可发生过敏性疾病。诱发过敏性疾病的过敏原有很多，有吸入式过敏原，如花粉、柳絮、粉尘、动物皮毛、油烟、油漆、煤气等；

有食入式过敏原，如牛奶、鸡蛋、鱼虾、牛肉、羊肉、海鲜、酒、药物等；有注射性过敏原，如青霉素、链霉素等。不同过敏体质的人对过敏原的亲和性是不同的，呈现不同的过敏症状表现。

第三节　体质分型和特征

辨析体质类型，主要是依据不同体质在形态结构、生理功能及心理活动和适应能力四个方面的特征，分为不同体质类型。常见的中医体质类型主要分为平和体质、气虚体质、阳虚体质、血虚体质、阴虚体质、痰湿体质、湿热体质、气郁体质、瘀血体质、特禀体质10种。

一、平和体质

平和体质是指人体阴阳气血调和，五脏协调，经络畅通，以体形匀称健壮、平素患病较少为主要特征的体质状态。其形成的原因多是先天禀赋良好，后天合理养生保健所致。

特征和表现：体形特征匀称健壮。其常见表现有面色、肤色润泽，头发稠密，睡眠安和，胃纳良好，二便正常，舌色淡红，苔薄白，脉和有神。故其神、色、形、态、局部特征等方面表现良好，心理素质好，性格随和开朗，平素患病较少，对自然环境和社会环境适应能力较强。

二、气虚体质

气虚体质是以气虚、气息低弱、脏腑功能状态低下为主要特征的体质状态。其形成的原因多是由于先天禀赋不足，后天失养，如孕育时父母体弱、早产、人工喂养不当、偏食、厌食，或因病后气亏、年老气弱等。

特征和表现：气虚体质的形体特征表现为肌肉松软。常见主要表现是平素气短懒言，疲乏神倦，易出汗，舌淡红、胖嫩、边有齿痕，脉象虚缓。有的可见到面色萎黄或淡白，口淡少华，毛发不泽，头晕，健忘，或便溏等。其心理特征为性格内向，情绪不稳定，胆小不喜欢冒险。发病倾向常是平素体质虚弱，卫表不固易患感冒；易患内脏下垂、虚劳等病。气虚卫外失固，对外界环境适应能力表现为不耐受寒邪、风邪、暑邪。

三、阳虚体质

阳虚体质是指人体阳气不足而导致体质偏颇，以机体不得温煦，表现为形寒肢冷等虚寒现象为主要特征的体质状态。其形成的原因多为先天不足，或后天失养，如孕育时父母体弱、或年长受孕早产，或年老阳衰等。

特征和表现：形体特征多形体白胖，肌肉松软，肉不健壮。常见表现主要是平素畏冷，手足不温，喜热饮食，神色晦黯，口唇色淡，毛发易落，易出汗，大便溏薄，小便清长。心理特征多为性格沉静、内向。发病多为寒证，或易从寒化，易病痰饮、肿胀、泄泻、阳痿。对外界环境适应能力是不耐受寒邪，耐夏不耐冬；易感湿邪。

四、阴虚体质

阴虚体质是指人体由于阴精或津液亏损而导致体质偏颇，以精亏津少、阴虚内热等表现为主要特征的体质状态。其形成的原因多为先天不足，如孕育时父母体弱，或年长受孕、早产等，或后天失养，纵欲耗精，积劳阴亏，或曾患出血性疾病等。

特征和表现：形体特征多为体形瘦长。常见表现主要是手足心热，易口燥咽干，口渴喜冷饮，大便干燥，舌红少津少苔；或见面色潮红，两目干涩，视物模糊，皮肤偏干，眩晕耳鸣，睡眠差，脉象细弦或数。心理特征多为性情急躁，外向好动，活泼。发病倾向常患有阴亏燥热的病变，或病后易表现为阴亏症状。对外界环境适应能力表现为平素不耐热邪，耐冬不耐夏，不耐受燥邪。

五、痰湿体质

痰湿体质是指人体由于痰湿内蕴而导致体质偏颇，以形体偏胖、黏滞重浊等痰湿表现为主要特征的体质状态。其形成的原因多是先天遗传，或后天饮食失衡，过食肥甘，起居失常，缺乏运动等。

特征和表现：形体特征多见体形肥胖，腹部肥满松软。常见的主要表现为面部皮肤油脂较多，多汗且黏，胸闷痰多，喜食肥甘，舌苔白腻，脉滑等；有的还可见到面色黄胖，容易困倦，喜食肥甘，身重不爽，舌体胖大，舌苔白腻，口黏腻或甜，脉滑大等。心理特征常表现为性格偏温和，稳重恭谦，豁达，多善于忍耐。平常发病易患消渴、中风、胸痹等病证。对外界环境适应能力表现为对梅雨季节及潮湿环境适应能力差，易患痰湿证。

六、湿热体质

湿热体质是指人体由于湿热内蕴而导致体质偏颇，以面垢油光、苔黄腻等湿热表现为主要特征的体质状态。形成的原因多由于先天禀赋，或久居湿地，喜食肥甘，或长期饮酒，湿热内蕴，或劳倦过度均可影响脾胃功能，使运化失职，水湿滞留体内，再遇外界的湿热之邪侵袭而致火热内蕴，形成湿热体质。

特征和表现：形体特征常表现为形体偏胖。常见主要的表现为平素面垢油光，易生痤疮粉刺，舌质偏红苔黄腻，易口苦口干，身重困倦；或见心烦懈怠，眼睛红赤，大便燥结或黏滞，小便短赤，男易阴囊潮湿，女易带下量多，脉多见滑数。心理特征多是性格多急躁易怒。平常患病容易患疮疖、黄疸、火热病证，或易患疮疖等。对外界环境适应能力表现为对潮湿环境或气温偏高，尤其夏末秋初，湿热交蒸的气候较难适应。

七、气郁体质

气郁体质是指人体由于情志不遂或气机不畅而导致体质偏颇，以气机郁结所引起的情绪忧郁脆弱、敏感多疑等为主要表现的体质状态。形成的原因多为先天遗传，或因精神刺激，暴受惊恐，所欲不遂，忧郁思虑等。

特征和表现：形体特征多为形体偏瘦。常见的主要表现是平素忧郁面貌，神情多烦闷不乐；或见胸胁胀满，或走窜疼痛，多伴善太息，或嗳气呃逆，或咽间有异物感，或乳房胀痛，睡眠较差，健忘，痰多，大便偏干，小便正常，舌淡红，苔薄白，脉象弦细。心理特征多为性格内向不稳定，忧郁脆弱，敏感多疑。发病倾向多见郁证、脏躁、百合病、不寐、梅核气、惊恐等病证。对外界环境适应能力表现为对精神刺激适应能力较差，不喜欢阴雨天气。

八、血瘀体质

血瘀体质是指人体由于血运不畅或体内离经之血未能消散而导致体质偏颇，以血行不畅、舌质紫黯等血瘀表现为主要特征的体质状态。形成的原因多因先天禀赋，或后天损伤，与气虚、气滞、血寒等因素有关。由于体内有血液运行不畅的潜在倾向或瘀血内阻的病理基础，以血瘀表现为主要临床特征，如忧郁气滞，久病入络。

特征和表现：形体特征常表现为形瘦的人居多。常见主要表现为平素面色晦黯，皮肤偏黯或色素沉着，容易出现瘀斑，易患疼痛，口唇黯淡或紫，舌质黯有瘀点，或有瘀斑，舌下静脉曲张等；有的还可见到眼眶黯黑，鼻部黯滞，发易脱落，肌肤甲错，女性多见月经不调及痛经、闭经等。心理特征为性格内郁，心情不快易烦，急躁健忘。平常患病常见出血、癥瘕、中风、胸痹等病。对外界环境适应能力表现为不耐受风邪和寒邪。

九、特禀体质（过敏体质）

过敏体质多由于先天禀赋不足或因后天身体生理功能和外在环境的变化，导致的适应能力改变的一种体质状态。常因遇到过敏原表现为过敏反应的症状，如喷嚏、哮喘、瘙痒、风疹等。

特征和表现：这种体质的形体特征有的无特殊表现，或有畸形，或有先天生理缺陷，或表现遗传性先天性的家族性特征。心理特征因禀赋情况不同而各异。过敏体质者可表现为多种过敏反应，如药物性过敏、食物性过敏等；对外界环境适应能力表现为适应能力差，如过敏体质者对过敏季节适应能力差，易引发宿疾。

第四节　不同体质的养生保健

不同体质类型先天禀赋有异，后天调养有别。根据体质进行养生保健，应因体质而异，有针对性地选择适合不同个体的养生方法。只有这样，才不致因为错误的养生方法导致体质有失偏颇，从而危害健康。

中医养生理论认为，人与自然环境及社会环境的协调一致、心理与生理的协调一致以及体内气化升降出入的协调一致，是身体健康的基本要素。正如《灵枢·本神》所指出的："智者之养生也，必顺四时而适寒暑，和喜怒而安居处，节阴阳而调刚柔，如是僻邪不至，长生久视。"又如《素问·上古天真论》所说："上古之人，其知道者，法于阴阳，和于术数，食饮有节，起居有常，不妄作劳，故能形与神俱，而尽终其天年，度百岁乃去。"

人的体质在一生中并不是一成不变的，而是在后天各种因素的影响下不断变化的。改善体质要从整体入手，进行综合调摄。要树立科学的健康理念和生活态度，建立科学的生活方式，进行有针对性的调理，如优化饮食结构、改变不良生活习惯、增强心性修养、改善心理素质、积极进行运动锻炼等，维护机体阴阳平衡，促进身心健康，才能保持健康的体质。

一、平和体质的调养

平和体质之人的调养法则为调养气血，协理阴阳。应遵循天人合一的养生法则，顺应自然，形神共养，随时间、空间和四时气候的变化调节生命过程的节奏，从而达到阴阳平衡、五行协调的养生目的。

（一）情志调摄

正常的情志活动是人们对客观事物喜恶的客观反映，是人正常的心理现象。将情志调节到最佳状态，是保证健康质量的有效方法。

1. 养心是养生的最高境界　静心是养心的最佳途径。平和体质者可以通过各种方法修身养性，如读书静心、休逸保健、太极习练等，使心境平和。心静则经络调畅，气血冲和，体质不会失于偏颇，更可以使百病不生。

2. 适当宣泄，及时化解不良情绪　这对防止平和体质出现偏颇和病理体质也十分重要。特别是在不同年龄阶段，对情志的调摄应采取相应的方法和手段。

（二）起居调养

顺应四时，起居有常，与自然界阴阳消长保持和谐一致，是保证健康长寿的必要条件。

1. 顺应四时，调摄起居　《素问·上古天真论》记载："起居无节，故半百而衰也。"人体的生命活动随着年节律、季节律、月节律、昼夜节律等自然规律而发生相应的生理变化。顺应四时自然节律及人体生物钟节奏变化和个人的具体情况，制定出符合自己生理需要的起居作息制度，并养成按时作息的良好习惯，使身体的生理功能保持稳定平衡的状态，以适应生活、社会和自然环境等各方面的需要。

2. 起居有常，不妄作劳　就是顺从人体的生物钟调理起居，有规律地生活，合理安排学习、工作、睡眠、休息，养成良好的起居习惯，保养神气，使人体精力充沛，生命力旺盛，才能增进健康，延年益寿。若起居失调，就会损害脏腑功能，精神不振，精力减退，适应力下降，则会导致阴阳平衡的失调，最终造成体质的偏颇，甚至造成早衰或导致疾病的发生。

（三）饮食调养

平和体质者的饮食调养基本原则是膳食平衡，要求食物多样化。食养要点是顺应四时，谨和五味，使人体内外环境和谐统一，以维持阴阳平衡和五脏协调。《素问·藏气法时论》明确指出："五谷为养，五果为助，五畜为益，五菜为充，气味合而服之，以补精益气。"这是中国传统膳食杂食平衡观，也是各类体质人群应共同遵循的食养总则。

1. 顺应四时，合理膳食　根据不同季节选择适宜的饮食，保持人体自身与外在环境的协调统一，以维持体质平和，促进健康，防止疾病的发生。春季阳气初升，应摄入升而不散，温而不热，不过用辛热升散之品。宜多食蔬菜，如菠菜、韭菜、芹菜、春笋、荠菜等。夏季阳气隆盛，气候炎热，宜清补，应选用清热解暑、清淡芳香之品，不可过度寒凉。长夏季节为一年之中湿气最盛，宜用淡补，即用淡渗利湿之品，如茯苓、山药、莲子、薏苡仁、扁豆、冬瓜、丝瓜等淡渗利湿健脾之品。秋季阳气收敛，阴气滋长，阴阳处于相对平衡状态，宜食用濡润养阴类食物，如芝麻、甘蔗、梨、葡萄等。冬季天寒地冻，阳气深藏，食宜养阴潜阳，如鳝鱼、龟、鳖等为常用食品。

2. 膳食平衡，合理搭配　饮食调养的第一原则是膳食平衡，食物多样。在膳食中要注意主食与副食的配伍，做到粮食、肉蛋、奶制品、豆制品、蔬菜、水果等进食品种多样化，再加以合理配伍，就能保证机体摄入均衡、充足的营养。

3. 谨和五味，不宜偏嗜　食物的五味有所归之脏，兼有寒热之性，酸、苦、甘、辛、咸五味，其酸味入肝，苦味入心，甜味入脾，辛味入肺，咸味入肾，各有所属。五味偏嗜，则会破坏五行的协调状态，如过酸伤脾、过咸伤心、过甜伤肾、过辛伤肝、过苦伤肺等。欲使人体阴阳平衡，气血充盛，脏腑协调，必须均衡地摄入五味。不使五味有所偏胜，以保正气旺盛，身体健壮。

4. 饮食有节

（1）春夏养阳，秋冬养阴　顺应自然界四季更迭的运行规律，以及春温、夏热、秋凉、冬寒的气候特征对人体内部阴阳消长、脏腑活动及气血运行状况的影响。根据季节的不同选择适宜的饮食结构，增进健康，预防疾病。

（2）定时定量，三餐合理　按照"早饭宜饱，午饭宜好，晚饭宜少"的原则进食，不致因暴饮暴食或饥饱不适而造成体质的偏颇。这不仅适用于平和体质者，也是各类体质之人所应遵守的一般进食原则。

（四）运动健身

1. 运动锻炼原则　因人施练，持之以恒。我国历代医家和养生家总结出了很多通过运动达到养生保健、增强体质的传统方法。运动锻炼要根据年龄、性别、个人兴趣爱好的差异，自行选择不同的锻炼方法。如男性可以选择增强力量和耐力素质的项目，如器械训练、跑步、球类等；女性可以选择加强柔韧素质的练习方法，如健美操等。身体锻炼要全面、多样，均衡发展各项身体素质。只有从事符合人体生理规律和人体保健基本理论的适宜运动，按照一定的原则，才能达到增强体质、增进健康的最佳效果。

2. 运动锻炼方法　运动适度，因时制宜。经常适量的有氧运动能使气血通畅，内荣脏腑，外润腠理，达到促进身体健康、增强体能的作用，如器械训练、慢跑、游泳、球类运动及健美操等，并做到运动适度，持之以恒。在运动项目的选择上，要顺应春生夏长秋收冬藏的自然规律，选择顺应生态时空又适合自己的运动形式，做到积极主动，兴趣广泛，运动适度，循序渐进，全面锻炼，持之以恒。

（五）药饵保健

合理药补也是古代养生家提倡的一种方法，但一定要因人因时辨证施补。一年四季，春生夏长，秋收冬藏，人亦应之。人体处于阴阳气血平衡状态下，不必采取药补的方法，但机体出现一时性的偏颇和虚弱的现象，或在冬季身体虚弱需要进补时，可采取药物调补。需要注意体现辨证施补的原则。例如，根据不同年龄补益。青年学生学习负担重，睡眠不足，产生心脾不足或心肾不足，可以选用莲子、核桃、山药等；小儿内脏娇弱，易虚易实，饮食不节易伤脾胃，可以在冬季健脾，用茯苓、山楂、大枣、薏苡仁、红小豆等；中年人工作负荷重，不注意休息，损伤气血，可以用龙眼肉、黄芪、当归等补养气血；老年人身体虚弱，无病时可以选用枸杞子、杜仲等，若有病则必须辨证进补。此外，男女性别不同，补益方法也不同。药补勿过偏，尽量用药食同源之品，以减少药性的偏颇。服用补药要恰到好处，不可过偏，否则会导致新的阴阳失调。

二、气虚体质的调养

气虚体质之人的调养原则：益气健脾，培补元气。脾胃乃后天之本，故气虚质人尤其应调养好脾胃功能，以改善气虚状态。

（一）情志调摄

气虚体质者的情志调摄要做好性格调养和肝脾功能的调养两个方面。

1. 性格调养　气虚体质者多性格内向、情绪不稳定、胆小不喜欢冒险。应培养豁达乐观的生活态度，不可过度劳神，避免过度紧张，保持稳定平和的心态。

2. 舒肝健脾　脾为气血生化之源，思则气结，过思伤脾。肺主一身之气，悲则气消，悲忧伤肺，所以气虚质不宜过思过悲。休闲之中宜欣赏节奏比较明快的音乐，以振奋精神。春季之时春阳生发，气虚体质者应注意维护好肝的疏泄功能，保持心情愉快，血脉调畅。

（二）起居调养

"脾为生气之源，肺为主气之枢"。气虚者易感受外邪，起居调养要注意以下几点。

1. 环境选择　室内适度通风，增强光照。夜晚适当关闭门窗，避免虚邪贼风。

2. 起居调摄　养成良好的起居作息规律，适度锻炼，提高对环境的适应能力。"脾为生气之源"，脾主四肢，故经常适度运动，锻炼活动四肢，可帮助改善气虚体质。过劳则气耗，在日常生活中注意避免过度体劳伤脾气和房劳伤肾气。可经常按摩足三里穴位，以健脾益气，调整气虚状态。

3. 季节调养　夏季要注意做好防暑降温，以免汗出太过，气随液脱。冬季注意防寒保暖，不要劳汗当风。

（三）饮食调养

脾为后天之本，气血生化之源，五脏六腑之气皆赖之以化生、充养，故气虚体质者的食养原则是调理和顾护脾胃功能。健脾益气，才能达到改善体质的目的。食物选择要注意以下几点。

1. 多食健脾益气的食物　具有益气健脾作用的食物有粳米、糯米、小米、黄米、大麦、莜麦、荞麦、莲子肉、蜂蜜、扁豆、山药、大枣、红薯、大豆、豆腐、菱角、马铃薯、胡萝卜、香菇、菜花、牛肉、牛肚、鸡肉、鸡蛋、鹅肉、兔肉、鹌鹑、鹌鹑蛋、青鱼、鲢鱼、鲫鱼、黄鱼和鲈鱼等。

2. 不宜多食生冷、苦寒、辛辣燥热等较偏颇的食物　如大蒜、胡椒、辣椒、花椒、紫苏叶、薄荷、野菊及烟酒等。

3. 不宜多食滋腻、难于消化的食物　如各种膏粱厚味之食物。

4. 忌食破气耗气的食物　如山楂、佛手柑、槟榔、柚子、芥菜等。

5. 禁忌峻补和滥补　气虚体质者脾胃功能较弱，乱用补法可产生"虚不受补"的现象。

（四）运动健身

气虚体质者不宜进行强体力运动，宜做到"形劳而不倦"，要掌握相适应的运动锻炼的原则、功法和方法。

1. 运动锻炼原则　因为气虚体质者体能偏低，易因过劳而耗气，故不宜进行强体力运动，不宜做大负荷运动和大出汗的运动，忌用猛力和做长久憋气的动作，以免耗损元气。锻炼宜采用低强度、多次数的运动方式，适当地增加锻炼次数，而减少每次锻炼的总负荷量，控制好运动时间，持之以恒，循序渐进地进行。

2. 运动锻炼方法　根据自己的体能，可选用一些轻慢的、舒缓的、强度和负荷较小的运动项目，有助于人体力气的补充和增加人体的耐久力。如太极拳、太极剑、保健功等，气功可练"六字诀"中的"吹"字功，常练可以固肾气，壮筋骨，逐渐改善体质。

（五）药饵保健

气虚体质者进行药饵保健的主要目的是健脾益气，增强自身免疫力，改善体质状态，提高抗病能力。

1. 常用中药　补气类有人参、黄芪、党参、西洋参、太子参、白术、茯苓、大枣等，忌用辛香耗气之品。适用于气虚不足，面色㿠白，气短乏力，脾虚泄泻之人。山药、莲子、龙眼肉、大枣皆有益精养血、益胃健脾的作用。还有很多中药都可配制药膳，可达到健脾益气的作用，对增强自身免疫力和身体基本素质很有帮助。

2. 常用中成药　可选择四君子丸、六君子丸、参苓白术丸、归脾丸等。

3. 可选择适合的药膳 如人参莲肉汤：人参 15g，莲子 15 个，冰糖 50g。做法：将上述材料一并置于碗内，隔水加热蒸 1 小时，温服。有益气养心安神之作用，可改善气虚体质伴随的心慌失眠。

三、阳虚体质的调养

阳虚体质者的调养关键在温阳、养阳、通阳。明代医家、养生家张介宾说："天之大宝，只此一丸红日；人之大宝，只此一息真阳。"调养原则是扶阳固本，防寒保暖，温补脾肾，化湿通阳。重点温运脾、肾、心的阳气。

（一）情志调摄

阳虚体质之人的情志调养首先要完善科学的生活方式，掌握释放不良情绪的方法，丰富生活内容。

1. 保持乐观 阳虚体质者应保持活跃的精神状态，避免消沉的生活方式。

2. 情绪调节 阳虚体质者性格多沉静、内向，常常情绪不佳，易于低沉。应学会调节自己的不良情感，和喜怒，去忧悲，防惊恐。要善于自我排遣或与人倾诉，多参加集体娱乐活动。

（二）起居调养

阳虚之人畏寒，易受风寒侵袭，在日常生活中一定要顾护阳气，避免寒冷，可遵照"春夏养阳"的原则安排起居生活内容。

1. 环境选择 宜住坐北朝南的房子，不要贪凉而室外露宿或在温差变化大的房子中睡眠，以免受风寒而患病。不宜在阴暗潮湿寒冷的环境下长期工作和生活。冬季室内暖气温度最好不要低于 18℃；夏季最佳室内温度为 26℃，不可贪凉。

2. 起居调摄 宜多动少静，保护阳气，尤其要注意腰部和下肢保暖。可采用壮阳按摩保健法，自行按摩气海、足三里、涌泉等穴位以补肾壮阳。捏脊法是改善阳虚的好方法。古代道家养生长寿术中的核心功法——卧功中以脊柱、腹部运动，调节督脉、任脉为主，滋阴养阳。现代研究认为，卧功可以使脊神经得到锻炼和强化，巧妙而恰当地调整自主神经系统，促进性激素的分泌，以保证内脏器官功能的正常。

3. 四季调养 阳虚体质者耐春夏不耐秋冬，冬季宜暖衣温食，以养护阳气。夏季暑热多汗，也易导致阳气外泄，使阳气虚于内，要尽量避免强力劳作，大汗伤阳，也不可恣意贪凉饮冷，以免损伤脾胃。

（三）饮食调养

肾阳为一身阳气之本。故云："肾阳为根，脾阳为继。"阳虚体质的食养重点是甘温温阳，温补脾肾。食物选择要注意以下两个要点。

1. 适当多食有温阳、壮阳作用的食物 温热性的食物大多有温补阳气的作用，如羊肉、羊肾、狗肉、鹿肉、带鱼、虾、鸡肉、黑鱼、板栗、荔枝、龙眼、胡桃肉、韭菜、刀豆、茴香、洋葱、香菜、胡萝卜、生姜和辣椒等，这些食物可补五脏，添精髓，壮阳气，调节体质。

2. 不宜多食生冷、苦寒、黏腻之品　寒冷黏腻食品易伤人体阳气，有碍脾胃，尤其在盛夏季节更要注意不贪食寒凉之品，如田螺、螃蟹、西瓜、黄瓜、苦瓜、绿豆、绿茶、冷食和冷饮等。

（四）运动健身

阳虚体质之人运动锻炼要以振奋阳气、促进阳气的生发和流通为目的。运动方法、内容、时间等，都需要合理安排才会获得更理想的效果。

1. 运动锻炼原则　阳虚体质以振奋、提升阳气的锻炼方法为主。"动则生阳"，故阳虚体质者，要加强有氧锻炼，尤其在春夏季，应适当增加户外活动，其他时间锻炼则应当在室内进行。运动量不能过大，尤其注意不可大量出汗，以防汗出伤阳。

2. 运动锻炼方法　秋冬的运动锻炼也要坚持不懈，阳光充足的上午为最好的时机，最好每天进行 1 ～ 2 次。秋冬季节可适当减少体能消耗，选择适宜的运动项目，如散步、慢跑、跳绳、球类活动等，也可选择传统功法，如太极拳、五禽戏、八段锦等，以振奋阳气，促进阳气的生发和流通。

（五）药饵保健

阳虚者当以补肾温阳、培本固元、强身健体为首要原则。另外，还可遵循"冬令进补"法则，合理配用补阳的药，辨证配膳，以收增强体质之功。

1. 常用中药　中医学认为肾是人体阳气之根。阳虚者当以补肾温阳、培本固元、强身健体为首要原则。常用的有补阳作用的中药如鹿茸、海狗肾、紫河车、九香虫、补骨脂、杜仲、续断、肉苁蓉、巴戟天、沙苑子、骨碎补、狗脊及胡芦巴等。体质调补多在冬季，冬令进补，常用"膏方"和"食补"两种方式，尤其适合体质虚弱者服用。这种方法有防治疾病、滋补强身及抗老延年的显著功效，备受人们青睐。

2. 常用中成药　偏于肾阳虚者可选用金匮肾气丸，偏于脾阳虚者可选用理中丸或附子理中丸等温阳补阳药。

3. 药膳保健　根据身体状态，辨证配膳。如可选用芡实炖牛肉，也可炖些羊肉，加红枣成羊肉大枣汤，或芡实、红枣、花生仁加红糖炖服，以调整脾胃功能。

四、阴虚体质的调养

《素问·调经论》说："阴虚生内热。"阴虚体质之人常出现肝肾阴不足，肝肾同源，中医肝肾与荷尔蒙分泌、神经系统、骨骼、生殖和泌尿系统有关。重点调养肝、肾、心、肺，遵循滋阴潜阳原则，养阴降火，镇静安神。

（一）情志调摄

阴虚体质与湿热体质者均性情较急躁，易五志化火，情志过极，进而加重体质偏颇，所以，要更加重视情志调摄。

1. 避免性情急躁　阴虚体质者性情较急躁，外向好动，活泼，常常心烦易怒。五志过极，易于化火，情志过极，或暗耗阴血，或助火生热，易于加重阴虚体质的偏颇。

2. 静以养心　在心性修养方面，多静少动，阅读一些指导思想修养的经典名著，提升人生境界；亦可休闲旅游时到道佛的庙宇中感受心性的修炼，感悟人生，使自己的情绪维持在比较平和的状态，并养成良好的控制情绪的习惯。学会喜与忧、苦与乐、顺与逆的正确对待，保持稳定的心态。

（二）起居调养

阴虚体质的人性情急躁、好动、怕热、容易失眠，还是最能熬夜的群体。因此，起居合理安排，生活规律有序，对于调整体质有重要作用。

1. 环境选择　阴虚者，畏热喜凉，适应秋冬，夏热难受。要注意"秋冬养阴"的调养原则，居住环境宜安静，选择坐南朝北的房子。尤其秋季燥气当令，更易伤阴，应注意居住环境及工作环境空气湿度的调节。

2. 起居调摄　阴虚之质，由于阴不制阳而阳气偏亢。阴虚体质者应保证充足的睡眠时间，以藏养阴气。工作紧张、熬夜、剧烈运动、高温酷暑的工作、生活环境等能加重阴虚倾向，故应尽量避免。应戒烟限酒，长期吸食易致燥热内生，而见口干咽燥，或咳痰咯血，加重体质的偏颇。

3. 冬季调养　要注意保护阴精。肾阴是一身阴气之本，偏于阴虚体质者要节制房事，惜阴保精。房事太过会导致伤元阴。

（三）饮食调养

阴虚体质的食养原则以滋阴潜阳、降火润燥、保养阴精为要务。在日常生活中要充分注意食物选择和饮食宜忌。

1. 多食用具有甘凉滋润、养阴生津润燥作用的食物　如糯米、粟米、黑米、乳品、莲藕、银耳、百合、雪梨、蜂蜜、甘蔗、黑豆、黑木耳、莴苣、豆腐、核桃、黑芝麻、松子、蟹肉、海蜇、猪肉、猪蹄、鸭肉、鹅肉、兔肉、鹌鹑、鸽肉、鸡蛋等。这些食品性味多甘寒性凉，皆有滋补机体阴气的功效。适当配合食用一些血肉有情之品，滋补阴血的功效更好，如甲鱼、燕窝、海参、牡蛎、蛤蜊、淡菜、干贝、乌贼、紫河车等。

2. 忌吃刺激性、温热香燥食品　如煎炸爆炒的食品及脂肪含量过高的食物。应少食辛辣刺激及油炸食品等，如葱、姜、蒜、韭菜、辣椒和花椒等。

3. 药膳调养　选择具有调补肝肾之阴功效的药膳，如四味养阴粥：山药100g，粳米200g，枸杞子25g，百合25g。加水煮烂熟，加上调味品即可，既能补气又能养阴。

（四）运动健身

阴虚体质之人运动锻炼原则以选择中小强度的项目为宜，功法锻炼适合比较柔和的功法，以取得内练生津、咽津养阴之功效为目的，这样才有利于体质改善。

1. 运动锻炼原则　运动锻炼应选用比较柔和的运动形式和功法，目的在于调养肝肾之功，如可经常打太极拳、八段锦、固精功、静气功等比较柔和的功法，以取得内练生津、咽津养阴之功效；也可经常练习传统动静结合的健身项目，如习练"六字诀"中的"嘘"字功，以涵养肝气；还可游泳，游泳能够滋润肌肤，增强体质。静气功锻炼对人体内分泌的双向调节功能，可促进脾胃运化，增加体液的生成，有利于改善阴虚体质。

2. 运动锻炼方法　阴虚体质者阳气偏亢，应尽量避免大强度、大运动量的锻炼形式，注意不宜桑拿，而且在炎热的夏天或闷热的环境中运动都可引起出汗过多，损伤阴液，不利于体质的调养。

（五）药饵保健

中医学认为，"肾为先天之本"，"肝肾同源"，所选择的中药和中成药应具有滋补肝肾、滋阴降火、养心安神之功效。禁用壮阳峻补之品。

1. 常用中药　常用补阴的中药可选用燕窝、百合、枸杞子、桑椹、沙参、天冬、黄精、生地黄、玄参、玉竹、天花粉、冬虫夏草、山茱萸、女贞子、旱莲草、怀山药、龟板、罗汉果、石斛等。这些中药有滋补肝肾及滋阴清热、养心安神之功效。

2. 常用中成药　肺阴虚者，宜服养阴清肺汤、百合固金汤；心阴虚者，宜服天王补心丹、柏子养心丸；肾阴虚者，宜服六味地黄丸；肝阴虚者，宜服一贯煎；阴虚火旺者，宜服大补阴丸、知柏地黄丸。如长生保命丹，枸杞子、地骨皮、甘菊、牛膝、石菖蒲、远志、生地黄各等份，炼蜜为丸，如梧桐子大小，每服 60 丸，温酒送下，日服 2 次。其功效是养阴安神，聪耳明目，乌发养颜，延年益寿；用于肝肾阴虚，未老先衰，心虚健忘，肝血不足，头晕耳鸣，须发早白等。

五、痰湿体质的调养

痰湿体质之人大多体形肥胖，中医学认为"肥人多湿""胖人多痰"，这多与中年之后肾气渐衰、脾肾阳虚、脾虚湿滞、水湿化痰密切相关。调养原则：健脾补气，祛湿化痰，畅达气血，重点调养好肺、脾、肾三脏的生理功能。

（一）情志调摄

痰湿体质之人的性格温和，并善于忍耐，忍耐过度亦可导致气滞郁结于胸，久之伤肝脾气机，脾失运化会加重痰湿。因此，精神情志的调摄是非常重要的。

1. 舒畅情志　痰湿体质之人常对情志刺激过度忍耐，日久天长，不利于健康的心态。故应培养广泛的兴趣爱好，以舒畅情志，调畅气机，避免气滞。

2. 以动为主　业余生活要丰富，选择欢快节奏的音乐、旅游、爬山、跳舞等项目，避免注意力长时间过度集中。

（二）起居调养

一分湿气一分寒，"寒生湿，湿生痰"，也就是说寒湿会加重体内的痰湿内蕴，加重痰湿体质偏颇状态。痰湿体质之人在居住环境和生活习惯方面要注意以下几点。

1. 环境选择　居住及工作环境宜干燥，不宜居住在潮湿的环境，宜选择坐北朝南的房间居住。

2. 起居调摄　痰湿质人平时应多进行户外活动，以舒展阳气，通达气机，如散步、慢跑、空气浴、日光浴等，借助自然界之力宣通人体之阳气。衣着应透湿散气，有利于湿浊的发散。

3. 长夏调养　长夏季节自然环境温度高，湿度大，要特别注意防止湿浊之邪的侵袭，但不可过于贪凉，以免内热不得发散而郁于体内，避免受寒雨淋，以免寒湿内侵。

（三）饮食调养

痰湿体质的人在饮食上要"管住嘴"，既要科学合理摄取饮食，又要充分注意饮食禁忌。痰湿质人的食养重在祛湿化痰，健脾益气，同时还要从根本上改变其不良生活方式。

1. 常用食物　要多吃些健脾除湿、化痰的食物，饮食宜清淡，如薏米、荞麦、燕麦、高粱、玉米、蚕豆、黄豆、豆腐、扁豆、红小豆、花生、芋头、韭菜、金针菜、木耳、荸荠、枇杷、茄子、洋葱、丝瓜、冬瓜、黄瓜、苦瓜、竹笋、山药、白萝卜、胡萝卜、西红柿、藕、茼蒿、茭白、芹菜、包菜、白菜、紫菜、海带、青鱼、鲫鱼、泥鳅、黄鳝、海蜇、柠檬、樱桃、杨梅、石榴、冰糖等。

2. 饮食禁忌　忌食膏粱厚味，少食肥甘、油腻、滋补、酸涩及苦寒之品。如油炸食品、肥肉、奶油、蟹黄、鱼子、龟鳖、燕窝、奶酪、巧克力、甜食、冰淇淋、银耳、芝麻、核桃、板栗、西瓜、桃子、梨、香蕉、甘蔗、醋等。

3. 饮食习惯　酒不宜多饮，慢进食，勿过饱。

（四）运动健身

痰湿体质者形体多肥胖，体虚倦怠，运动锻炼的原则、形式、方法应遵循如下几个方面。

1. 运动锻炼原则　因人而异，循序渐进，长期坚持，根据自己的具体情况选择运动项目，强度不宜过低，如散步、慢跑、乒乓球、羽毛球、网球、游泳、武术、球类、健身操及适合自己的各种舞蹈，以振奋阳气，发散湿浊，并做到坚持不懈，持之以恒。痰湿体质的人一般体重较大，运动负荷强度较高时，要注意运动的节奏，循序渐进地进行锻炼，保障人身安全。

2. 运动锻炼方法　痰湿体质之人多体形肥胖，与高血压、高血脂、冠心病的发生具有明显的相关性。因此，一切针对单纯性肥胖的体育健身方法都适合痰湿体质的人。痰湿体质人要加强机体物质代谢过程，应当做较长时间的有氧运动。所有中小强度较长时间的全身运动都属于有氧运动。运动时间应当在下午14：00～16：00阳气极盛之机，运动环境应选温暖宜人之地。对于体重超重、陆地运动能力极差的人，应当进行游泳锻炼。

（五）药饵保健

痰湿体质者药饵保健的要点以健脾利湿、润肠通便、温补肾阳为主，合理选用芳香化浊、健脾化湿、升清降浊功效的药物。

1. 常用中药　痰湿肥胖之人多与中年之后肾气渐衰、脾肾阳虚、脾虚湿滞、水湿化痰密切相关。以健脾利湿、润肠通便、温补肾阳为主。合理选用芳香化浊、健脾化湿、升清降浊功效的药物，如茯苓、白果、半夏、薏苡仁、白术、黄芪、枳壳、藿香、佩兰、苍术、白蔻、苍术、槟榔、升麻、泽泻、葛根、木香、通草等，减少痰湿和肥甘厚腻对脾胃的伤害，逐渐化解体内痰湿。

2. 常用中成药　可选用二陈汤、六君子汤或香砂六君子汤。

3. 禁忌乱用补法　痰湿之人不宜盲目乱用滋腻之品，以防湿浊留滞。在服用一些具有滋补作用的食物和中药的过程中，容易导致腹胀、食欲减退等不适，此时配合一些健脾化湿的中药，就可以减少上述不适症状的发生。

六、湿热体质的调养

湿热体质状态的表现以湿热内蕴为主要特征，体内环境就像"桑拿天"，湿热氤氲，胶着难解，排泄不畅，内外环境都显得不洁静，其调养原则是清肝健脾，化湿清热，分消走泄。

（一）情志调摄

湿热体质者性情较急躁，外向好动活泼，为了避免七情过极，助火生热，加重体质偏颇的倾向，需要遵循以下几个方面进行调摄。

1. 加强心性修养　中国文化有"养生莫若养性"的古训，要想学会心理美容，就要提高文化修养，多学习一些道家和儒家的文化典籍，增强文化底蕴和生命的内聚力。

2. 调摄不良情绪　当出现不良情绪时，可根据具体情况分别采用节制法、疏泄法、转移法等不同方法，化解或释放不良情绪，舒缓情志，稳定心态，达到心理平衡。

3. 培养广泛的兴趣爱好　选择欣赏节奏较和缓的音乐、读书、下棋、游泳等活动，使心情保持平和。湿热体质之人耐冬不耐夏，在气候炎热的季节，尤其是长夏季节应注意调整情绪变化，减少或避免烦躁情绪的发生。

（二）起居调养

湿热体质者需要高度重视起居方面的调理和保养，建立合理的生活方式，纠正不良的生活习惯，应天顺时，做好调养。

1. 环境选择　居室环境宜清洁通风，不宜居住在潮湿的环境，宜选择坐北朝南的房间居住，清爽舒服。注意个人卫生，预防皮肤病变。

2. 起居调摄　起居有常，生活规律，不要长期熬夜，或过度疲劳。保持二便通畅，防止湿热内蕴。戒烟限酒，烟草为辛热秽浊之物，性热而质湿，易于生热助湿，久受烟毒可致肺胃不清。酒为熟谷之液，中医学认为"湿中发热近于相火"，堪称湿热之最，助热生痰湿。嗜烟好酒是导致湿热体质的重要成因。宜多进行户外活动，如散步、空气浴、森林浴等，特别是在阳气生发的春夏季节，更应避免内热在体内的郁积。

3. 长夏调养　在湿热氤氲的环境中要注意防止湿热的侵袭。不要过于贪凉，以免内热不得发散而郁于体内。

（三）饮食调养

湿热体质者，体内同时存在湿和热两种不同属性的邪气，既不能过食辛辣燥烈、大热大补，又不能多吃肥甘厚腻的食物。食养要点在于合理饮食，祛湿清热，增强脾胃运化水湿的功能，清肝利胆，避免湿热内蕴。

1. 常用多用食物　多食用清热化湿的食品，如薏苡仁、莲子、茯苓、红小豆、蚕豆、扁豆、绿豆、鸭肉、鲫鱼、鲤鱼、海带、冬瓜、丝瓜、葫芦、苦瓜、黄瓜、西瓜、白菜、芹菜、荠菜、卷心菜、莴笋、莲藕、空心菜、萝卜、豆角、绿豆芽等。增加强碱性食物，如葡萄、茶叶、葡萄酒、海带、柑橘类、柿子、黄瓜和胡萝卜等。

2. 饮食禁忌　不宜过食生冷之品，如雪糕、冰淇淋、冷冻饮料等；少食甜食甜饮，少吃辛辣、肥甘厚味，如烈酒、奶油、奶酪、肥肉、动物内脏、羊肉、蟹黄、鱼籽、巧克力、姜、葱、蒜和辣椒等；忌暴饮暴食、酗酒，克服爱吃零食的不良习惯。

（四）运动健身

湿热体质者常表现阳气偏盛为主要特征的体质状态，多见于中青年身体健壮者。运动健身适合选择大强度、大运动量的锻炼。按照不同季节和气候环境，进行有针对性的运动锻炼。

1. 运动锻炼原则　湿热体质是以湿浊内蕴、阳气偏盛为主要特征的体质状态，中青年身体健壮者，适合做大强度、大运动量的锻炼。可以将健身力量练习和中长跑结合进行锻炼，健身力量练习可在健身房教练指导下进行。湿热体质的人在运动时应当避开暑热环境，以免内伤脾胃，外助阳热之气。

2. 运动锻炼方法　春季的踏青、放风筝等，可使人体气机调畅，水湿运化；秋高气爽，登高而呼，有助于调理脾胃，清热化湿。亦可选择中长跑、游泳、爬山、各种球类运动、武术等，可以消耗体内多余的热量，排泄多余的水分，达到清热除湿的目的。在导引功法中，可练六字诀中的"呼""嘻"字诀，也有健脾清热利湿的功效。

（五）药饵保健

从总体上讲，湿热体质的药饵保健应选用具有清热化湿功效的药物，但从临床辨证分型来看，又可分为湿重于热、热重于湿和湿热并重三个类型。湿热在程度上有一定差异，所以，用药可有的放矢，有所侧重。

1. 常用中药　可选用祛湿清热类的药物，如滑石、生甘草、杏仁、薏苡仁、白蔻仁、苏梗、茅根等。热重以清热为主，可选用金银花、蒲公英、野菊花、紫花地丁、黄芩、黄连、山栀、厚朴、葛根等。在这一原则下，再根据某些特殊表现选择相应的药物。

2. 常用中成药　应常备六一散、藿香正气水等，尤其是长夏季节更需注意清热祛湿。

七、气郁体质的调养

《素问·至真要大论》指出："疏其血气，令其调达，而致和平。"气郁体质的调养原则是疏肝理气，调畅气机。养生从"心"开始，通过调整和改善内外环境，使畅达情志，气血调顺、情志畅达，逐步改善气郁体质。

（一）情志调摄

气郁体质者性格内向不稳定，长期郁郁寡欢，得不到合理的调摄可导致孤独的不良心态。对此，可采取下面的一些原则和方法。

1. 保持乐观豁达　在生活和工作中注意培养胸襟开阔、开朗、豁达的性格，树立正确的名利观，知足常乐，热爱生活，积极向上。在处世方面，严于律己，宽以待人，处世随和，克服偏执，不苛求他人，以赢得外界的认同和真挚的友情。

2. 广泛参加社会活动　在社交活动中提高学习和工作热情。同时以多种形式的工作和生活内容充实自己的日常活动，以打破沉浸在个人狭小的内心世界里，从而摆脱不良情绪的恶性循环，最终增强对社会环境变化的适应能力。热爱生活，丰富和培养生活情趣；多参加集体文娱活动，听相声、看喜剧及励志性的电视、电影等，听一听轻松、开朗、激动的音乐。可适当安排外出旅游、参观访问等活动，增加学识和见识，这样可以开阔胸怀，与社会发展和前进的步伐保持一致，激励积极进取的动力和精神，使自己生活在愉快的环境中，创造生活，享受生活。

3. 加强人际交往　在与各种类型的人的交流过程中，改变内心的封闭状态，逐渐适应比较开放的生活方式，怡情养性，塑造开朗乐观的性格。

（二）起居调养

中医学认为气郁者当理气、行气、舒畅气机，以协调脏腑生理功能，达到动态平衡。在起居调理方面需要做到以下几点。

1. 环境选择　居室温度、湿度适宜。

2. 起居调摄　四时起居顺应四时变化，起居有常，保持有规律的睡眠，衣着大方；调节性情，舒畅情志。

3. 季节调养　春季宜踏青，融入自然；秋季宜登高，防止秋悲。

4. 尽量避免独处　气郁体质之人避免独处，融入社会，防止陷入猜忌、积怨之中，经常有人陪伴闲聊，有益于宽怀解郁。

（三）饮食调养

气郁体质者具有气机郁结而不舒畅的潜在倾向，常常表现为肝气犯脾、脾胃不和，食养要点是理气解郁、调理脾胃，注意饮食禁忌。

1. 常用食物 多食行气解郁、调理脾胃功能的食物，如大麦、小麦、荞麦、高粱、牛奶、蘑菇、黄花菜、海带、萝卜、苦瓜、丝瓜、韭菜、茴香、洋葱、大蒜、金橘、山楂、菊花、玫瑰花、橙子、柑橘、海藻、橘皮、佛手、香橼和豆豉等。

2. 少食收敛酸涩之品 酸涩食物如乌梅、泡菜、石榴、青梅、杨梅、酸枣、李子和柠檬等，以免阻滞气机，气滞则血凝。平常可少量饮用红葡萄酒以通利血脉，助兴解郁，调节情绪。

3. 少食肥甘黏腻之品 "三高"食品即高蛋白、高脂肪和高热量食品，如肥肉、奶油、鳗鱼、蟹黄、鱼子、奶酪、油炸食品、甜食、三明治、汉堡、薯条等。亦不可多食冰冷食品，如雪糕、冰淇淋和冰冻饮料等。

4. 睡前饮食禁忌 睡前忌辛辣、咖啡和浓茶等刺激性较强的饮品。

（四）运动健身

气郁体质是由于长期情志不畅、气机郁滞而形成，运动锻炼方面一是多做户外运动，二是选择专项运动，以获得调理气机、舒畅情志的效果。

1. 运动锻炼原则 多参加集体项目的锻炼，大强度、大负荷的练习是一种很好的发泄式锻炼，有鼓动气血、疏发肝气、促进食欲、改善睡眠的作用。

2. 运动锻炼方法 青壮年身体强壮者，可坚持较大量的运动锻炼，如跑步、登山、游泳、打球、武术等。有意识学习某一项技术性体育项目，定时进行练习，从提高技术水平上体会体育锻炼的乐趣。体娱游戏则有闲情逸致、促进人际交流、分散注意力、增强兴趣、理顺气机的作用，如下棋、打牌、气功、瑜伽等。

抑郁的人还常伴有焦虑状态，在兴奋的同时要入静，宜选择太极拳、武术、五禽戏、叩齿、甩手等活动，以调息养神；还可习练"六字诀"中的"嘘"字功，以舒畅肝气。

（五）药饵保健

气郁体质药饵保健的目的是疏通气机，着重调理肝之疏泄，辅助脾之运化，往往能获得良好效果。

1. 常用中药 可选用疏肝解郁理气类中药，如柴胡、木香、香附、厚朴、橘皮、赤芍、乌药、川楝子、郁金、刀豆子、沉香、枳壳、大腹皮、枳实等。若气郁引起血瘀，应适当配伍活血祛瘀药，如当归尾、川芎、赤芍、桃仁、红花等。

2. 常用中成药 可选用越鞠保和丸、木香顺气丸等。

八、血瘀体质的调养

血瘀体质的人常常是血瘀及气郁状态同时出现，因为气滞和血瘀常常互为因果，气行则血行，气滞则血凝。养生家张景岳说过："凡富贵之家，过于安逸者，每多气血壅滞。"调养原则是行气活血化瘀，血气贵在流通，气血通畅，五脏六腑调和，可以促进体质改善。

（一）情志调摄

在情志调摄上，既要调畅气血，又要疏理气机，以达到气血和畅，营卫流通，有益于气郁体质和血瘀体质的改善。

1. 选择适合自己的调理方法　在日常生活中可选择适合自己的情志调理方法，例如，正确对待现实生活，正确对待自己和周围的人，建立良好的人际氛围。树立助人为乐的品质，乐善好施，帮助别人，不计较个人恩怨，多一份关怀和爱心，互相理解，互相支持，光明磊落，襟怀坦白。

2. 兴趣广泛，开朗豁达　经常参加集体公益活动，培养广泛的兴趣爱好。在处世方面，开朗豁达。在非原则问题上，得理也要让人，使自己恬淡超然。

（二）起居调养

血瘀体质者具有血行不畅的潜在倾向，血得温则行，得寒则凝，因此在起居方面应注意以下几点。

1. 环境选择　居室环境要温暖舒适，要避免寒冷刺激。夏季不可贪凉饮冷，冬季谨避寒邪，注意保暖。

2. 起居调摄　养成起居睡眠有规律的好习惯，不要熬夜，提高睡眠质量。尤其是在春夏季节，最好养成 10～30 分钟午睡的习惯。宜动不宜静，不可久坐、久卧，看电视时间不要太久，注意动静结合，保证气血畅通。

3. 季节调养　春暖花开，秋高气爽，气候宜人，宜回归自然，多做些有益的健身活动，舒展肢体，活动筋脉，以免气血郁滞。

（三）饮食调养

血瘀体质者具有血行不畅，甚或瘀血内阻的特征，食养多选用活血祛瘀、行气散结功效的食物。

1. 多食具有活血祛瘀作用的食物　如黑豆、黄豆、油菜、发菜、慈菇、香菇、茄子、韭菜、黑木耳、紫菜、海带、萝卜、大蒜、生姜、洋葱、茴香、山楂、芒果、木瓜、桃仁、花生、红糖、柑橘、柠檬、柚子、金橘、黄酒、米醋和葡萄酒等。对非饮酒禁忌者，适量饮用葡萄酒，对促进血液循环有益。

2. 多配伍一些有行气作用的食物　气郁和血瘀常常互为因果，化瘀需要行气。常见的此类食物，如大蒜、生姜、香葱、茴香、桂皮和丁香等。

3. 少食肥甘厚味　高脂肪、高胆固醇的食物不可多食，如肥肉、奶油、鳗鱼、蟹黄、蛋黄、虾、猪头肉、奶酪、鱼子、巧克力、油炸食品和甜食等，以免瘀血加重。

4. 忌食寒凉、温燥及涩血的食物　常见的此类食物，如乌梅、苦瓜、柿子、李子、石榴、蚕豆、栗子和花生仁等。

（四）运动健身

血气贵在流通，血瘀体质者应适当加强室外活动，不可贪图安逸，遵循因人施练的原则，根据年龄不同、身体强弱和疾病的兼夹等，选用适合自己的运动项目，循序渐进，坚持经常性锻炼，方可取得满意的效果。

1. 运动锻炼原则　年轻人运动量可适当加大，以促进全身气血运行，增强脏腑功能，改善体质。中老年人心血管功能较弱，不宜做大强度、大负荷的体育锻炼，而应采用中小负荷、多次数健身锻炼，以促进全身气血运行。

2. 运动锻炼方法　年轻人可选择跑步、登山、游泳、打球等运动；中老年人可选择如易筋经、保健功、导引、按摩、太极拳、太极剑、五禽戏及各种舞蹈、步行健身法、徒手健身操等，达到改善体质的目的。

血瘀体质的人注意在运动时要特别关注自己的感觉，如胸闷或绞痛，呼吸困难，特别疲劳，恶心，眩晕，头痛，四肢剧痛，足关节、膝关节、髋关节等疼痛，两腿无力，行走困难，脉搏显著加快等。若有上述情况之一，应当停止运动，到医院进一步检查。

（五）药饵保健

血瘀体质者宜选用具有行气活血化瘀功效的药物或中成药，疏通气血，通畅经络，达到"以通为补"的目的。

1. 常用中药　常选用行气活血的中药，如当归、川芎、红花、薤白、枳壳、桃仁、三七、银杏叶等，有助于改善气滞血瘀体质。还可选用具有调节血脂作用活血化瘀的中药，如赤芍、丹参、牛膝、水蛭、延胡索、鸡血藤、川芎、桃仁、红花、三七、益母草等。

2. 配合辨证用药　血瘀体质如有情绪抑郁，应以心理疏导为主，配合疏肝理气解郁药物，如川芎、柴胡、郁金、青皮、香附和绿萼梅等。

3. 常用中成药　理气、活血化瘀方剂如柴胡疏肝散、血府逐瘀汤、失笑散，可根据气滞血瘀的部位不同灵活选用。此外，逍遥丸、越鞠丸等解郁药物也可适当选用。

九、特禀体质（过敏体质）的调养

特禀体质包括遗传性疾病，有先天性、家族性特征，如先天生理缺陷，或因遗传、环境因素、食物及药物因素等引起的过敏状态。这里只介绍过敏体质者的调养和保健。由于过敏体质的免疫反应灵敏度超出了应有的程度和范围，通常会将一些对人体不会产生伤害的外来物质，视作入侵者并对其进行中和或消化，这样就会伤害到机体的某些正常功能，从而引发局部甚至全身性的过敏性反应。中医的调养原则为益气固表，活血祛风，凉血解毒。

（一）情志调摄

过敏体质的心理特征因情况不同而有所差异，但多数因对外界环境适应能力较差，会表现出不同程度的心理反应，如敏感、多疑、焦虑和抑郁等，要根据具体情况进行调理。

1. 情志调摄要"因人制宜"　过敏体质是常由于先天遗传因素或后天因素造成的特殊体质，临床表现也各有差异，因此，要根据具体情况采取相应的心理保健措施。

2. 避免情绪过激　若出现不良情绪，要采取有针对性的方法进行调摄，促使心态平和，情绪稳定，经脉畅通，气血调畅，有助于提高对环境的适应能力。

（二）起居调养

过敏体质者应根据个体情况进行起居调护。过敏体质者由于容易出现水土不服情况，因此，在新的环境中要格外注意日常生活保健。

1. 环境选择　保证居室内空气清新，避免螨尘等过敏物质，过敏高发季可适当关闭门窗。最好保证一定光照时间，避免装修污染等。

2. 起居调摄　要做好日常预防和保养工作，减少发作机会。如在春秋季节对花粉、柳絮、枯草等过敏者，要加强临时自我保护措施，戴口罩、戴面罩等或短期内减少户外活动，避免接触各种致敏的动植物，适当服用预防性药物，减少发病机会。一旦接触过敏原，可适度清洁过敏部位，减少过敏症状发生。

3. 四季调养　春秋季节要特别注意防护。春季风气当令，最易使过敏症状加重，所以过敏体质者要尤其注意居住环境和生活环境的调摄。在季节更替之时，要及时增减衣服，增强机体对环境的适应能力。

（三）饮食调养

一般而言，过敏体质者的饮食调养原则要体现在"因时施膳""因地施膳""因人施膳"和"因病施膳"的具体过程中，以求达到人体自身的阴阳平衡和机体与生态环境的动态平衡。过敏体质者的饮食调养原则是益气固表，调理气血，调和营卫，调整改善机体免疫功能，提高免疫力。

1. 饮食清淡，审因施膳　过敏体质者应根据个体的实际情况制定不同的保健食谱。膳食结构合理，多食用营养密度高、热量密度低的食物，以及具有益气活血祛风功效的食物，如蜂蜜、大枣、胡萝卜、金针菇、野生灵芝、洋葱、西红柿、猕猴桃、木瓜及亚麻子油等。

2. 避免食用易引起过敏的食物　如荞麦、蚕豆、白扁豆、茄子、辣椒、韭菜、大蒜、香椿、蕨菜、羊肉、牛肉、蛋清、鹅肉、鲤鱼、虾、蟹、酒、浓茶及咖啡等。

3. 避免或尽量少吃光敏性食物　食物中有一类叫作"光敏性食物"，比如香菜、芹菜、油菜、芥菜、茴香、苋菜、灰菜、无花果及柠檬等，应避免或少吃，以免加重对日光刺激的敏感程度。

（四）运动健身

过敏体质者要遵循"辨体施练"的原则，选择适合自己的运动锻炼项目，坚持不懈地锻炼，促进气血流畅，百脉疏通，脏腑功能协调，使机体达到"阴平阳秘"的状态，偏颇体质可向平和体质转化。

1. 运动锻炼原则 对于环境因素过敏者，尤其要注意在春秋季节避免长时间野外锻炼，防止过敏性疾病发作。对冷空气过敏者，不宜在寒冷的环境中锻炼。对紫外线过敏者，做好防护，不宜在强阳光下暴晒等。

2. 运动锻炼方法 辨体施练，增强体质。可根据体质状态选择有针对性的运动锻炼项目，如慢跑、游泳、球类运动及健美操等。多做增强内力的传统体育锻炼，如太极拳、"六字诀"、五禽戏等。

（五）药饵保健

过敏性体质的人，要在辨证施治的基础上调养脾、肺、肾的功能，调理改善体质，逐步调整过敏状态。

1. 呼吸系统过敏常用中药 如黄芪、白术、防风、苏梗、鱼腥草、辛夷、苍耳子、僵蚕、蝉衣、紫草、白芷、薄荷、荆芥、连翘、防己等。

2. 常用中成药 过敏体质者应常备玉屏风散、防风通圣丸、消风散等具有脱敏作用的药物，以备不时之需。

3. 过敏症状的中医治疗举例 由气虚风袭、营卫不和所引起的荨麻疹，治以益气固表，调和营卫，祛风止痒。

处方：黄芪15g，防风12g，桂枝15g，白芍15g，当归12g，荆芥12g，川芎12g，牡丹皮12g，地肤子12g，白鲜皮12g。以此方为基本方加减治疗。

由风寒外袭、肺气不宣所导致的过敏性鼻炎，治以益气宣肺，辛温散寒。

处方：黄芪15g，白术15g，防风10g，麻黄6g，桂枝6g，辛夷花10g，黄芩10g，细辛3g，生姜12g，甘草3g。如有气虚、寒湿、虚寒等过敏性鼻炎，可以此方为基本方加减治疗。

第十九章　因人养生 ▷▷▷▷

　　人类本身存在着较大的个体差异，这种差异不仅表现于不同的种族，而且存在于个体体质不同，以及不同的年龄阶段，由此产生不同的心理和生理状态，对疾病的易感性也不相同。这就要求我们在养生过程中，以辨证思想为指导，因人施养，才能有益于机体的身心健康，达到延年益寿的目的。

　　所谓因人养生，即是根据年龄、性别、体质、职业、生活习惯等不同特点，有针对性地选择相应的摄生保健方法。

第一节　胎孕养生

　　胎孕保健是指从受孕至分娩这段时间，为促进胎儿智力和体质的良好发育所采取的一系列有利于孕妇和胎儿身心健康的保健措施。其内容包括养胎和胎教两方面。养胎与胎教的目的都是优生。养胎的任务是使母体处于物质的、精神的、身体的最佳状态，为胎儿身体的发育提供优越的环境。养胎是胎教的先决条件，是影响胎教效果的重要因素，是胎教的物质基础。而胎教是通过孕母的精神品德修养和教育，保持良好的精神状态，使胎儿外感而内应，促进胎儿智力发育。

一、养胎

　　"养胎"一词，始见于汉代张仲景所著之《金匮要略》，到了北齐时期，名医徐之才总结出了"逐月养胎法"，为后世养胎、护胎奠定了基础。养胎是指供养、营养胎儿生长发育，保护胎儿健康成长不受侵害。

　　1. 心态平和　母体的精神状态，是养胎首先要注意的问题。对于胎儿来说，母体是他在世间最初的生活环境，母体情绪稳定安详，胎儿就能生长在稳定、良好的环境里；反之，孕妇情绪波动大，必然影响胎盘的活动与功能，使胎儿被动地适应母体变化，表现出心跳加快，胎动增加，体重偏低，严重时可致胎儿发育不良，甚至发育畸形。

　　2. 饮食调摄　孕妇的饮食当以新鲜清淡、富有营养、易于消化、饥饱适中为原则。在不同阶段有不同要求。孕早期（自受孕至妊娠3个月），饮食宜少而精；孕妇可选择适合自己口味的食品及略带酸味的开胃之品，以新鲜蔬菜瓜果为佳。孕中期（妊娠4～7个月），孕妇宜摄食富有蛋白质、钙、磷的食品，食用这些食品可以生肌壮骨、益髓补脑，有助于胎儿发育。孕晚期（妊娠8～10个月），孕妇应多吃优质蛋白，注意动物蛋白与植物蛋白的搭配食用，少吃盐和碱性食物，防止水肿。此外，孕妇当忌食辣椒、胡椒等刺激性食物，螃蟹等易过敏食物，以及獐兔野味，宜戒烟酒，勿饮浓茶。

3. 劳逸适度　《产孕集》提出，孕妇应劳逸适度，在妊娠的不同阶段，劳逸的安排有所不同。孕早期，只可做一般的家务劳动，切勿搬抬、举重，应常到户外散步，呼吸新鲜空气，沐浴阳光。孕中期，应从事一定的体力劳动和适量的运动，如太极拳、气功等，有利于消化和睡眠。孕后期，应当以逸为主，但不宜久卧贪睡，可常散步，做适当的活动，俟时而生。孕妇要有充足的睡眠，每晚应保证 8 小时睡眠时间，到了妊娠后期，每日中午应卧床休息 1 小时。睡姿宜取左侧卧。

4. 起居适宜　妇女怀孕以后，要科学地安排作息时间，规律地工作、学习与生活。要顺应四时气候的变化，增减衣衫，以避寒暑。孕妇的生活环境宜幽静雅致，使胎儿能安其所居。此外，还应谨防碰撞腹部，避免接触铅、汞、苯、砷等有害物质和放射线辐射，不宜经常往来于公共场所，以防患传染病。孕妇应保持二便通畅，要养成定时排便的习惯，多喝水，多吃含纤维素多的新鲜蔬菜及瓜果。

孕妇宜常洗澡，提倡淋浴，水温要适当，勤换衣裤，保持皮肤清洁。每日早晚要刷牙，条件许可者，每餐后都刷牙，以免因口腔感染及牙齿疾病而引起产后感染。孕妇的衣着宜轻松宽大舒适，穿鞋应大小合适，鞋底宜厚不宜硬，忌穿高跟鞋。

5. 审慎用药　孕妇无病，不可乱服药石，以免妄伐无辜，过服补药，可引起胎大难产。孕妇患病，应及早治疗，但须掌握"病去母安，胎亦无殒"的原则。尤其是最初的 3 个月，药物对胎儿的大脑神经系统影响较大，不可轻易服药。妊娠期患病，针灸疗法也应慎重，更应避免腹部用针。

6. 房事有节　孕期应谨戒房事，以免引起流产或早产。历代医家把节欲、绝欲当作养胎护胎的第一要务，主张孕妇清心寡欲，分房静养。妊娠头 3 个月和临产前 2 个月应避免性生活，特别是最后 1 个月内应绝对禁止同房。中医学认为，孕早期房事不节，相火动于内，阴气泄于外，可致胎毒、胎漏、流产。孕后期房室无度，往往引起半产、难产，即幸不堕，生子亦必愚鲁多疾早夭。有过流产、早产史或宫口松弛的孕妇，应在整个孕期内避免房事。

二、胎教

胎教是指孕妇在胎、孕、产全过程中，加强精神品德的修养，怡情养性，创造一个舒适愉快的环境与心境，给胎儿以良好的影响，促进胎儿的智力发育。

1. 乐观豁达　要胸怀开阔，无私心杂念，不患得患失。生活上知足，待人宽厚，助人为乐，处事无妒忌之心，言行举止端庄大方。这样，胎儿禀气纯正，有助于良好气质与性格特征的形成。

2. 怡情养性　孕妇可适当地参加文体活动，培养多方面的兴趣和爱好，以丰富自己的生活，陶冶性情。孕期情绪过度紧张，会使肾上腺皮质激素分泌过多，这样的胎儿出生后也往往多动，容易激怒，好哭闹，甚至影响喂奶和睡眠。所以《叶氏竹林女科》认为，"宁静即是胎教"。

3. 远僻邪恶　《诸病源候论》提出，孕妇宜"数视白璧美玉着孔雀"，多接触美好的事物，使秀气入胎，回避淫邪、行凶、丑陋等不良刺激。

4. 胎儿辅导　孕妇应在胎儿感觉系统机能发展的最佳期，及时对胎儿进行有计划、有步骤的感觉功能与动作训练，以促进各种感官与脑的信息渠道形成稳定的联系，有助于出生婴儿智力与行为的发展。

（1）动作刺激　每天临睡前，孕妇躺在床上，双手放在腹部，用手指轻轻地压抚或拍打胎儿，胎儿便出现蠕动。此法于睡前施行较好，怀孕末期尤为必要，但有早期宫缩的孕妇忌用此法。

（2）听觉训练　包括音乐和语言。孕妇可以从妊娠的第 13 周开始，坚持有计划地对胎儿说话、诵读诗歌，为其唱歌或放音乐，让胎儿听悠扬动听的乐曲或歌曲，可以唤起孩子的注意力。此外，母亲与别人的谈笑声、林间鸟语、昆虫啼鸣及潺潺的流水声，都是促进胎儿听觉和神经系统发展的良好声音。

（3）情感信息交流　胎儿时期，母子之间不但有血脉相连的关系，而且还有心灵情感相通的关系。母亲的情感诸如怜爱、喜悦、悲伤，以及恐惧、不安等信息会通过有关途径传递给胎儿，进而产生潜移默化的影响。

第二节　婴幼儿调护

婴幼儿是婴儿和幼儿的统称，一般是指 0～3 岁的小龄孩子。婴幼儿脏腑娇嫩，形气未充，其中尤以肺、脾、肾三脏生理性不足更为突出。"肺常不足"，指小儿肺脏娇嫩，卫外不固，易为外邪所侵；"脾常不足"，指小儿生长旺盛，对气血精微需求较成人相对为多，但小儿脾胃薄弱，饮食稍有不节，便易损伤脾胃；肾气未盛，气血未充，肾气随年龄增长而逐渐充盛，此即小儿"肾常虚"的含义。古代医家根据小儿这些机体特殊表现，提出了"稚阴稚阳"的观点。

一、饮食调养，固护脾胃

1. 母乳喂养　《幼幼集成·初生护持》指出："盖儿初生，借乳为命。"母乳是婴儿最理想的天然食品，营养合理而丰富，适合婴儿消化吸收特点。母乳喂养有以下优势：满足婴儿大部分营养素的需要；各种营养素的利用率高；获得早期免疫力；安全、无污染、经济；增加母婴亲情关系。在添加辅助食品之前，母乳对于婴儿生长发育、消化吸收、免疫防病有重要意义。若母乳不足或其他原因，不能全部用母乳喂养，可采用混合喂养，鲜牛奶可作为首选。

2. 饮食节制　婴幼儿"脾常不足"，且饮食不知自节，极易消化不良，饮食积滞。因此节制饮食、固护脾胃是婴幼儿养生的重点，正所谓"若要小儿安，常带三分饥和寒"。同时，小儿也不宜大量进食肉类或油腻黏滞等不宜消化之品。

3. 饮食规律　小儿要养成三餐规律、少吃零食、细嚼慢咽的习惯，以使脾胃能够充分地消化吸收、运化输布。

4. 谨避生冷　小儿为"纯阳之体"，然脾胃虚弱，每于夏热之季，喜食冰冻生冷，最易致稚阳受损，脾胃更虚，可见经常腹痛腹胀、呕吐腹泻、反复感冒等。在南方一些地区有清胎毒、喝凉茶的习惯。但凡清热解毒之品均药性寒凉，伤中败胃，何况小儿"脾常不足""稚阴稚阳"之体，是药三分毒，所以不应对小儿预防性地喝凉茶，清胎毒。

二、谨避寒暑，固护肺卫

要顺应天时寒温变化增减衣衫，以小儿的手足暖而不出汗，体温保持在 36.5 ～ 37.3℃为宜。保暖要点是头宜凉，背、足宜暖。小儿衣被忌厚热，平时穿衣不宜过多。勿令其大汗出，恐致表虚，风邪易入。《诸病源候论》指出："薄衣之法，当以秋习之。"

三、护养肾气，促进发育

肾气是小儿生长发育的根本。还应根据这一时期儿童智能发育的特点，以开发幼儿的智力。中国自古有"心灵手巧"的说法，手的灵巧与大脑聪明有密切关系。儿童出生后 3 ～ 4 年内，大脑发育特别迅速，此时对手进行恰当的运动训练，可促进大脑的发育，提高智力。可以在游戏、折纸、"涂鸦"和吃饭中训练手，逐渐做到体勤脑灵。

四、调节免疫，预防疾病

定期定量做好预防接种。为了确保婴幼儿身心健康成长，必须按照卫生部门制定的免疫程序为婴幼儿完成各种疫苗的基础免疫，以增强对传染病的免疫力。

定期体检，可系统地观察小儿体格与智能的发育情况，有针对性地宣传科学育儿知识，指导父母护理、教养方法，从而促进小儿生长发育，做到无病早防，有病早治，降低发病率。

五、谨慎看护，防止意外

小儿精神怯弱，易受惊吓，大惊卒恐可致疾病。此外，小儿求知欲强，勇于探索，但是缺乏社会生活经验，对外界危险事物没有识别能力，容易发生意外事故。成人必须谨慎看护，事事留意，正面引导，防止触电、车祸、溺水、煤气中毒等意外事故的发生。

第三节　儿童养生

儿童一般指 3 ～ 14 岁这一年龄段。小儿生理有两大特点：脏腑娇嫩和发育迅速。《小儿药证直诀》说："五脏六腑，成而未全……全而未壮。"小儿的病理特点：小儿脏腑娇嫩，容易患病，多见高热惊风；患病后未及时治疗，则病情传变迅速。这一年龄段养生保健的特点是养教并重，保养元真，教子成才。

一、全面膳食

儿童期是生长发育快速期，营养跟不上，影响儿童的健康生长。儿童食品应以营养充足、促进发育为原则。一日三餐尽量全面膳食，科学搭配。儿童时期易缺钙，要适当摄取含钙丰富的牛奶、乳制品、大豆及豆制品、虾皮、紫菜等食物。忌肥甘厚腻，忌油炸煎炒，尤其不可养成暴饮暴食、偏食的习惯。

二、体格锻炼

儿童期，合理运动锻炼不仅可增强体质，还能培养儿童的毅力、意志力，促进智力的发育。要鼓励孩子到户外活动，充分利用大自然的日光、空气进行体格锻炼，如广播体操、健美操、武术、跳绳和球类运动为宜，可以增强动作协调性，同时有益肌肉骨骼的发育。

三、早期教育

儿童期的孩子中枢神经系统发育尚未完善，因此有较强的可塑性。

1. 适时恰当　适时与恰当的早期教育，可以获得最佳效果。教育过早、过深有损孩子的健康，亦不能取得更好的成效。教育过晚、过浅，会推迟、耽误甚至阻碍儿童的成长发展。一般而言，2～3岁是儿童口头语言及计数能力发展的关键期；出生到4岁是形状知觉发展的关键期；4～5岁是开始学习书面语言的关键期；5～6岁掌握词汇能力发展最快，又是数概念发展的关键年龄。因此，从出生至学龄前这段时间确实是进行早期教育的有利时机，3～6岁的孩子是早期教育的重点施教对象。

2. 性格培养　儿童拥有良好的性格对于其今后事业发展、家庭幸福、身体健康非常重要，甚至决定命运。主要从以下几方面入手：①营造和谐的家庭氛围，建立协调的亲子关系。②鼓励孩子充分表达情感。③教会孩子控制情感。④净化生活和学习环境。⑤做事集中精神，专心致志，注意力集中与耐心是今后成才的关键素质。

3. 直观教育　幼童天真幼稚，是非观念不清，抽象思维能力差，注意力容易分散，但是他们求知欲强，可塑性大，容易先入为主。直观教育可以使孩子从小学会抵制生活环境中不良因素的侵蚀，使孩子的体力、智力、情感、意志与道德向健康方向发展。通过游园、参观、看电影等途径，结合实物实事进行教育，避免抽象理论的灌输和枯燥的道德说教。

4. 予以爱抚　心理学的研究表明，对孩子持什么样的态度是影响幼童身心发展的重要因素。父母对孩子应给以足够的爱抚。爱抚是一种宽严相济、恩威并施的意识行为，表现为和蔼的态度，无微不至的关怀，以及对孩子始终如一的严格要求。要支持他们的正确行为，满足他们的正当要求，为他们的成长创造良好的环境与条件。

5. 习惯培养　主要包括对孩子的进食、睡眠、穿衣、大小便及洗漱方面的培养，如培养按时起床和睡眠，饮食定时定量，不偏食，定时大小便，饭前便后洗手，定期洗头洗澡，衣服要勤洗勤换，经常剪指甲，饭后漱口，早晚刷牙等。

第四节 青少年养生

青少年是指 14～35 岁这一阶段，又可分为青春发育期和青年期。14～18 岁为青春发育期，18～35 岁为青年期。

青春发育期是人生中生长发育的高峰期，其特点是体重迅速增加，第二性征明显发育，生殖系统逐渐成熟，其他脏腑功能亦逐渐成熟和健全。随着生理方面的迅速发育，心理行为也出现了许多变化。青年期，身体各方面的发育与功能都达到更加完善和成熟的程度（以恒牙长出为标志），是人生发育最旺盛的阶段，是体格、体质、心理和智力发育的关键时期。但青少年由于阳气旺盛，多动而少静，此时人生观和世界观尚未定形，常引起心理行为、精神方面的不稳定，由于接触社会增多，遇到不少新问题，因此能按照生长发育的自然规律，全方位进行生理和心理的养生保健指导，可为一生的身心健康打下良好的基础。青少年养生保健要点主要有以下几个方面。

一、精神调摄

青少年处于心理上的"断奶期"，表现为半幼稚、半成熟以及独立性与依赖性相交错的复杂现象，具有较大的可塑性。

家长和教师要以身作则，为人师表，给青少年以良好影响。因势利导地培养青少年要明辨是非，抑恶向善，遇挫折坚忍不拔，受帮助心怀感恩，见贫弱有恻隐之心。要鼓励青少年既要树立远大理想，又要脚踏实地。

有事多与青少年商量，尊重他们的正确意见，逐渐给他们更多的独立权利，为他们创造一个愉快的、愿意讲话的环境，以便了解孩子的交友情况及周围环境的影响，从而有的放矢地予以引导和帮助。要加强对青少年的法制教育，增强他们的法制观念，使其知法、懂法、守法。

另外，帮助他们充分了解两性关系中的行为规范，破除性神秘感。使青少年在认识世界之前，首先要认识自己，对自己的身心变化有所了解，正确区别友谊、恋爱的关系。提倡晚婚，力戒早恋，宣传优生及性病（包括艾滋病）的预防知识。

二、饮食调摄

1. 饮食原则 总的要求是，既要营养充足，又要防止营养过剩。青少年生长发育迅速，代谢旺盛，必须全面合理地摄取营养。女生不应为减肥而过度节食，以致营养不良；男生也不可自恃体强而暴饮暴食，饥饱寒热无度。对于先天不足体质较弱者，更应抓紧发育时期的饮食调摄，培补后天以补其先天不足。

2. 饮食禁忌

（1）节制香口之品 过于油腻、香甜、浓烈等膏粱厚味，一定应该有节制，不可作为主要饮食，避免引起生活方式疾病。

（2）节制寒凉之品 青少年虽然阳气旺盛，但临床上不少脾胃病、月经病患者都与喜食冰冻寒凉之品有关。

三、起居调摄

青少年时期，身体处于生长发育阶段，衣着宜宽松、朴素、大方。女生不可束胸紧腰，男生不要穿紧身牛仔裤。青少年平时既要专心致志地学习，也要合理安排娱乐休息，避免沾染吸烟、酗酒等恶习，以利于身心健康。

四、运动调摄

青少年的锻炼要根据自己的体质强弱和健康状况来安排锻炼时间、内容和强度。要注意循序渐进，可安排在清晨和晚饭前 1 小时，每次 1 小时左右，一周 3 ～ 5 次。选择项目时要同时兼顾力量、速度、耐力、灵敏度等各项素质的发展，重点应放在耐力的培养上，如跳绳、走跑交替等。

第五节　中年养生

中年，从传统认识上是指 36 ～ 60 岁。这个阶段是生命历程的高峰期，也是人生的重要转折点。在生理上，则由生命活动的旺盛时期转向稳定和衰退，逐步向老化发展，但是这个过程是漫长而缓慢的。从社会角度讲，中年还是人生压力最重的时期，要承担来自社会、工作、家庭等多方面的压力和重任，心理负担较为沉重。故又称中年为"多事之秋"，这些都是促使由盛转衰的重要原因。在这一阶段，科学养生保健对防止早衰、预防老年病、延年益寿有着极其重要的意义。故明代养生家张景岳指出："人于中年左右，当大为修理一番，则再振根基，尚余强半。"中年人养生保健要点如下。

一、静养心神，平和心态

中年养生，贵在养神，心神宜静养。强调心态平和，七情适度，乐观随缘，清虚静泰，即所谓人与社会环境的和谐。中年人应在烦劳的生活或工作中求"虚静"，即"致虚极，守静笃"。面对世事的纷争，能够致虚守静，就可把握根本。既要为幸福的生活创造物质基础，又要为平和的心情寻找归宿。

1. 学会调节情绪　进入中年期，心身负担繁重，各种矛盾、困难和挫折均可引起较大的情绪波动。因此必须对情绪加以适当调节，增强心理适应能力，学会调节情绪的方法与技巧，力求做到"喜不得意忘形，悲能声色恰当，怒不暴跳如雷，惊能镇定自如"。

2. 保持良好的人际关系　心理关系亲和，就易于与人交流和沟通而保持友好融洽的正常交往。应当在社会和家庭中遵循平等、相容、互利、相信原则，这也是中老年心理养生的必要原则。

3. 正视现实生活中的挫折　古人曰"人生逆境十之八九"，不应一味怨天自卑，应视挫折为一种对意志的磨炼。面对挫折力求情绪稳定、沉静思考，学会应用积极的心理防御机制，化挫折为生活的动力。当心情失落时，可对亲朋好友倾吐苦闷，或参加文体活动，使不良情绪释放出来，缓解心理上的压力，这样可以防止早衰。

4. 合理用脑，弛张有度　有意识地发展心智，培养良好的性格，工作学习之余，可以多听音乐或看电视，与子女谈心交流，共享天伦之乐，也可以浇花、养鱼、作画、习字、美化仪容仪表，以增添生活乐趣，或宁心静坐，使大脑得以充分的休息。

二、起居有常，节欲保精

中年人应树立正确的保健观，人到中年勿"苛求"，人到中年莫"恐老"，人到中年莫"硬熬"，人到中年莫"过劳"。中年人要特别重视养成有规律的生活、工作习惯，无论是脑力劳动或体力劳动都必须掌握适度。过度紧张和过度劳累造成身体超负荷就会引起疲劳，是机体生理功能耐受程度的警告，长期积劳就会成疾。

避免疲劳，需合理安排生活、工作，要有计划性，不要长期熬夜、工作搞突击；要劳逸结合，经常锻炼身体。中年人工作繁忙，要善于利用各种机会进行适当的运动，如坐站交替、做工间操、上楼下楼、骑车、走路、室内踱步或叩齿、咽津、提肛等锻炼；也可采用脑力劳动与体力劳动交替的方法。体育锻炼、文娱活动同样是积极的休息方式，如太极拳、八段锦、五禽戏等中国传统健身功法，以及游泳、登高、对弈、垂钓等，既可怡情养性，又可锻炼身体，只要持之以恒，必然会获得收益。

中年人年富力强，承担着各种重任，容易"超负荷运转"，导致过度劳累，积劳成疾。因此，中年人必须保证睡眠时间，不可因工作繁忙经常开夜车，切忌通宵达旦地工作。中年人阳气渐虚，夏季不可贪凉而不离空调，坐卧时谨防冷风直吹脑后，脑后受风令人不寿。

人到中年体力下降，加之工作紧张、家务繁忙，体能下降。故中医认为中年人应节欲保精，主张不可纵情过度，以避免房事频繁，阴精亏耗，损伤肾气。古时候有种说法：三十者，八日一施泄；四十者，十六日一施泄，其人弱者，又令当慎之；人年五十者，二十日一施泄。……能保持始终者，祛疾延年，老当益壮。这是古人的经验之谈，可以参考。

三、饮食药饵，防止早衰

中年人的身体从充满活力的青年阶段，开始转向衰退的老年阶段，因此，设计出合理的膳食结构、科学饮食，可有效地推迟中年人早衰。中年人的饮食要特别注意控制总热量，避免肥胖，要特别强调少肥甘厚腻，适当减少食量，使脾健运痰湿不生，温化脾胃生生不息。因为肥胖是中老年慢性病产生的温床。坚持合理的膳食，食物多样，谷类为主，多吃蔬菜水果及薯类，以保持活力，预防便秘。要多进含钙丰富的牛奶、虾皮、海带等，以防骨质疏松等症的发生。少盐，每人每日少于 6g，以免引起高血压和脑血管疾病。此外，适当的药饵进补对健康也是非常有益处的，如党参、薏苡仁、山药、牛肉、羊肉、大枣、栗子等补益脾胃；桂圆、大枣、百合、黑芝麻等强壮脑力；胡桃、杜仲、枸杞子等强壮筋骨；菊花、决明子、枸杞子等明目。

四、习惯良好，定期检查

饮酒、吸烟都不利于健康，酗酒对身体特别有害，所以生活中应戒烟限酒，消除对健康的不利因素，养成良好的生活习惯。

定期进行健康检查，可以及早发现疾病。平时若有疲劳、食欲不振、胸闷、气短、头昏等亚健康的症状，都需要及时进行身体检查，早防早治。建立科学的生活方式，制定具体的养生保健方案，并认真实践。

第六节　老年养生

人到 60 岁后就进入了老年期。人到老年，机体会出现生理功能和形态方面的退行性变化。其生理特点表现为脏腑气血精神等生理机能的自然衰退，机体调控阴阳协调的稳定性降低。再加上社会角色、社会地位的改变，常产生孤独垂暮、忧郁多疑、烦躁易怒等心理状态，其适应环境及自我调控能力低下，若遇不良环境和刺激因素，易于诱发多种疾病，较难恢复。

一、知足谦和，调和情志

《遵生八笺·延年却病笺》强调"知足不辱，知止不殆"。要求老年人明理智，存敬戒，生活知足无嗜欲，勤于用脑，进取不止。根据自己的身体健康状况，多做好事，充分发挥余热，努力做到老有所学、老有所为、老有所乐，以丰富自己的生活。

老年人应回避各种不良环境、精神因素的刺激，根据自己的性格和情趣怡情悦志，如澄心静坐、益友清谈、临池观鱼、披林听鸟等，使生活自得其乐，有利康寿。

老年人往往体弱多病，应树立乐观主义精神和战胜疾病的信心，参加一些有意义的活动和锻炼，分散自己的注意力。同时，应积极主动地配合治疗，可以尽快地恢复健康。还需定期进行体检，及早发现一些不良征兆，及时进行预防或治疗。

二、合理膳食，适度锻炼

《养老奉亲书》指出，"老年人皆厌于药而喜于食"，提倡治病保健以食物为先。一般而言，老年人的脏腑脾胃功能相对较弱，饮食应坚持多样清淡、温热熟软、少食多餐为原则。其饮食保健方法应是焖蒸炖煮，细嚼慢咽和饮食保健。老年人以食治疾，胜于用药。中医养生学家认为，凡老人有患，宜先食治；食治未愈，然后命药，此养老人之大法也。

1. 食宜多样　年高之人，精气渐衰，应该摄食多样饮食，使谷、果、畜、菜适当搭配，做到营养丰富全面，以补益精气延缓衰老。针对老年人体弱多病的特点，可经常食用莲子、山药、藕粉、菱角、核桃、黑豆等补脾肾益康寿之食品，或辅食长寿药膳进行食疗。

2. 食宜清淡　老年人之脾胃虚衰，消纳运化力薄，其饮食宜清淡。现代营养学提出老年人的饮食应是"三多三少"，即蛋白质多、维生素多、纤维素多；糖类少、脂肪少、盐少，正符合"清淡"这一原则。

3. 食宜温热熟软　老年人宜食用温热之品护持脾肾，勿食或少食生冷，但亦不宜温热过甚，以"热不炙唇，冷不振齿"为宜。老人牙齿松动脱落，咀嚼困难，故宜食用软食，忌食黏硬不易消化之品。粥是老人最宜之物，不仅容易消化，且益胃生津，对老年人的脏腑尤为适宜。

4. 食宜少缓　主张老人少量多餐，既保证营养供足，又不伤肠胃。进食不可过急过快，宜细嚼慢咽，这不仅有助于饮食的消化吸收，还可避免吞、呛、噎、咳的发生。

年老之人，精气虚衰，气血运行迟缓，故又多瘀多滞。积极的体育锻炼可以促进气息运行，延缓衰老，并可产生一种良性心理刺激，使人精神焕发，对消除孤独垂暮、忧郁多疑、烦躁易怒等情绪有积极作用。一般来讲，老年人的运动量宜小不宜大、动作宜缓慢而有节律。适合老年人的运动项目有太极拳、五禽戏、八段锦、慢跑、散步、游泳、乒乓球、老年体操等。运动次数每天一般宜 1～2 次，时间以早晨日出后为好，晚上可安排在饭后一个半小时以后。老年人忌在恶劣气候环境中锻炼，以免带来不良后果，还须注意不在饥饿时锻炼。老年人不论进行何种锻炼，呼吸一定要保持均匀、自然，决不能憋气，如感到有胸闷、头晕、眼花或心跳过速等反常现象，应立刻停止运动。

三、起居调摄，合理用药

老年人的生活既不要安排得十分紧张，又不要毫无规律，要科学合理，符合老年人的生理特点，这是老年养生之大要。老年人的居住环境以安静清洁、空气流通、阳光充足、湿度适宜、生活方便的地方为好。老年人应慎衣着，适寒暖，要根据季节气候的变化而随时增减衣衫，要注意胸、背、腿、腰及双脚的保暖。老年人应保持良好的卫生习惯，面宜常洗，发宜常梳，早晚漱口。临睡前，宜用温热水洗泡双足。要定时排便，经常保持大小便通畅，及时排除导致二便障碍的因素，防止因二便失常而诱发疾病。

"八十不留餐，七十不留宿"。老年人外出留宿，对周围环境不熟悉，容易引起意外事故；老年人患心脑血管疾病的较多，而赴宴留餐，与亲友团聚，免不了要饮酒饱食，加之交谈时间长，精神过于兴奋，情绪过于激动，很容易诱发心绞痛、心肌梗死或中风等意外危及生命。

老年人由于机体生理功能减退，无论是治疗用药，还是保健用药，都不同于中青年。一般而言，老年人保健用药应遵循以下原则：宜多进补少用泻；药宜平和，药量宜小；注重脾肾，兼顾五脏；辨体质论补，调整阴阳；掌握时令季节变化规律用药，定期观察；多以丸散膏丹，少用汤剂；药食并举，因势利导。如此方能收到补偏救弊，防病延年之效。

第七节 女性特殊时期的养生

妇女有月经、胎孕、产育、哺乳等生理特点，又有感情丰富、情不自禁的心理特点，精血神气颇多耗损，极易患病早衰。其养生保健，除了与男子相同外，尚须注重经期、孕期、产褥期、哺乳期及更年期的卫生保健。

一、经期保健

月经是女性周期性子宫出血的生理现象。肾主封藏，肝主疏泄，月经周期性变化，是肾、肝两脏藏、泄相互为用的结果。月经期保健应以保持经血泄而有度为主。

1.清洁卫生，预防感染 行经期间，血室正开，邪毒易于入侵致病，必须保持外阴、内裤、卫生巾的清洁卫生。洗浴宜淋浴，不可盆浴、游泳，严禁房事、阴道检查。

2.注意保暖，免受寒凉 行经期宜加强寒温调摄，尤当注意保暖，避免受寒，切勿涉水、淋雨、冒雪、坐卧湿地、下水田劳动，严禁游泳、冷水浴，或烈日高温下劳动。否则，易致月经失调、痛经、闭经等症。

3.调摄七情，心怡情畅 经期经血下泄，阴血偏虚，肝失濡养，不得正常疏泄，易产生紧张忧郁、烦闷易怒之心理，出现乳房胀痛、腰酸疲乏、少腹坠胀等症。女子以肝为先天，肝之为病则经、带诸患蜂起。因此，月经期间重在调理肝脏。经前和经期都应保持心情舒畅，避免七情过度。

4.饮食合理，劳逸适度 月经期间，经血溢泄，多有乳房胀痛、少腹坠胀、纳少便溏等肝强脾弱现象，应摄取清淡而富有营养之食品。如多吃绿色蔬菜、水果，以保持大便通畅，减少盆腔瘀血。忌食生冷、酸辣、辛热香燥之品，也不宜过量饮酒，以免影响经血的正常溢行；不喝咖啡、可乐和浓茶，以免加重情绪波动。另外，经期适当活动，有利于经行畅利，减少腹痛，但不宜过劳，要避免过度紧张疲劳、剧烈运动及重体力劳动。

二、妊娠期保健

（详细内容参考第一节胎孕养生）

三、产褥期保健

产后 6～8 周时间内属产褥期。由于分娩时耗气失血，再加上忧、惊、劳、倦致使气血暴虚。在"虚"的基础上，气血不畅而生"瘀"，因此产后多虚多瘀。"产前一盆火，产后一块冰"，很形象地说明了妇女生产前后的体质变化。补虚和祛瘀是产后调养的两大原则。

1.劳逸适度 产后充分休息静养，睡眠充足，有利于生理功能的恢复。产妇的休息环境必须清洁安静，室内要温暖舒适、空气流通。但是，不宜卧于当风之处，以免邪风乘虚侵袭。

2. 营养有节　产妇于分娩时，身体受到一定耗损，产后又需哺乳，故加强营养实属必要。然而，必须注意补不碍胃、不留瘀血。饮食宜清淡可口、易于消化吸收，又富有营养及足够的热量和水分。产后 1 ~ 3 天的新产妇可食小米粥、软饭、炖蛋和瘦肉汤等，此后，凡蛋、奶、肉、骨头汤、豆制品、粗粮、蔬菜均可食用。另外，可辅佐食疗进补，如脾胃虚弱者可服山药扁豆粳米粥，肾虚腰疼者食用猪腰子菜末粥，产后恶露不畅者可服当归生姜羊肉汤或益母草红糖水、醪糟等。饮食宜少量多餐，每日可进餐 4 ~ 5 次，不可过饥过饱。

3. 清洁卫生　产褥期因有恶露排出，产后汗液较多，且血室正开，易感邪毒，故要注意外阴卫生，常用温开水清洗外阴，并确保会阴垫、底裤的清洁消毒。产后百日之内严禁房事。产后 4 周不能盆浴。会阴部产创可以用温开水冲洗，使用消毒敷料，或用药液熏洗。

产褥期是妇女体质调养的好时机，产褥期的精心调养非常有利于虚弱体质的改善及某些慢性疾病的康复。产后养生得当，可以较好地改善偏于虚或瘀的原有体质，而虚或瘀体质是较多女性慢性病的发病基础。

四、哺乳期保健

哺乳期的妇女处于产后机体康复的过程，又要承担哺育婴儿的重任，该期保健对母子都很重要。

1. 哺乳卫生　产后将乳头洗净，在乳头上涂抹植物油，使乳头的积垢及痂皮软化，然后用肥皂水及清水洗净。产后一般半小时左右即可开奶。每次哺乳前，乳母要洗手，用温开水清洗乳头，避免婴儿吸入不洁之物。哺乳后也要保持乳头清洁和干燥，不要让婴儿含着乳头入睡。如仍有余乳，可用手将乳汁挤出，或用吸奶器吸空，以防乳汁淤积而影响乳汁分泌或发生乳痈。刚开始哺乳时，可出现蒸乳反应，乳房往往胀硬疼痛，可做局部热敷，使乳络通畅，乳汁得行，也可用中药促其通乳。若出现乳头皲裂成乳痈，应及时医治。哺乳要定时，这样可预防婴儿消化不良，也有利于母亲的休息。纯母乳喂养 4 ~ 6 个月后，可逐渐添加辅食，提倡孩子 1 周岁左右再考虑断奶比较理想。

2. 饮食营养　《类证治裁》说："乳汁为气血所化，而源出于胃，实水谷之精华也。"乳母应加强饮食营养，增进食欲，多喝汤水，以保证乳汁的质量和分泌量。如乳汁不足，可多喝鱼汤、鸡汤、猪蹄汤等。忌食刺激性食品，勿滥用补品及肥甘厚腻，尤其是痰湿体质，常引起形体肥胖，反而会减少乳汁分泌。

3. 起居保健　疲劳过度，情志郁结，均可影响乳汁的正常分泌。乳母必须保持起居有常，劳逸适度，心情舒畅，还要注意避孕。用延长哺乳作为避孕的措施是不可靠的，最好用避孕工具，勿服避孕药，以免抑制乳汁的分泌。

4. 慎服药物　许多药物可以经过乳母的血液循环进入乳汁。例如，乳母服大黄可使婴儿泄泻。现代研究表明，吗啡、阿司匹林、阿托品、四环素、红霉素、苯巴比妥及磺胺类等，都可从乳腺排出，如长期或大量服用，可使婴儿发生中毒。因此，乳母于哺乳期应慎服药物。

五、更年期保健

更年期是妇女由壮年的育龄期步入生殖功能衰退的老年期的过渡时期，一般在45～55岁，也称为围绝经期。由于肾气渐衰，冲任二脉虚惫，可致阴阳失调，出现头晕目眩、头痛耳鸣、心悸失眠、烦躁易怒或忧郁、月经紊乱、烘热汗出等症，称为更年期综合征，轻重因人而异。如果调摄适当，可避免或减轻更年期综合征，或缩短反应时间，这对整个老年期的健康都有重要作用。

1.稳定情绪　更年期妇女应当正确认识自己的生理变化，解除不必要的思想负担，排除紧张恐惧、消极焦虑的心理和无端的猜疑。注意增加社会交往，培养兴趣爱好，转移注意力。家庭、社会对于围绝经期的妇女要予以关心和理解。

2.饮食保健　补充钙质、补充雌激素、饮食营养而清淡，是妇女围绝经期膳食的原则。奶制品是较好的天然钙源。豆制品有较好的降低血脂、预防心血管疾病、补充雌激素的作用。由于肾气渐衰，天癸将竭，月经频繁，经血量多，经期延长，往往出现贫血，可选食鸡蛋、动物内脏、瘦肉、牛奶等高蛋白食物以及菠菜、油菜、西红柿、桃、橘等绿叶蔬菜和水果纠正贫血。阴虚阳亢型的高血压患者，可摄食粗粮（小米、玉米渣、麦片等）、菌菇、芹菜、苹果、山楂、酸枣、桑椹、绿叶茶等。少吃盐，不要摄食酒、咖啡、浓茶、胡椒等刺激性食品。平时宜选食黑芝麻、黑木耳、黑豆、核桃、山药等补肾食品。

3.适当运动　妇女45岁以后体脂明显增加，非常容易发胖。肥胖容易引起糖、脂代谢紊乱，是引起心脑血管疾病的重要因素。更年期妇女应注重劳逸结合，保证睡眠和休息，但是过分贪睡反致懒散萎靡，不利于健康。只要身体状况好，就应从事正常的工作，还应参加散步、太极拳、气功等运动量不大的体育活动及力所能及的劳动，以调节生活，改善睡眠和休息，避免体重过度增加。

4.定期体检　女性更年期常有月经紊乱，也是女性生殖器官肿瘤的好发年龄，应每隔半年至一年做一次体检。若发现月经不调或白带增多、绝经后阴道出血、乳房或腹部包块等症，需及时就医诊治。

第八节　脑力劳动者养生保健

脑力劳动者，是指较长时间使用大脑进行精神思维活动的人。这类人经常昼夜伏案，缺少运动，姿势单一，部分肌肉处于持续紧张的状态，易致气血凝滞，可诱发多种疾病。尤其是大脑长期处于紧张状态，脑部缺血缺氧，会产生头晕、头痛、心悸、失眠等症状。

人体整个生命是由人体"司令部"——大脑管理着，如果大脑开始衰老，也就意味着身心开始衰退。脑组织几乎无葡萄糖和氧储备，需不断由血液输送氧气和葡萄糖，才能维持脑的正常功能。如果血供中断超过10秒钟，就可能引起意识丧失，脑缺氧2分钟脑活动就停止，缺氧5分钟，可出现不可逆损伤。世界卫生组织（WHO）指出，评价人体衰老的首要指标是脑衰老。

一、科学用脑

大脑是精密无比的"电脑"，是存储智慧的宝库。在很多人眼里，它是能排除万难、无往不胜的器官之王。然而，它也有很多烦恼，这些烦恼全是主人自身的不良生活方式造成的。这些烦恼常令它疲惫不堪，功能衰退。

1. 勤于用脑，科学健脑　临床研究证明，嗜烟者可加速脑血管硬化，贪杯酗酒易发脑血管意外，长期疲劳战容易猝死，饱食终日可加速脑细胞老化，长期不用脑易患老年型痴呆，偏食可加速记忆减退，等等。建立合理的生活方式对于健脑是非常重要的。俗话说"勤学习，人慢老""大脑越用越灵""用进废退"。现代研究证实科学用脑可刺激脑细胞再生，科学使用大脑才能获得更高水平的健康。

2. 培养兴趣，脑体结合　建立规律的生活制度，培养学习和工作的兴趣，做到体脑结合，就会感到轻松自如。一般说来，连续工作时间不应超过 2 小时。在眼睛感到疲乏时宜停下来闭目冥想，然后眺望远景，深呼吸数十次。连续用脑时，还应注意更换工作内容，如高度抽象思维之后，可替换读外语、听录音、看图像，以利左右脑的活动平衡。

3. 营造良好的工作环境　大脑耗氧量十分巨大，因此居处环境须具备流通的新鲜空气。工作环境最好具备明暗适中的自然光线，光线过强和光线过弱会对视力产生损害。工作场所应保持安静，杜绝噪音。当噪音超过 60dB 时，人脑就停止一切思考。另外，16℃左右的室温最利于大脑保持清醒状态。

二、饮食健脑

中医非常重视"健脑益智"，因"脑为髓之海"，而"精生髓，髓养脑"，故凡有滋养阴精的食物，皆有健脑增智作用。

脑组织由脂质、糖蛋白、钙、磷等物质构成，大脑在活动时还消耗葡萄糖、维生素E、碳水化合物等。脑力劳动者要消耗比普通人更多。因此脑力劳动者除每日摄取必要的热量外，必须补充某些特殊营养物质，如富含不饱和脂肪酸 DHA、ω–3 脂肪酸、色氨酸等相关食物，以保持头脑清醒，提高智力，增强脑力，抗衰老。

脑力劳动者过度使用眼睛易产生视力疲劳，中医认为"久视伤血"，表现为眼睛干涩，视物稍久则模糊。宜常食补血明目的食物，如蛋黄、牛奶、动物肝脏、菠菜、柿子椒、胡萝卜、玉米、南瓜、红薯、花生、鸡蛋、瘦肉等。

三、运动健脑

1. 运动锻炼　跑步是最常选用的锻炼项目，有助于改善血液循环状态和内脏功能，从而保证大脑充足的血氧供应。乒乓球、网球等球类运动可以提高大脑信息传导、反馈的速度，从而增强大脑反应的敏捷性。

2. 倒立与倒行　倒立可以有效地增加脑血流量，迅速消除耳鸣、眼花及脑缺氧状态；倒行可活动背部的肌肉韧带，调节脊神经功能，可以有效地防治脑力劳动者的常见病，如颈椎病、腰腿关节病、肩周炎等。

3. 脑部按摩 头顶按摩，即以两手搓头皮，从前发际到后发际做梳头动作。头侧按摩，用两手拇指按住太阳穴，其余四指从头两侧由上至下做直线按摩，再按揉太阳穴，顺时针与逆时针方向各数次。浴面摩眼，两手搓热后，从上至下、从内至外摩面数次，然后做眼部保健操，此法可用于工作后大脑疲劳。

第九节　体力劳动者养生保健

体力劳动者是指主要靠体力进行生产劳动的人，其健康与劳动条件、劳动环境有着密切的联系。体力劳动的特点是以肌肉、骨骼的活动为主，体内物质代谢旺盛，需氧量多，能量消耗大。不同工种的劳动者在进行生产劳动时，身体需保持一定体位，采取某个固定姿势或重复单一的动作，局部筋骨肌肉长时间地处于紧张状态，可引起劳损。《内经》有久视伤血、久卧伤气、久坐伤肉、久立伤骨、久行伤筋之论。此外，某些体力劳动者长期接触噪声、放射性物质、高温以及铅、汞、苯、甲醇、乙醇、有机磷、粉尘等危害因素，常导致职业病的发生。

一、合理锻炼，平衡肢体

支配劳动与支配体育活动的神经中枢位置不同，劳动之后进行体育活动，可使支配劳动的中枢抑制加深，使参加劳动的肌肉得到充分放松和休息。

长时间处于站立姿势，腰腿肌肉紧张疲劳，常感筋疲力尽，腰腿酸痛，还容易发生驼背、腰肌劳损，又因重力作用，血液循环回流不畅，容易发生下肢静脉曲张。因此，平时可多做些散步、慢跑、打拳、摆腿、体操等活动。

长时间坐姿工作，可选择全身性活动，如跑步、跳绳、登山、游泳等有氧运动。从事高温作业者，体力消耗大，平时可多做散步、慢跑、击剑和医疗保健体操等，以提高机体对高温的适应与耐受力。从事技术性强，既耗体力又费脑力的工作者，如司机及连续流水作业工人，此类人员大脑神经高度紧张，易患失眠、头痛、神经性高血压等病，宜选择运动量小、动作柔和的运动，如太极拳等中国传统健身功法。这些功法都要求静息、安神、动形，既可放松精神，又可行气舒筋活血。如果想提高身体快速灵巧的反应能力，也可参加一些球类及器械体操运动。

二、调节膳食，代谢平衡

体力劳动者每天消耗的能量多，物质代谢频率高，这就需要有足够的营养和热量供应，保持代谢平衡。体力劳动者的膳食，首先要保证足够热量的供给。其次，要根据不同工种选食相应的食物，可在一定程度上抵消或解除有害因素的危害。如从事高温作业者，要补给含盐饮料、维生素 B、维生素 C 等，以补充因出汗损失的无机盐和水分；在冷冻环境下的体力劳动者，应注意增加脂肪的比重；在矿井、地道、水下等不见阳光的环境下作业的人员，要注意补充维生素 A、维生素 D；长期接触苯的劳动者，膳食中应提高蛋白质、碳水化合物和维生素 C 的摄入量，限制脂肪的摄入量。

三、科学休息，合理用脑

体力劳动者下班后应保证充足的休息，以放松精神，解除筋骨肌肉的紧张和疲劳。此外，不同的劳动工种可以选择不同的休息方式，如井下工作者要加强户外活动，多晒太阳；长期站立的工人，应穿矮跟或中跟鞋，以便使全脚掌平均受力，减轻疲劳，还可在下肢套上弹力护腿或打绑腿，以减轻腿部疲劳，预防静脉曲张。

古代养生家说"神强必多寿"，强调脑力活动是保证人体健康长寿不可缺少的一个方面。体力劳动者也要勤用脑，做到体、脑运动的平衡。要培养自己的学习兴趣，结合职业特点选修不同的课程。如学习园艺、烹调、缝纫、绘画等，并有意识地锻炼记忆力，下班后多读书看报，也可以参加一些动脑筋的游艺活动，如棋弈、猜谜语等，这样有助于消除疲劳、增强体质。

第二十章 人体不同部位的养生保健 ▷▷▷▷

　　人体是一个有机的整体。在组织结构上，人体以五脏为中心，配合六腑，联系五体、五官九窍等形成五大功能系统。在生理状态下，五大系统分工合作，共同完成人体的生理活动。病理状态时，内在脏腑的病变可以反映于体表，任何局部病变均与其所属的内在脏腑的病变密切相关，而且可以相互传变。所以，局部和整体是密不可分的，任何局部功能障碍也必然会影响到整体功能。每个人根据自己的实际情况，有针对性地对某个特定部位防护保健，会对人体整体生理功能都有直接的影响。其基本特点是，从整体观念出发，从局部保健入手。

第一节　口腔护养

　　口腔是人体的"开放门户"之一，"病从口入"是尽人皆知的道理。做好口腔卫生保健，不仅可以预防口腔和牙齿的疾病，而且可以有效地预防全身性疾病。口腔健康也是社会经济、文化发展以及社会文明的一种标志。因此，口腔健康将会在促进全身健康、提高生命质量、延长健康寿命和促进人类发展等方面起到重要作用。

一、固齿保健法

　　牙齿保健应自幼开始，从小养成良好的口腔卫生习惯。中国古代养生家对此十分重视，提出"百物养生，莫先口齿"的观点。因此，保持良好的卫生习惯，重视固齿保健术，是养生保健的一项重要任务。在日常生活中应该摒弃一些不良卫生习惯，建立起"牙龄与寿龄一致"的口腔保健观，养成早晚刷牙的卫生习惯。刷牙的作用是清洁口腔，按摩齿龈，促进血液循环，增强抗病能力。刷牙的次数要根据需要和实际而定，我们提倡早晚刷牙、饭后漱口；如果有条件，最好每天3次。特别是睡前刷牙，保持口腔清洁，对预防牙病有着十分重要的意义。

　　1.口宜勤漱　《礼记》谓："鸡初鸣，咸盥漱。"《备急千金要方》亦说："食毕当漱口数过，令人牙齿不败口香。"一日三餐之后，或平时甜食后应及时漱口。漱口用水种类很多，如水漱、茶漱、津漱、盐水漱、食醋漱、中药泡水漱等，可根据自己的情况，选择使用。历代医书中多推崇以清热解毒、芳香化湿类中药煎水漱口，所用药物有金银花、野菊花、藿香、佩兰、香薷、薄荷等，不仅能保持口腔清洁，还有香口祛秽作用。

　　2.齿宜常叩　晋代葛洪《抱朴子》指出："清晨叩齿三百过者，永不动摇。"自古以来，很多长寿者都重视和受益于叩齿保健，尤其清晨叩齿意义更大，有"清晨叩齿三十六，到老牙齿不会掉"之谚。叩齿的具体方法：排除杂念，思想放松，口唇轻闭，然后上下牙齿相互轻轻叩击，先叩臼齿 50 下，次叩门牙 50 下，再错牙叩犬齿部位 50 下。所有的牙都要接触，用力不可过大，防止咬舌。每日早晚各做 1 次，亦可增加叩齿次数。经常叩齿可增强牙齿的坚固性，使牙齿不易松动和脱落，咀嚼力加强，促进消化机能。

3. 牙龈按摩

（1）牙龈按摩　在刷牙时，将刷毛压于牙龈上，牙龈受压暂时缺血，当刷毛放松时局部血管扩张充血，反复数次，使血液循环改善，增强抵抗力。也可用食指做牙龈按摩，漱口后将干净的右手食指置于牙龈黏膜上，由牙根向牙冠做上下和沿牙龈水平做前后方向的揉按，依次按摩上下、左右的内外侧牙龈约数分钟。通过按摩牙龈，增加牙龈组织血液循环，可提高牙周组织对外界损伤的抵抗力，减少牙周疾病的发生。

（2）搓唇按摩　将口唇闭合，右手四指并拢，轻轻在口唇外沿顺时针方向和逆时针方向揉搓，直至局部微热发红为止。其作用是促进口腔和牙龈的血液循环，健齿固齿，防治牙齿疾病，且有颜面美容保健作用。

4. 正确咀嚼　咀嚼食物应双侧，或两侧交替使用牙齿，不宜只习惯于单侧牙齿咀嚼。使用单侧牙齿的弊端有三：一是使用的一侧，因负担过重而易造成牙本质过敏或牙髓炎；二是不使用的一侧易发生牙龈失用性萎缩而致牙病；三是往往引起面容不端正。

5. 饮食保健　口腔、牙齿患病与营养不平衡有一定关系，因此营养要合理。若维生素 A 缺乏，可造成牙釉质发育不全，从而降低牙齿的抗病能力；长期缺乏维生素 C 会影响胶原组织的形成和修复，从而使牙龈组织出现萎缩或炎症，严重者可出现牙龈出血；若蛋白质缺乏，可造成牙体形成缺陷，从而诱发龋齿。

牙齿的生长发育受钙与磷代谢的影响。食谱中若钙含量高、磷含量低，则龋病易感性增加，可造成龋损；如食谱中缺乏铁，不仅可造成贫血还容易产生牙病。另外，多摄入牙齿发育所需营养素的食物，如核桃、梨、芹菜、乳酪、绿茶、洋葱、香菇、薄荷、枸杞子、大枣、蜂蜜等，可保护牙齿，防治牙周病。妊娠期、哺乳期的妇女及婴幼儿尤应注意适当补充这类食品，保证牙釉质的发育。

6. 纠正不良习惯　不良习惯也是导致牙病的一个原因。有人习惯用口呼吸，睡觉时张着嘴，萌出的前牙不仅向前倾斜，而且排列错乱。有的儿童喜欢咬手指，或将铅笔伸入上下牙之间，结果使上门牙前突，下门牙后移，牙齿变短。这些不卫生的习惯均可导致牙齿排列不齐，既不利于食物的充分咀嚼，影响消化吸收，又可导致牙齿间食物残渣不易清除，引起口腔疾病，同时还影响颜面美观。

长期吸烟者，牙面易有黑褐色烟斑沉着，可结石沉积，局部菌斑刺激也可使牙周病加重。烟草中含有多种有害物质，烟雾中化学成分可直接刺激牙周组织或进入血液循环，造成牙周组织的慢性损害。

7. 谨防药物损齿　牙齿有病应及时治疗，但应避免一些不利于牙齿的药物，尤其是妊娠期、哺乳期的妇女和婴幼儿童不宜服用四环素类药物，如四环素、土霉素、金霉素、多西环素（强力霉素）等。否则，易使乳牙发黄，造成永久性黄牙，或引起牙釉质发育不全，易发生龋齿。另外，长期服用抗癫痫药（如苯妥英钠）、免疫抑制剂（如环孢素）及硝苯地平（心痛定）可使患者出现"药物性牙龈增生"，牙龈会逐渐增生并覆盖牙齿的表面，严重时，牙齿表面的 1/3 均可被牙龈遮住。

二、唾液保健法

唾液，为津液所化。中医学认为，它是一种与生命密切相关的天然补品，所以古人给予"金津玉液""甘露""华池之水"等美称。漱津咽唾，古称"胎食"，是古代非常倡导的一种强身方法。

1. 唾液的保健作用　中医学认为唾液由脾肾所主，脾肾乃先天、后天之本，与健康长寿密切相关。唾液在摄生保健中具有特殊价值，其作用是多方面的。

（1）润泽食物助消化　唾液是一种润滑剂。人在咀嚼食物的时候，唾液能润湿食物，食物与唾液混合形成食糜，人可顺利地将食物咽下去。如果唾液减少，口干舌燥，吃东西就会感到特别费劲。唾液中的淀粉酶使食物中的淀粉分解为麦芽糖，进而分解为葡萄糖，使食物得到初步消化。所以，吃饭时应细嚼慢咽，以充分发挥唾液的功能，同时也能减轻肠胃的负担。缺牙和牙病者，咀嚼功能不全就会妨碍消化。

（2）清洁口腔和消化道　唾液能够清洗滞留在口腔及牙缝里的食物残渣，保护口腔和牙齿，不给细菌制造藏身之地。当进食有害和刺激性强的食物时，会引起唾液大量分泌以稀释这些食物，保护口腔。此外，唾液还具有保护胃的功能，唾液中的黏蛋白进入胃后，不仅有润滑作用，还可以中和过多的胃酸。另外，黏蛋白在胃酸作用下会发生沉淀，附着于胃黏膜上，形成一层保护屏障，能增强胃黏膜对抗胃酸腐蚀的作用。

（3）解毒杀菌抗衰老　唾液有解毒杀菌的功效，可抑制口腔内细菌的生长繁殖；变位酶能使某些致病菌失去致病性；免疫球蛋白有抗击多种病菌、病毒和中和毒素的作用。中医养生学有"细嚼慢咽，益寿延年"之谚。《养性延命录》指出："食玉泉者，令人延年，除百病。"此外，唾液还有防病治病、促使伤口愈合等作用。

2. 咽津保健法　漱津咽唾的方法很多，常用的有两种。

（1）常食法　每日清晨睡醒时，坐、卧姿势均可，平心静气，以舌舔上，或将舌伸到上颌牙齿外侧，上下搅动，然后伸向里侧，再上下左右搅动，古人称其为"赤龙搅天池"，待到唾液满口时，再分 3 次把津液咽下。或者与叩齿配合进行，先叩齿 36 次，后漱津咽下。每次三度九咽，时间以早晚为好。若有时间，亦可多作几次。初时可能津液不多，久则自然增加。此法可使口腔内多生津液，帮助消化并可清洁口腔，防止口苦、口臭。

（2）气功导引服食法　以静功为宜，具体功法可根据自己的爱好选择。具体做法：排除杂念，意守丹田，舌抵上颚，双目微闭，松静自然，调息入静。吸气时，舌抵上齿外缘，并不断舐动以促唾液分泌；呼气时，舌尖放下，气从丹田上引，口微开，徐徐吐气，待到唾液满口时，分 3 次缓缓咽下。每日早晚可各练半小时。

上述二法，简而易行，只要长期坚持练习，就可收到气足神旺、容颜不枯、耳目聪明、新陈代谢旺盛和保健延寿的效果。

第二节 颜面护养

颜面保健，又称美容保健。颜面是反映机体健康状况的一个窗口，中医学认为，心主血脉，其华在面。面部是脏腑气血上注之处，血液循环比较丰富。中医学将面部不同部位分属五脏，即左颊属肝，右颊属肺，头额属心，下颏属肾，鼻属脾。面部与脏腑经络的关系非常密切，尤其心与颜面最为攸关。同样，面部的变化可反映出心脏经络的气血盛衰和病变。颜面部位暴露在人体上部，六淫之邪侵犯人体，颜面首当其冲；外界六淫侵袭，防护不周，皮肤易变得粗硬老化，尤其是阳光暴晒，还易使皮肤衰老。另外，不良习惯和动作也是促使皮肤早衰的一个原因。

一、面部按摩

美容按摩可分为两类：一类是直接在面部进行的，即直接按摩美容法；另一类是通过按摩远离面部的经络而达到美容效果的，即间接按摩美容法。

彭祖浴面法（《千金翼方》）：清晨起床用左右手摩擦耳朵，然后轻轻牵拉耳朵；再用手指摩擦头皮，梳理头发；最后把双手摩热，以热手擦面，从上向下14次。此法可使颜面气血流通，面有光泽，头发不白，还可预防头痛。

二、针灸美容

通过针灸刺激穴位，可调整各脏腑组织功能，促进气血运行，抵御外邪入侵而延缓皮肤衰老。一般认为，对美容有良效的经络有七条：足太阳膀胱经、足少阴肾经、足厥阴肝经、足阳明胃经、手少阳三焦经、手太阳小肠经、手阳明大肠经。可根据具体情况，辨证取穴组方进行调整。例如：

除皱防皱保健：可针刺丝竹空、攒竹、太阳、迎香、颊车、翳风等，配中脘、合谷、曲池、足三里、胃俞、关元、漏谷等；其功用可益气和血，增加皮肤弹性，除皱防皱。

预防面部肌肉松弛：可针刺印堂、太阳、头维、颊车、地仓、颧髎；针灸脾俞、肾俞、足三里、三阴交、公孙、关元等穴。

面色黧黑、无光泽的保健：可针刺颧髎、地仓、印堂、下关、内关、肝俞、太冲、关元、膈俞、脾俞、足三里、少海及面部的腧穴。

灸法美容保健：常用穴位主要有神阙、涌泉、足三里、关元、气海、中脘、肾俞、脾俞、胃俞等；可培补元气、健脾补肾，使皮肤润泽、美容防衰。

三、饮食美容

为了预防颜面皮肤早衰，应注意饮食营养平衡，适当增加对皮肤有益的保健食品。中医古籍中记载有很多食品有美容作用，如芝麻、蜂蜜、香菇、人乳、牛乳、羊乳、海参、南瓜子、莲藕、冬瓜、樱桃、小麦等。饮食美容是在因人施膳的原则下进行的，对于肥胖多痰湿者，多饮茶，食黄瓜、冬瓜等食物，可助减肥防胖；而桑椹、黑芝麻等对于须发早白者，食之则有美容乌发之功效。此外，还可进行食疗药膳美容保健。

美容粥：黏米、燕窝（干品）适量煮粥，即燕窝粥，有润肺补脾、益颜美容之效。胡萝卜、粳米适量，有健胃补脾、润肤美容作用。薏苡仁、百合适量煮粥，可清热润燥，治疗面部扁平疣、痤疮、雀斑等。

阿胶美容羹：阿胶、核桃仁、黑芝麻、黄酒、冰糖加工制成羹，早晚服食，具有滋阴养血、美容驻颜之效。

四、药物美容

药物美容，就是运用美容方药使皮肤细腻洁白，滋养肌肤，去皱防皱，并祛除面部的皮肤疾患。具有美容作用的方药很多，可分为内服美容方药和外用美容品两类。

1. 内服美容方药 本方法又可分为两类：一类是通过内服中药，起到调整脏腑、气血、经络的功能，达到润肤、增白、除皱减皱、驻颜美容的目的；另一类是通过活血祛瘀、祛风散寒、清热解毒、消肿散结等法，治疗各种影响颜面美容的疾病。例如，隋炀帝后宫面白散（《医心方》）：橘皮 30g、冬瓜仁 50g、桃花 40g，捣细为末即可，每次 2g，每日 3 次。有燥湿化痰、活血益颜的功效。

还可适当饮用药酒，如桃花美容酒（《图经本草》），可润泽颜面，使人面如桃花。根据历代研究和实践，认为下述药物有润泽皮肤、增加皮肤弹性的作用，如白芷、白附子、玉竹、枸杞子、杏仁、桃仁、黑芝麻、防风、猪肤、桃花、辛夷等。

2. 外用美容品 外用美容品涂敷于面部或洗面，可通过皮肤局部吸收，达到疏通经络、滋润皮肤、除去污秽、增白除皱、防御外邪侵袭的目的。现代研究认为，外用美容品有滋养皮肤的作用，能增强皮肤的免疫力，保护表皮细胞和皮肤的弹性。

玉容西施散（《东医宝鉴》）：绿豆粉 60g，白芷、白及、白蔹、白僵蚕、白附子、天花粉各 30g，甘松、三奈、茅香各 15g，零陵香、防风、藁本各 6g，皂荚 2 锭。诸药研为细末，每次洗面用之，可祛风润肤，通络香肌，令面色如玉。

五、气功美容

气功美容是通过气功的锻炼来调整身体内部功能，增强体质，从而达到防病强身、驻颜长寿的目的。尤其是通过调意，松静自然，排除杂念，避免心情过极的不利影响，而获得心静气平、容光焕发之效。因此，气功美容是一种自我控制、自我身心锻炼的驻颜长寿方法。

现仅举佛家童面功，具体功法如下：自然盘坐，思想集中，排除杂念，双手掌放在两膝盖上。上体端正，双目微闭，舌舔上腭，意守丹田，呼吸要细匀深长。然后用意念将气血引导到丹田处，丹田处有四个部位：两眉之间谓之上丹田，心窝处谓之中丹田，脐下小腹谓之下丹田，命门谓之后丹田。以意领气，口中默念"上丹田，中丹田，下丹田，后丹田"，使气血随着意念沿任督二脉循行到四个丹田部位，循环 1 圈为 1 次，如此反复 18 次。此法使气血旺盛，精神振奋，可达"面如童颜"的功能。

六、心理美容

中医学认为，"相由心生"。红润靓丽的容颜、蓬勃的朝气和优雅的风度来自健康的心理。生物学美容不能替代心理美容，但心理美容可以活化生物学美容。因此，心理美容是促进社会发展的高层次健康美容。老子在《道德经》指出，天下无形的东西比有形的东西更重要。从这个意义上讲，决定一个人美丽的面容和神韵的并不是"手术刀"，而在于自己的精、气、神和心理态度。情绪的好坏不仅会影响人体的生理功能，而且还会直接影响到人的肤色。现代社会竞争激烈，工作和生活节奏都很紧张，要想保持"冰肌玉肤""面若桃花"，除了具备一定的物质生活条件和必要的美容措施之外，更重要的是具备调整情绪和心态的"内功"。坦然从容地面对喧嚣外界的各种诱惑，要善于释放心理压力，在日常生活中保持乐观的情绪、豁达的胸怀，避免情志过极，消除不良情绪，保持平和心态。所有这些都对预防面部早衰有重要意义。

第三节　头发护养

中国人美发的标准是：发黑而有光泽，发粗而密集，发长而秀美。故未老发早灰白，发枯焦稀疏、脱发等均属病态。头发除了是健康的标志外，它本身还有保护头部和大脑的作用，同时健康秀丽的头发又有特殊的美容作用，可使人显得精神饱满，容光焕发。

中医学认为"肾主骨，其华在发"，"发为血之余"。人的肾精、气血充足，就会有健康而秀美的头发。头发与五脏的关系十分密切，头发的荣枯能直接反映出五脏气血的盛衰。头发的变化能反映出人的情志、生理和病理变化。七情过极，亦可引起头发的变化，如忧愁思虑过度常引起早白、脱发。一般而言，头发由黑变灰、变白的过程，即是机体精气由盛转衰的过程。因此，历代养生家都很重视美发保健，把头发的保养方法看作是健康长寿的重要措施之一。头发保健要采取综合的方法，改变不良习惯，如吸烟、酗酒、暴食暴饮等。常用的头发保健方法介绍如下。

一、梳理、按摩

古代养生家主张"发宜多梳"，《诸病源候论》说："千过梳头，头不白。"梳头能疏通气血，散风明目，荣发固发，促进睡眠，对养生保健有重要意义。梳头的正确做法应是：由前向后，再由后向前；由左向右，再由右向左。如此循环往复，梳头数十次或数百次，最后把头发整理，梳到平整光滑为止。梳发时间一般可在清晨、午休及晚睡前，或其他空余时间皆可。梳头时还可结合手指按摩，即双手十指自然分开，用指腹或指端从额前发际向后发际做环状揉动，然后再由两侧向头顶揉动按摩，用力均匀一致，如此反复做 36 次，至头皮微热为度。梳理和按摩两项可以分开做，亦可合在一起做。

现代研究指出，勤梳理，常按摩有五大好处：第一，能疏通血脉，改进头部的血液循环；第二，能使头发得到滋养，头发光润，发根牢固，防止脱发和早生白发；第三，能明目缓解头痛，预防感冒；第四，有助于降低血压，预防脑血管病发生；第五，能振奋阳气，健脑提神，解除疲劳。

二、合理洗发

《老老恒言》说："养生家言发宜多栉，不宜多洗。当风而沐，恐患头风。"现代研究认为，经常洗发可保持头部清洁，清除头皮表面代谢产物、细菌和微生物的繁殖，有利于保持头发的明亮光泽。但洗发不宜过勤，洗发过勤对于保养头发反而不利，因为皮脂每天顺着头发分泌大量脂酸，除有润发作用外，还有抑菌作用；洗头过勤会洗去对头发有保护作用的皮脂，缩短头发的正常寿命，严重的还可招致毛发癣菌感染。一般而言，干性头发，宜10～15天洗1次；油性头发，宜5天洗1次；中性头发，宜7天洗1次；年老体虚者，沐发次数可适当减少。洗发水温不宜太凉或太热，37～38℃为佳。水温太低，去污效果差；水温过高，损伤头发，使其变得松脆易断。对于洗发剂的选择，干性和中性头发用偏于中性的洗发护发产品；油性头发可用偏于碱性的洗发剂；婴幼儿皮肤娇嫩，老年人皮肤干燥，可用脂性洗发液洗发。

烫发能保持美观的发型，但烫发所用的化学药水对头发有一定损伤，再加上电热处理，头发易变黄、变脆、易断，失去光泽和弹性。因此，烫发不宜过勤，以4～6个月1次为宜。干性头发不可勤烫，对烫发过敏者、孕妇、产妇、儿童皆不宜烫发。

三、饮食健发

日常饮食宜多样化，合理搭配，保持体内酸碱平衡，对健发、美发、防止头发早衰有重要作用。可适量食用含蛋白质、碘、钙及维生素B、A、E等较丰富的天然食物，如鲜奶、鱼、蛋类、豆类、绿色蔬菜、瓜果、粗粮等。芝麻、大枣、生姜、冬瓜、桃仁、杏仁、白木耳、松子仁、蘑菇、鱼子、山药、黄豆、百合、龙眼肉、草莓、花粉、花生等都是健发美发的营养食品，可根据情况适当选用。现列一款美容粥，可供食用。

仙人粥（《遵生八笺》）：取何首乌、粳米适量，熬粥，经常食服，有补肝肾、益气血、乌发驻颜之效。

四、药物美发

药物美发是以中医理论为指导，运用中药进行美发保健的方法。药物美发既有美发保健作用，又有健发治疗作用。美发药品可分为外用和内服两类。

1. 外用药 根据不同情况选用相应的中药洗浴头发，直接作用于皮肤组织和头发，以达到健发目的。外用药物有润发、洁发、香发、茂发、乌发、防治脱发等作用。古代医家和养生家在这方面有很多记载，现仅举几例。

（1）香发散（《慈禧太后医方选议》）零陵香30g，辛夷15g，玫瑰花15g，檀香18g，川大黄12g，甘草12g，牡丹皮12g，山柰9g，丁香9g，细辛9g，苏合香油9g，白芷9g。研药为细末，用苏合香油搅匀，晾干。药面糁发上，篦去。本方有洁发香发作用，久用发落重生，至老不白。

（2）令发不落方（《慈禧光绪医方选议》）　榧子 3 个，胡桃 2 个，侧柏叶 30g，共捣烂，浸泡雪水内，用浸液洗发。本方有止发落、令发黑润之效，尤其对血热发落有良效。

2. 内服药　根据辨证施治的原则，将药物配制成不同剂型，经口服而达到美发的目的。它主要通过调整整体机能，促进气血运行，而起到健发作用。具有健发作用的中药很多，如胡麻、油菜子、石榴花、核桃、椰子浆、猕猴桃、槐实、桑椹、黑大豆等。

瓜子散（《千金翼方》）：瓜子、白芷、当归、川芎、炙甘草各 60g，煎药为散，饭后服 1g 左右，日 3 次，酒浆汤饮。经常服用有活血补血、美发荣肤作用，可防衰抗老，预防头发早白。

此外，地黄酒、黄精酒、枸杞酒等，皆有补虚通血脉，使白发变黑之效。七宝美髯丹、首乌延寿丹等，有壮筋骨、固精气、乌须发之功，亦可选择服用。

第四节　眼睛护养

视疲劳主要是长时间近距离工作或学习，缺乏合理的调养和锻炼所致。一般表现为眼干不适，目珠胀痛，头胀头痛，甚则眩晕、心烦欲呕，经休息后，症状缓解。视疲劳属中医眼科"肝劳"的范畴，目为肝窍，生于肾，用于心，究其病机，主要与肝心肾有关。

《黄帝内经·灵枢》指出："五脏六腑之精气，皆上注于目。"视力是人体精气神的综合反映。若脏腑功能失调，精气不足，就会引起视功能障碍。因此，眼睛保健既要重视局部，又须重视整体与局部的关系。

眼睛保健首先要养成良好的生活习惯，起居有常，劳逸结合，积极锻炼，惜精固肾，切勿纵欲过度，耗精伤气，平时注意眼睛卫生，避免视力损伤。历代养生家都把眼睛的护养作为一项重要的养生内容，并积累了不少行之有效的方法和措施，兹简述如下。

一、运目保健

1. 运目　即眼珠运转，以锻炼其功能，可采取多种方法进行。

（1）此法有增强眼珠光泽和灵敏性的作用，能祛除内障外翳，纠正近视和远视。具体做法：早晨醒后，先闭目，眼球从右向左，从左向右，各旋转 10 次；然后睁目坐定，用眼睛依次看左右，左上角、右上角、左下角、右下角，反复四五次；晚上睡觉前，先睁目运睛，后闭目运睛各 10 次左右。

（2）本法有醒脑明目之功效。具体做法：最好选择早晨时间，在花园内进行，两脚分开与肩同宽，挺胸站立，头稍仰，瞪大双眼，尽量使眼球不停转动，先从右向左转 10 次，再从左向右转 10 次，然后稍做放松，再重复上述运动。如此 3 遍。

2. 远眺　用眼睛眺望远处景物，以调节眼球功能，避免眼球变形而导致视力减退。例如，在清晨或夜间，有选择地望远山、树木、草原、蓝天、白云、明月、星空等。但又不宜长时间专注 1 处，否则反而有害，所以《备急千金要方》把"极目远视"同"夜读细书，月下看书"以及"久处烟火，泣泪过多"等，并列为"伤明之本"。

除上述运目方法外，还可进行虎视、瞪目、顾盼等，这些锻炼方法可使眼周围的肌肉得到更多的血液和淋巴液的营养，保护眼睛，增强视力。

二、按摩健目

按摩是古人保养眼睛的一项重要措施。现介绍四种方法。

1. 熨目 《圣济总录》说："摩手熨目。"其方法是：双手掌面互相摩擦至热，在睁目时，两手掌分别按在两目上，使其热气煦熨两目珠；稍冷再摩再熨，如此反复 3～5 遍。每天可做数次，有温通阳气、明目提神作用。

2. 捏眦 闭气后用手捏按两目之四角，直至微感闷气时即可换气结束。连续做 3～5 遍，每日可做多次，只要坚持练习，就可提高视力。

3. 按双眉 用双手拇指关节背侧按摩双眉，自眉头至眉廓，经攒竹、鱼腰、鱼尾、丝竹空等穴。做时可稍稍用力，自己感觉略有酸痛为度，可连续按摩 5～10 次。本法有明目、醒神之功效，对于假性近视或预防近视发展有好处。

4. 揉搓头皮 头部有许多可使眼睛明亮的穴位，双手抱头，揉搓头皮各处，能使头脑清醒，眼睛明亮。在古代眼保健的基础上，近代创造了不少新的眼睛保健法，如"眼保健操"，对保护青少年的视力、预防眼睛疾病有积极意义。

三、闭目养神

历代养生家都主张"目不久视""久视伤血"，说明养目和养神是密切相关的。在日常生活、学习、工作中，看书、写作、看电视、用电脑等时间不宜过久，尤其不宜过度近距离或在昏暗视线下阅读和工作。闭目养神是简单有效的预防和缓解视疲劳有效的方法。具体方法是：当视力出现疲劳时，可排除杂念，全身自然放松，闭目静坐 5～10 分钟。每日早、午、晚各 1 次。此法有消除视力疲劳、调节情志的作用，特别对有屈光不正、长时间近距离使用目力者，更应持之以恒，效果颇佳。

此外，随时注意眼睛的保护，不要在光线昏暗处或强光下看书读报，不可在卧床和乘车时读书。在夏季烈日下或冬季在雪地中长时间行走时，宜戴深色眼镜，以保护眼睛。

四、导引健目

1. 低头法 身体呈下蹲姿势，用双手分别扳住双脚五趾，并稍微用力向上扳，用力时尽量朝下低头，这样有助于使五脏六腑的精气上升至头部，从而起到营养耳目之作用。

2. 吐气法 腰背挺直坐，以鼻子徐徐吸气，待气吸到最大限度时，用右手捏住鼻孔，紧闭双眼，再用口慢慢地吐气。

3. 折指法 每天坚持早晚各做 1 遍小指向内折弯，再向后拉升的屈伸运动，每遍进行 30 ～ 50 次，并在小指外侧的基部用拇指和食指揉捏 50 ～ 100 次。此法坐、立、卧皆可以，坚持经常做不仅能养脑明目，而且对白内障和其他眼病也有一定的疗效。

以上诸法可以单独做，也可任选一两种合做，只要坚持练习，就会获得提高视力的效果。

五、饮食养目

饮食保健对增强视力也是至关重要的。应该做到饮食有节，定时定量，五味调和，保持营养均衡。一般可选猪、羊、兔、鱼等动物肉类，牛奶、海参、黄鳝、淡菜、青豆、黄豆、黑豆、马铃薯、山芋、菠菜、大白菜、芹菜、韭菜、胡萝卜、葡萄子、红枣、苹果、核桃、莲子等，对视力有一定保养作用，切忌贪食膏粱厚味及辛辣大热之品。同时，还可配合药膳食疗方法，以养肝明目。

六、药物养目

中医学认为视疲劳与脾、肝、肾、气、血关系密切，故中药养目主要从健脾、养肝、益肾、补气血入手。养目药物分外用和内服两类。

明目枕：荞麦皮、绿豆皮、黑豆皮、决明子、菊花等，做成枕芯，有疏风散热、清肝明目作用。

根据需要选服中成药，如视物易疲劳，双目干涩，属于肝肾阴亏，可选用六味地黄丸、杞菊地黄丸、石斛夜光丸；视物易疲劳，平日体弱无力，属于气血不足，可选用气血双补的八珍丸；视物易疲劳，素体虚弱，纳食不香，属于脾气不足，可选用补中益气丸。

第五节　耳的护养

中医学认为，耳为肾之窍，通于脑，是人体的听觉器官。耳的功能与五脏皆存关系，而与肾的关系尤为密切。耳的听觉能力能够反映出心、肾、脑等脏腑的功能。"耳通天气"，是人体接受外界音响刺激的重要途径，外界环境因素对耳的影响很大。随着现代科学技术和现代文明的高度发展，导致听力下降和耳聋的原因越来越多，噪音污染、环境污染和药物的副作用等都不同程度地损害了听力。先天性耳聋、噪音性耳聋、中毒性耳聋、外伤性耳聋、感染性耳聋、老年性耳聋等都较常见，而且治疗起来也很棘手。因此，耳功能保健应以预防为主。人的衰老往往从耳朵听力下降开始，因此人们常把耳聪作为长寿的标志，下面介绍耳的保健方法。

一、耳勿极听

所谓极听，有主动和被动之分，前者是指长时间专心致志运用听力去分辨那些微弱、断续不清的音响；后者为震耳欲聋的声响超过了耳膜的负荷能力。《老子》说："五音令人耳聋。"《淮南子》谓："五声哗耳，使耳不聪。"极听耗伤精气，损害听力。特别是长期处于噪声环境，对听力会产生缓慢性、进行性损伤，久而久之，可发生听力下降或耳聋。因此，在噪音环境中工作和学习应做好必要的保护性措施，如控制噪声源；在噪声大的环境中，有意识地张开口，以利进入耳道的声波能较快扩散开来，减轻对耳膜、内耳鼓膜的过大压力，做好个人防护等。孕妇和婴幼儿尤应注意避免噪音的影响。

二、按摩健耳

按摩保健是健耳的一个重要方法。摩耳功法可分如下几步：

按摩耳根：用两手食指按摩两耳根前后各 15 次。

按抑耳郭：以两手按抑耳轮，一上一下按摩 15 次。

摇拉两耳：以两手拇食二指摇拉两耳郭各 15 次，但拉时不要太用力。

弹击两耳：以两手中指弹击两耳 15 次。

鸣天鼓：以两手掌捂住两耳孔，五指置于脑后，用两手中间的三指轻轻叩击后脑部 24 次，然后两手掌连续开合 10 次。此法使耳道鼓气，以使耳膜震动，称之为"鸣天鼓"。

耳部按摩可增强耳部气血流通，调动体内正气，以增强机体对疾病的抵抗力，保持生理相对平衡；能润泽外耳肤色，抗耳膜老化，预防冻耳，防治耳病；能活跃肾脏元气，强壮身体，抗衰老，利健康，助长寿。

按摩耳部的方法十分简单，可不拘时间、地点、体位。需要指出的是，按摩力量要适中，开始时动作要慢，时间宜短；之后随着耳部对搓揉的适应，逐渐加快搓揉速度和延长搓揉时间，以增强保健效果。

三、药枕保健

古人用药枕作为聪耳保健手段，现列举两个药枕如下。

菊花枕：选用菊花干品 1000g，川芎 400g，牡丹皮、白芷各 200g，装入枕套内，使药香缓慢挥发，一般每个药枕可连续使用半年左右。现代医学研究证实，本药枕内成分含有多种挥发油，具有清肝明目、降压作用，可抑制病毒、细菌，清热凉血，活血化瘀。常用菊花枕的人，会感到神清气爽，精神饱满。

磁石枕：古代道家养生倡导用磁石枕和柏木枕。磁石枕是将磁石镶嵌在木枕上制成的，常枕有聪耳明目之效。柏木枕用柏木板制成，四壁留有 120 个小孔，内装当归、川芎、防风、白芷、牡丹皮、菊花等 32 味药物，外套布套，药味缓慢散出。药枕的养生原理是依靠草本植物特有的芳香气味和磁石的磁场作用，达到闻香疗病的效果。

四、防病护耳

很多疾病的发生，都会导致耳部炎症。患感冒、鼻炎时，应当采用正确的擤鼻涕方法排除鼻涕等分泌物，即交替将左右鼻翼压向鼻中隔，不要用手捏紧双侧鼻孔擤鼻涕，以免增加鼻、咽部压力，使鼻涕倒流进入耳内。发生麻疹、腮腺炎、风疹中任何一种急性传染病，机体的抵抗力都会明显下降，如果病菌的毒力较高，就很容易诱发中耳炎。

因此，要积极预防各种疾病。

据临床报道，因使用药物不当而引起耳聋占有相当的比例，特别是耳毒性抗生素，如链霉素、庆大霉素，以及治疗肿瘤的化疗药物，如氮芥、长春碱类等，都能使听觉传导系统受到严重损害。因此，临床使用应严格控制，避免引起听觉损伤而造成耳聋。

五、良好习惯

保护耳朵的正常生理功能也需要起居有常，建立科学的生活方式，纠正不良生活习惯。俗话说"耳不掏不聋"，挖耳是不良习惯。有人喜欢掏耳朵，耳痒时用火柴棒、头发夹、牙签、大头针和毛线针等硬物挖耳道，所用的工具不但未经消毒，而且十分尖锐锋利，稍不留神就会刺破皮肤和耳膜，从而导致耳道损伤发炎化脓，应当禁止。耳痒可用酒精棉签洗擦，必要时可就医耳科检查处理。

游泳或洗澡时若耳内有污水侵入，应及时用棉签或棉球吸出，否则也容易导致耳疾发生。注意戒烟忌酒，烟中的尼古丁及慢性酒精中毒，可直接损害听骨、听细胞及神经中枢；烟酒均可诱发脑血管的舒缩紊乱，造成耳内供血不足，诱发听力下降。

另外，用手机的时候戴耳机时间过长，也会对耳朵造成物理损害，产生炎症，注意控制时间。

第六节　鼻的护养

《黄帝内经》指出："肺气通于鼻。"从鼻的作用来看，鼻是呼吸道的出入口，是防止致病微生物、灰尘、污垢等侵入的第一道防线。鼻腔内有鼻毛，又有黏液，故鼻内常有很多细菌、污垢，有时会成为播散细菌的疫源。因此，做好鼻的保健十分重要。

一、"浴鼻"锻炼

鼻与外界直接相通，增强鼻对外界的适应力，才能提高其防御功能。浴鼻锻炼，就是用冷气和冷水浴鼻。坚持体育锻炼，尤其是室外锻炼，多呼吸点新鲜空气；一年四季提倡冷水洗鼻，尤其是早晨洗脸时，用冷水清洗几次鼻腔，可改善鼻黏膜的血液循环，增强鼻对天气变化的适应能力，预防感冒及呼吸道其他疾患。

二、按摩健鼻

鼻的保健按摩分拉鼻、擦鼻、刮鼻、摩鼻尖和"印堂"按摩，可增强鼻部的血液流通，使鼻的外部皮肤润泽、光亮，可养肺、预防感冒，并可防治各种鼻炎。

拉鼻：用拇指和食指夹住鼻根两侧，用力向下拉，连拉16次。

擦鼻：用两手鱼际相互摩擦至热后，按鼻两侧，顺鼻根至迎香穴，上下往返摩擦24次。

刮鼻：用手指刮鼻梁，从上向下36次。

摩鼻尖：分别用两手手指摩擦鼻尖各36次。

"印堂"按摩：即用中指和食指、无名指的指腹点按"印堂"穴（在两眉中间）16次，也可用两手中指，一左一右交替按摩"印堂"穴位。按摩此穴可增强鼻黏膜上皮细胞的增生能力，并能刺激嗅觉细胞，使嗅觉灵敏。

三、药物健鼻

平常鼻腔内要尽量保持适当湿度，若过于干燥易使鼻膜破裂而出血。在气候干燥的情况下，可配合药物保健，如在鼻内点一些复方薄荷油，或适量服用维生素 A、D 等，以保护鼻黏膜。还可服些中药，下列二方可供参考：

润鼻汤：天冬 9g，黑芝麻 15g，沙参 9g，麦冬 9g，黄精 9g，玉竹 9g，生地黄 9g，川贝母 9g。本方有润肺养脾之效，以此加减服用，可收滋润护鼻之功。

健鼻汤：苍耳子 27g，蝉衣 6g，防风 9g，白蒺藜 9g，玉竹 9g，炙甘草 5g，薏苡仁 12g，百合 9g。本方以御风健鼻为主，润肺健脾，使肺气和，脾气充，对易伤风流涕之人，有良好的保健预防作用。

另外，要养成正确擤鼻涕的习惯，克服挖鼻孔、拔鼻毛或剪鼻毛等不良习惯。鼻毛和鼻黏膜是鼻功能的主要结构，损伤之后不但伤害鼻腔，还可导致其他疾患。

第七节　颈椎护养

人的颈椎上连头颅，下接躯体，支配着颈部、躯干及四肢的许多活动，在人体生命活动中起着非常重要的作用。有研究表明，近年来颈椎病的发病率呈上升趋势，且表现出低龄化趋势。提示年龄的增长已不再是颈椎病发病的首要因素，而职业因素越来越被人们所重视。人们对颈部保养方法不当，使颈部长期处于不良姿势，导致颈椎周围组织极易形成慢性劳损而发生纤维组织炎或逐步构成退变。

颈椎有病，轻者转动不灵活，重者会导致其他系统一些疾病，如动脉硬化、高血压、冠心病等，甚则可能出现瘫痪，严重影响人们的正常工作与身心健康。所以，保护好颈椎可以提高生活质量，预防很多疾病。颈椎的保健重在预防，下面介绍几种颈椎预防保健方法。

一、端正坐姿

经常伏案工作的人颈椎病发病率较高，这提示姿势不良是颈椎病的重要诱因之一。因此，端正坐姿是非常重要的预防措施。

多数伏案工作者因工作时间长而忽略了自己的坐姿，致使颈椎长时间处于弯曲状或用力状，造成颈椎本身及其周边软组织结构发生受损而增生为颈椎部位疾病。正确的坐姿为：保持自然舒服的端坐位，上身挺直，收腹，下颌微收，两下肢并拢，头部略微前倾，头、颈、肩、胸保持正常生理曲线。同时，还要注意桌与椅的比例适中。

对于伏案工作者应做到：①电脑屏幕与眼睛要保持适当距离，看屏幕时不要仰视，最好平视，稍微俯视是可以的。②桌面的最合适高度是水平位置到胸骨中下方 1/3 处，大概到平时穿衣服的第二或第三纽扣处。③工作一段时间之后要起来走走，看看其他地方，多活动腰椎、颈椎。

此外，要纠正一些生活中的不良习惯，如看电视时最好不要倚着沙发，或半躺半卧靠在床头；不可专注一种固定坐姿时间过长，要经常变换身体姿势等。

二、功能锻炼

对于长时间伏案工作者，每工作 0.5～1 小时就要进行适当活动。颈部脊柱解剖结构决定了颈部脊柱的运动功能有前屈和后伸、左侧屈和右侧屈、左侧旋转和右侧旋转、左侧环转和右侧环转。可根据颈椎运动功能特点进行颈部锻炼，也可进行耸肩、双臂划圈等局部运动。在此过程中，一定还要注意运动轻柔、缓慢、重复的连贯性，但要以达到最大运动范围为佳。随着运动的适应可逐渐增加运动幅度和次数，这样既有利于消除疲劳感，防止劳损，又能起到预防颈椎疾病的作用。

平常多练习"凤凰"颈部保健操。具体做法：闭上眼睛，以自己的下巴为笔，身体不动，在空中写出繁体字"鳳凰"两个字，连续写 10 遍，每天练 3 次；或在休息、等车等时间段内随时练习，皆有良好效果。这个练习可带动颈部各个环节的活动，但动作幅度不宜过大，要柔和有序，有预防和辅助治疗颈椎病之效。

三、合理用枕

颈椎病早期表现为颈部脊柱生理弯曲的异常改变，如变小、变直或后凸。因此，预防颈部脊柱生理弯曲的异常改变是预防该病的关键。要选择合适的枕头来进行预防。

1. 卧姿仰卧 勿让颈部悬空，避免受力不均。

2. 枕的高度 肩宽减头宽除以 2 等于合适的枕头高度。

3. 颈椎保护 将枕头移至肩与枕后粗隆之间，尽可能使枕头与后项部充分接触，并使局部体位舒适，以保证颈椎的生理前屈位。此位置可以自然入睡，坚持 1～1.5 小时，每日 1～2 次。

4. 枕头形状 枕头形状最好为圆柱形，直径 15～20cm，长度约 40cm，内装荞麦皮为宜。卧床休息时，枕头应放在头颈下，这样可使颈后部的肌肉松弛，颈椎保持正常生理曲度；枕头形成中间低两端高的形状，可以对头部起到相对固定作用，减少在睡眠中头颈部的异常活动，也可以对颈部起到保暖作用。

药枕保健：川芎、吴茱萸、川乌、草乌、当归、没药、细辛、威灵仙、甘草、冰片、樟脑、薄荷。将方中前 9 味药共研细末，用醋在微火上炒至有焦味时加入冰片、樟脑及薄荷粉拌匀。然后用晾干的绸布包药末做成枕芯，夜枕，白天用塑料袋封装。对于顽固性失眠、颈椎病、高血压、神经性头痛、紧张性头痛、偏头痛、头晕、焦虑症、抑郁症等，有一定的防治效果。

四、自我按摩

颈部自我按摩保健：抬起右手，弯曲手指，食指、中指、无名指、小指屈曲，由上到下、由轻到重在颈部拿捏 3～5 遍。然后抬起另一只手，用同样的方法做一遍。用左手拿捏右侧颈部 3～5 遍，再用右手拿捏左侧颈部 3～5 遍。双手拇指按揉风池穴（脑后、后发际颈椎两侧凹陷处），半分钟后会有酸胀感。颈部前屈后伸，左右侧屈，做头部的环绕运动，顺时针转 1 圈，逆时针再转 1 圈。

五、预防保健

1. 注意保暖　颈部是经常暴露的部位，容易遭受寒冷的袭击。颈肩部受寒，人会本能地缩颈、耸肩、弯腰，以便肌肉收缩，减少热量的散发，但这种不良姿势易致颈椎病的发生，而且颈部受寒会引起血液循环障碍，这也是颈椎病产生的重要原因。因此，注意颈部保暖，夏日避免空调冷风直吹颈部，冬日外出系好围巾，睡觉时盖好被子，对预防颈椎病是很重要的。

2. 防治咽部炎症　注意防治咽喉部急慢性感染，以免引起局部肌张力降低，韧带松弛，从而影响颈椎动力平衡，进而诱发颈椎病。

3. 防止外伤　头颈部的跌打伤、碰击伤，急刹车时颈部损伤，均易发生颈椎及其周围组织损伤，直接或间接引起颈椎病，故应积极预防。头部摆动幅度过大或负重，手提重物上下楼等过度用力也是造成颈椎错位、椎间盘突出、韧带肌肉损伤等颈椎病的原因，平时生活、工作中应注意避免。

第八节　手足护养

手足是人体的重要组成部分，又是上肢和下肢阴经及阳经交接的部位，机体气血阴阳的盛衰，与手足的功能状态有密切关系。历代养生家都非常重视手足的卫生保健。

一、手的护养

在日常生活中，手被污染的机会较多。不注意手的卫生保健，会导致很多疾病，所以要养成经常洗手和勤剪指甲的卫生习惯。保持手部清洁卫生，一是促进局部血液循环，有健美之用；二是预防疾病，是把好"病从口入"的主要环节。俗话说："饭前便后洗洗手，细菌病毒难入口。"洗手时应使用肥皂、香皂或洗手液，不但去油泥污垢，还可杀菌。

1. 按摩、梅花针护手

（1）**按摩护手**　手部按摩和上臂按摩结合在一起做。具体做法：双手合掌互相摩擦至热，一手五指掌面放在另一手五指背面，从指端至手腕来往摩擦，以局部有热感为度，双手交替。按摩时间可安排在晚上睡前和早晨醒后，本法可以促进肌肤的血液循环，增进新陈代谢及营养的吸收，使肌肉强健，除皱悦泽，柔润健手，防治冻疮。

（2）**梅花针护手**　取梅花针轻叩手背部皮肤，由指尖沿着手指直线向手腕处叩击，每日 1 次。手法不宜太重，每次叩击以手背皮肤达到温热即可，叩完后最好涂擦润手膏。此法可润滑防皱，活络行血，保持手部健美。

2.药物润手嫩肤　采用药物方法保护手部皮肤，使其滋润滑嫩、洁白红润。举例如下。

（1）千金手膏方（《千金翼方》）　桃仁20g，杏仁10g（去皮尖），橘核20g，赤芍20g，辛夷、川芎、当归各30g，大枣60g，牛脑、羊脑、狗脑各60g。诸药加工制成膏，洗手后，涂在手上擦匀，忌火炙手。本品有光润皮肤、护手防皲之效。

（2）太平手膏方（《太平圣惠方》）　瓜蒌瓤60g，杏仁30g，蜂蜜适量。制作成膏，每夜睡前涂手。本品可防止手部皲裂，使皮肤白净柔嫩，富有弹性。

二、足的护养

俗话说"树枯根先竭，人老脚先衰""种树护根，养人护脚"。足部不适是人体早衰和发生病变的一个隐患。可见，被国内外医学界称为"第二心脏"的脚，对人体健康的重要作用。足部反射区保健疗法早已被列入补充医学并应用于临床。

1.足部宜保暖　一般健康人脚部的正常温度应该是：脚尖22℃左右，脚掌28℃左右。人的双脚皮表温度为28～33℃时，感觉最舒服，若降到22℃以下则易患感冒等疾病。中医学认为诸病从寒起，寒从足下生。所以，在寒冷的天气要保持足部良好的血液循环和温度。鞋袜宜保暖、宽大、柔软舒服，鞋子要防水、透气性能好，并要及时更换。脚部保暖对于预防感冒、鼻炎、哮喘、心绞痛等有一定的益处。经常保持双足的适当温度是预防疾病的一种重要方法。

2.足宜勤泡洗　中医养生学认为，足是人之底，一夜一次洗。用温水洗脚非常有利于健康长寿，一方面可以清除附在足部皮肤上的微生物和细菌，减少足癣等足部皮肤病的发生；另一方面可以加速足部血液循环。民间流传着一首关于四季洗脚的歌谣："春天洗脚，升阳固脱；夏天洗脚，暑湿可祛；秋天洗脚，肺润肠濡；冬天洗脚，丹田温灼。睡前洗脚，睡眠香甜；远行洗脚，解除疲劳。"足宜勤泡洗，这种简便的养生保健法具有广泛的适应性。如果经常用温水洗脚，能刺激足部穴位，增强血液运行，调整脏腑，疏通经络，安神定志，达到强身健体、祛病除邪的目的。

除温水泡脚外，还可以用药浴的方法。

（1）夏枯草30g，钩藤、菊花各20g，桑叶15g。煎水浴足，每日1～2次，每次10～15分钟，适用于高血压患者。

（2）透骨草、寻骨风、老鹳草各30g，黄蒿20g，乳香、没药、桃仁、独活各10g。水煎趁热洗足，每日2次，用于下肢关节炎。

（3）苏木30g，桃仁、红花、土鳖虫、血竭、乳香各10g，自然铜20g。趁热浸浴患足，适用于足部损伤。

（4）丁香15g，苦参、大黄、明矾、地肤子各30g，黄柏、地榆各20g。水煎取汁，而后待药液温后洗足，每次10～15分钟，每日5～6次，每日1剂，可用于脚癣。

3.足宜常按摩　足部按摩主要是通过按摩穴位和刺激脚部反射区，从而获得舒筋活络、改善血液循环、协调脏腑功能、平衡阴阳、解除疲劳的作用，还可防治局部和全身性很多疾病。

（1）摩涌泉法　涌泉穴是足少阴肾经中的一个重要穴位，也是肾脏在脚部的"反射区"。每晚洗脚后，一手握脚趾，另一手摩擦足底涌泉穴 30 ～ 60 次，以热为度，两脚轮流摩擦，具有调肝、健脾、安眠、强身的作用。

（2）按摩足部　对足部进行按摩，可用手指头、指关节，也可使用按摩棒、按摩球等按摩工具。根据身体情况用揉搓或按压等方法按摩。作为日常保健，可在每个反射区按摩 2 ～ 3 分钟，先左脚后右脚，每次按摩半小时左右。按摩的力度顺序为轻 – 重 – 轻，以自己能忍受为限。按摩中如发现有异常的酸、胀、刺、麻、痛的感觉，或皮肤有结节状、条索状、沙粒状等印迹出现时，说明其对应部位可能有功能性疾病，需要重点按摩。

4. 外用药物保健　秋冬季节，足部常因经脉阻滞，肌肤失养，皮肤枯燥，而出现皲裂。用散寒活血、润燥养肤的中药，外涂足部，可收到良好的防治效果。

冬月润足防裂方：猪脂油 12g，黄蜡 60g，白芷、升麻、猪牙皂各 3g，丁香 1.5g，麝香 0.6g。制备成膏，洗脚后涂上。本方有祛邪通络、祛风消肿、防裂防冻之效。

第九节　胸背腰腹保健护养

胸、背、腰、腹是人体脏腑所居的部位，其功能盛衰直接关系着内部脏腑功能活动。历代养生家都非常重视这四个部位的保养，保养得当，可促进气血运行，协调和增强全身各部分的联系，提高新陈代谢的能力，达到健身防病的目的。

一、胸部保健护养

1. 衣服护胸　中医养生学认为"胸宜常护"。《老老恒言》说："夏虽极热时，必着葛布短半臂，以护其胸。"说明胸部的保护以保暖避寒为主，目的在于保护胸阳，年老体弱者更应注意。日常生活中，人们穿的背心、上衣，均应以保护胸背的阳气为主。

2. 胸部按摩　取坐位或仰卧位，用左手掌在胸部从左上向右下推摩，右手从右上向左下推摩，双手交叉进行，推摩 30 次。然后，两只手同时揉乳房正反方向各 30 圈，再左右与上下各揉按 30 次。女性还可做抓拿乳房保健：两小臂交叉，右手扶左侧乳房，左手扶右侧乳房，然后用手指抓拿乳房，一抓一放为 1 次，可连续做 30 次。胸部按摩可以振奋阳气，促进气血运行，增强心肺功能，可以防治胸闷、气喘、咳嗽、心悸等症。

二、背部保健护养

背为足太阳膀胱经、督脉所过之所，五脏的俞穴都会聚于背，背的寒暖与脏腑的功能直接相关，故应注意保护。背部分布着丰富的脊神经，支配着背部皮肤及内脏的生理活动。背部的运动、按摩保健可提高人体的免疫力，调节血压，增强心脏功能，促进消化机能等，有益于健身防病。

1. 背部宜常暖　背部保暖方法有三：第一，衣服护背。平时穿衣注意背部保暖，随时加减衣服，以护养其背。第二，晒背取暖。避风晒背，能暖背通阳，增进健康。第三，慎避风寒。因为背为五脏六腑俞穴所会，尤其是天热汗出腠理开时，若被风吹，则风寒之邪易于内侵，引起疾病。夏日汗出后不可背向电扇，以免风寒之邪伤人。

2. 背宜常捶摩　历代医家和养生家都强调保护背部的重要性，而且提出了捶背、搓背、捏脊等护养背部的方法。详细参阅第十五章第三节相关内容。

三、腰部保健护养

《灵枢·刺节真邪》指出："腰脊者，身之大关节也。"腰部活动大，负重多，为人体运动的枢纽。中国传统功夫十分强调"以腰为轴"，"主宰于腰"。在体力劳动或剧烈运动时，由于姿势不当或用力不当，常可造成腰部软组织损伤。因此，在日常生活中要时刻注意腰部保健。

1. 正确用腰　在搬抬重物时，应将两足分开与肩等宽，屈膝，腹肌用力，再搬动物体。此时大腿和小腿的肌肉同时用力，分散了腰部的力量。若在膝关节伸直状态下，从地上搬取重物，腰部承受的压力可增加40%，极易损伤腰部的韧带、肌肉和椎间盘。搬物时不能弯腰，而应屈膝，要保持腰部正常直立位置时的曲度，避免力量集中在腰部。如物体太重，不可强行用力。

直立挺直的姿势对腰椎关节是最好的，弯腰时腰部组织的负担均有不同程度的加重，长时间弯腰可致腰肌劳损，继而发展为脊柱的劳损退变。若弯腰角度小于20°，腰部负担较小。在日常生活中尽量保持背部挺直，避免长时间弯腰工作，以减轻腰部的负担。

2. 传统运动练腰　中国传统锻炼腰部的方法很多，很多传统健身术都非常强调腰部活动，如五禽戏、易筋经、八段锦、太极拳等，皆以活动腰部为主。通过松胯、转腰、俯仰等活动，达到强腰健体作用。下面列举几个练腰动作。

（1）转胯运腰法　取站立姿势，双手叉腰，拇指在前其余四指在后，中指按在肾俞穴上，吸气时，胯膊由左向右摇动，呼气时，胯膊由右向左摆动。一呼一吸为1次，可连续做8～32次。

（2）俯仰健腰法　取站立姿势，吸气时，两手从体前上举，手心向下，一直举到头上方，手指尖朝上；呼气时，弯腰两手触地或脚。如此连续做8～32次。

（3）旋腰转脊法　取站立姿势，两手上举至头两侧与肩同宽，拇指尖与眉同高，手心相对，吸气时，上体由左向右扭转，头也随着向右后方扭动，呼气时，由右向左扭动。一呼一吸为1次，可连续做8～32次。

3. 腰宜常按摩　"腰为肾之府"。腰部保健按摩具有温补肾阳、强腰壮肾、润肠通便等作用，可以舒筋通络，促进腰部气血循环，消除腰肌疲劳，缓解腰肌痉挛与腰部疼痛，使腰部活动灵活、健壮有力。

（1）腰部按摩　搓手令热，以两手掌面紧贴腰部脊柱两旁，直线往返摩擦腰部两侧，一上一下为1遍，连做108遍，使腰部有热感。每天摩擦腰部，具有行气活血、温经散寒、壮腰益肾等作用。

（2）揉按命门穴　右手或左手握拳，以食指掌指关节突起部（拳尖）置于命门穴上，先顺时针方向压揉9次，再逆时针方向压揉9次，如此重复操作36次，意守命门穴。每天按揉此穴，具有温肾阳、强腰脊等作用。

（3）揉腰眼穴　腰眼穴在腰部第四腰椎棘突下旁开3.8寸处，与腰阳关穴相平。两手握拳，以食指掌指关节突起部放在两侧腰眼穴上，先顺时针方向压揉9次，再逆时针方向压揉9次，连做36次，意守腰眼穴。每天按揉此穴，具有活血通络、健腰益肾等作用。

（4）叩击腰骶　两手四指握大拇指成拳，以拳背部有节奏地叩击腰部脊柱两侧到骶部，左右皆叩击36次。意守腰骶部，并意想腰骶部放松。每天叩击腰骶，具有活血通络、强筋健骨等作用。

4. 起居坐卧保健腰

（1）选择适当的床具　床太软太硬者不能使腰肌充分放松，久而久之，出现腰肌劳损。因此，应避免睡太软、太硬的床。

（2）注意睡眠姿势　理想的睡眠体位应该是使腰部保持自然的生理曲度。仰卧时，通常应在双下肢下方垫一软枕，以便双髋及双膝呈屈曲状。侧卧位时，将双髋及双膝关节屈曲，消除腰部的后伸。

（3）鞋跟不可过高　过高的鞋跟会导致身体前倾，腰部不能保持平衡。长此以往，背部肌肉负担加重，造成劳损，形成腰痛。

（4）避免久坐和久站　长期坐位工作的人，容易引起腰部疲劳。久坐久站后要注意活动腰部，我国的工作间操、课间操就是很好的预防方法。

（5）开车坐姿要正确　开车时应不断调整自己的坐姿，让自己处于舒适状态，特别是椅背要抵住自己的腰部，使腰部肌肉得到支撑，使周身血液得到循环。

四、腹部保健护养

腹部为六腑所在部位，做好腹部的保健可加强消化系统、泌尿生殖系统的功能，防治肥胖、高血压和妇科疾病。

1. 腹部保健保暖　古代养生家很注意腹部的保暖。《老老恒言》说："腹为五脏之总，故腹本喜暖，老人下元虚弱，更宜加意暖之。"并主张对年老和体弱者进行"兜肚"或"肚束"保健。

（1）兜肚　将艾叶捶软铺匀，盖上丝棉（或棉花），装入双层兜肚内，将兜系于腹部即可。

（2）肚束　又称为"腰彩"，即宽约七八寸的布系于腰腹部。养生家曹慈山谓此法"前护腹，旁护腰，后护命门，取益良多"。

此二法均可配以有温暖作用的药末装入其中，以加强温暖腹部的作用。

2. 腹部保健按摩　腹部按摩不仅对局部起到保健作用，而且可促进全身组织、器官的调节作用。临床实践证明，腹部按摩对冠心病、高血压、糖尿病、胃肠功能紊乱、小儿消化不良、月经不调、更年期综合征、痛经等有很好的治疗和辅助治疗作用，并能提高人体对疾病的抵抗力，防治风、寒、暑、湿、燥、火的侵袭。

（1）自我按摩　具体做法：先搓热双手，然后双手相重叠，置于腹部，用掌心绕脐沿顺时针方向由小到大转摩36周，再逆时针方向由大到小绕脐摩36周。立、卧均可，饭后、临睡前均可进行。有健脾胃、助消化、安眠和防治胃肠疾病等作用。

（2）他人按摩　取仰卧位，具体操作如下。

推法：施术者两手掌着力，自剑突下沿腹中线按抚至脐下，反复施术约1分钟。

团摩法：施术者两手全掌交替着力，以顺时针方向，沿升结肠、横结肠、降结肠方向自右向左旋转运摩，反复施术约3分钟。

捏拿法：左手指捏住建里区，右手指拿住气海区，两手同时着力向上拿握3～5次，轻轻放开。此法能使清气上升，浊气下降，导气达于丹田。

点穴法：点按中脘、建里、天枢、气海、关元、章门，每穴约1分钟。

掌振法：用掌面着力所需部位用力振颤。重点在中脘、神阙、关元穴区，每穴约1分钟。

按摩手法要轻柔缓和适中，切忌马虎粗暴。整个操作需10～15分钟。患者饭前、饭后1小时内和酒醉后不宜按摩治疗。